看得见

别让眼底疾病
夺走你的光明

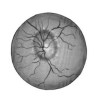

主 编　张新媛　王　敏

主 审　许　迅

人民卫生出版社

产科危急重症病例解析

主　审　张　林

主　编　周　容

副主编　陈洪琴　肖　雪

编　委（按姓氏笔画排序）

王　颖　王晓东　王琪琳　乌守恒　邓春艳　史梦丹
代　莉　邢爱耘　吕　斌　刘亚娜　刘兴会　孙微微
李　平　李　涛　李志毅　肖　雪　吴　琳　何　镭
何国琳　张倩雯　张燕萍　陈　鹏　陈洪琴　陈慧玲
罗　东　罗林丽　周　容　周　淑　周文琴　周盛萍
单　丹　胡诗淇　胡雅毅　战　军　姚　强　袁　琳
贾西彪　夏　伟　黄桂琼　龚云辉　龚美琴　彭　雪
韩金标　程　冉　童龙霞　裴天骄　廖　红　谭　曦
潘天颖　薛志伟

主编秘书　代　莉

编委单位　四川大学华西第二医院

人民卫生出版社

·北　京·

图书在版编目（CIP）数据

产科危急重症病例解析 / 周容主编 . —北京：人民卫生出版社，2022.10（2023.1 重印）

ISBN 978-7-117-33701-4

I.①产… Ⅱ.①周… Ⅲ.①妇产科病—急性病—病案—分析②妇产科病—险症—病案—分析 Ⅳ.①R710.597

中国版本图书馆 CIP 数据核字（2022）第 182042 号

人卫智网	www.ipmph.com	医学教育、学术、考试、健康，购书智慧智能综合服务平台
人卫官网	www.pmph.com	人卫官方资讯发布平台

产科危急重症病例解析
Chanke Weijizhongzheng Bingli Jiexi

主　编：周　容
出版发行：人民卫生出版社（中继线 010-59780011）
地　　址：北京市朝阳区潘家园南里 19 号
邮　　编：100021
E - mail: pmph @ pmph.com
购书热线：010-59787592　010-59787584　010-65264830
印　　刷：北京顶佳世纪印刷有限公司
经　　销：新华书店
开　　本：889×1194　1/32　印张：13.5　插页：1
字　　数：351 千字
版　　次：2022 年 10 月第 1 版
印　　次：2023 年 1 月第 2 次印刷
标准书号：ISBN 978-7-117-33701-4
定　　价：88.00 元

序　言

　　为适应人口发展规律，国家适时调整了生育策略，相继出台"两孩""三孩"政策，以促进人口可持续性发展。生育政策的改变，使得妊娠期、分娩期及产褥期人群的特征发生了显著变化，高龄、妊娠期和产褥期并发症或合并症及危急重症孕产妇所占比例明显增加，特别是一些与二胎或三胎有关的产科问题（如瘢痕子宫、胎盘植入性疾病等）越来越凸显，对产科医生提出了新的更高要求。因此，规范化诊治产科危急重症、优化诊治方案、保障母胎安全，成为重中之重。

　　中华民族的繁衍生息离不开产科学。产科学是协助新生命诞生的科学，一端连着家庭幸福，一端连着国家社会发展，承载着沉甸甸的社会责任。处理好产科危急重症，是产科医生的责任和使命担当。本书不同于论著、综述或指南，是作者们在长期临床实践中对危急重症患者诊治的经验总结，既有作者的亲身体会和反思，又有指南或专家共识的贯彻执行；既有精准化的诊治思路，又有专家的凝练点评，能满足各级产科医生的临床需求，也可为各级各类医院规范化开展产科临床诊疗提供重要的参考。

　　通过阅读本书，读者们可以进一步加深对目前国内外相关指南或专家共识的认知和理解，加深对疾病本质的认识，拓展思维，提高临床诊治水平。我相信，本书的出版，有助于对产

科危急重症的规范化、精准化处理,对产科学的发展具有重要
意义。

二〇二二年十月

前　言

　　随着我国社会发展形势的变化,国家相继出台实施两孩、三孩政策,以改善我国人口结构,应对人口老龄化。立足新发展阶段,贯彻新发展理念,这为引领产科高质量发展提供了前所未有的机遇。同时,孕产妇人群特征的变化(经产妇、高龄、瘢痕子宫、妊娠期合并症及并发症等增加),产科疾病谱改变等问题的出现,也给产科学发展带来了诸多挑战。因而确立科学发展思路,落实诊治方案标准化,精准化解决产科常见及危急重症问题就显得尤为重要且愈发紧迫。

　　为了更好地解读和执行产科指南和规范,促进产科医生规范化诊治,针对产科疾病多样性、复杂性、易变性和突发性等特点,本书从四川大学华西第二医院产科近年来收治的众多病例中精心挑选具有代表性的 100 个病例,以病史、诊治思路和专家点评的方式呈现给各位读者,以期为产科医生特别是广大的基层产科医生,提供临床诊疗救治的规范化样本,同时,也进一步加深对国内外相关指南或共识的理解和认识。

　　本书共分 18 章,覆盖孕早期至产褥期全周期,分别包含 72 例妊娠期并发症和 28 例妊娠期合并症。疾病谱涉及流产、早产、足月分娩阴道试产 / 剖宫产、胎膜早破、胎盘早剥、脐带脱垂、前置胎盘与胎盘植入性疾病、妊娠期高血压疾病、妊娠合并糖尿病、妊娠合并肝胆系统疾病、妊娠合并心脏病、妊娠合并肾脏系统疾病、妊娠合并血液系统疾病、妊娠合并免疫系统疾病、妊娠合并甲状腺功能异常、产科感染以及产科麻醉相关问题等妊娠期和产褥期的危急重症病例。内容丰富多彩，既有简明的诊治经过，又有详细的诊断和诊断依据；不仅有以国内外指南或共识为准则的诊治思路，又不乏详细的疾病处理总原则和具体处理方案；此外，专家点评专业精辟，总结高度凝练。全书融汇了作者们在临床实践中的经验和反思，以供读者不断弥合理论知识与临床实践的差距，更好地为孕产妇保驾护航。

　　本书所有作者均来自四川大学华西第二医院，虽然作者们从临床实践出发，竭尽全力编写，但难免存在瑕疵。希望各位读者在阅读本书有所收获之际，不吝赐教，欢迎发送邮件至邮箱 renweifuer@pmph.com，或扫描封底二维码，关注"人卫妇产科学"，对我们的编写工作给予批评指正，以期再版修订时进一步补充完善，更好地回馈广大读者。

周　容

二〇二二年十月

目 录

第一章 流 产

病例 1-1 不全流产合并子宫畸形

【病史】

患者李某某,24 岁,G_1P_0。因"停经 9$^+$ 周,反复阴道流血 4$^+$ 天,加重伴腹痛 2$^+$ 小时"于急诊就诊。

患者平素月经周期规律,末次月经 2020 年 12 月 25 日。停经 40$^+$ 天 B 超检查提示"宫内早孕,不全纵隔子宫"。4$^+$ 天前无明显诱因阴道少量鲜红色出血,当地医院检查提示:外阴及阴道内可见血迹,宫颈光滑,宫颈口可见少量鲜红色血迹;B 超检查结果提示"宫内早孕,不全纵隔子宫",予以"地屈孕酮 p.o.,q.8h."保胎治疗,并嘱休息。口服药物后阴道流血稍有好转。2$^+$ 小时前无明显诱因再次阴道流血增多伴阵发性腹痛,色鲜红,量约 100ml。

入院查体:患者生命体征平稳。妇科检查示,外阴及阴道内可见血迹,阴道内可见一大小约 1cm×0.5cm 组织,一个宫颈口,颈口可见少许鲜红色血液从宫腔流出,未见明显组织嵌顿。子宫增大如 2 月孕,无压痛,双侧附件区未扪及明显包块及压痛。

　　辅助检查：B超提示"宫腔内可见大小约2.5cm×2.8cm不均质稍强回声,未见明显血流信号";血常规检查提示血红蛋白(hemoglobin,Hb)122g/L。

 【诊治思路】

　　1. 诊断及诊断依据

　　(1) 不全流产：患者有停经史,早期B超提示宫内早孕,有阴道流血病史;妇科检查提示阴道内可见组织,取出肉眼可见少许绒毛,宫颈口未见组织嵌顿,B超提示宫腔内可见大小约2.5cm×2.8cm不均质稍强回声,未见明显血流信号。

　　(2)子宫畸形：不全纵隔子宫,反复B超提示不全纵隔子宫。

　　2. 处理

　　总原则：严密观察阴道流血,促宫缩治疗后复查,必要时B超监测下清宫。

　　(1) 阴道内组织的处理：妇科检查时取出阴道内组织,可见少许绒毛,放置于装有生理盐水的取样管后行绒毛染色体检查,了解流产原因。绒毛染色体检查结果提示:23对染色体未见明显异常。

　　(2)不全流产的处理：患者不全流产,但生命体征平稳,宫颈口仅见少量暗红色出血,给予益母草颗粒1包 p.o.,b.i.d. 促宫缩治疗,同时严密观察阴道流血情况。在促宫缩的保守治疗过程中患者阴道流血少,1周后复查B超,宫腔占位无明显减小,故在B超监测下行清宫术,清出宫内组织约10g(送病理检查)。术后复查B超提示宫腔内未见明显占位,再次给予宫缩剂益母草颗粒1包 p.o.,b.i.d. 1周。由于患者有阴道流血,清宫术前及清宫术后均给予抗生素预防感染。

　　(3)不全纵隔的处理：患者第一次妊娠,流产原因不明,绒毛染色体检查结果提示,23对染色体未见明显异常。考虑此次妊娠流产可能与不全纵隔子宫有关系,但患者目前仅出现一次流产,按照 2016 年美国生殖医学会的指南规范,暂时不予特殊处理不全纵隔,若发生复发性流产(在排除染色体异常的前提下),可考虑宫腔镜下纵隔切除术。按照我国相关指南,建议在下次妊娠前,行子宫输卵管碘油造影或宫腔镜检查,明确不全纵隔子宫的程度,为下次妊娠提供咨询及后续治疗提供依据。

【专家点评】

该患者的诊治过程主要围绕三个方面处理。

第一,早孕期间检查发现不全纵隔子宫,对存在子宫畸形的患者,需告知孕期有发生先兆流产、流产、胎位异常、早产等风险。对该患者早孕期间反复阴道流血的先兆流产症状予以保胎治疗。

第二,保胎治疗过程中发生不全流产,但患者生命体征平稳,阴道流血少,故予以保守治疗,若不全流产时出现宫腔组织嵌顿于宫颈口,或阴道流血多,须急诊行清宫术;保守治疗过程中监测阴道流血情况、腹痛及人绒毛膜促性腺激素(human chorionic gonadotropin,hCG)水平。若阴道流血少,1 周后复查 B 超及血 hCG,根据超声结果、血 hCG 水平及患者的阴道流血情况综合考虑后续治疗。按照 2019 年中华医学会计划生育学分会《不全流产保守治疗专家共识》在保守治疗过程中出现以下情况需行清宫术:①阴道出血多,量大于月经量;②各种临床表现及体格检查提示在保守治疗过程中存在感染风险;③若通过药物治疗 2 周后,结合超声检查结果及血 hCG 水平综合考虑不能除外绒毛残留,或下次月经来潮后行超声检查提示仍有宫腔残留病灶;④对保守治疗的药物过敏反应严重。不全纵隔子宫的患者在行清宫术时建议选择在 B 超监测下进行,以明确组织所在位置、保证清宫的成功及减少组织残留的风险。

第三,不全纵隔的处理,子宫纵隔的分类包括完全纵隔子宫与不全纵隔子宫。若不孕或反复出现流产、早产,须行宫腔镜下宫腔纵隔切除术,手术方式可选择冷刀分离、单极或双极电切以及激光;但术后可能发生宫腔粘连及不孕,有研究表明,针对复发性流产和不孕的患者,通过手术的方式行纵隔切除能降低流产率以及提高活产率;如果患者仅有一次流产或早产的病史,暂时可以不予手术治疗。

(张倩雯　龚云辉)

病例 1-2　难免流产并发大出血

【病史】

患者李某,35 岁,末次月经 2020 年 6 月 8 日,$G_3P_0^{+2}$。因"停经 63 天,大量阴道流血 30^+ 分钟"入院。

患者平素月经周期规律。停经 40^+ 天,当地医院查血 β-hCG 15 231mIU/ml,孕酮 12.5ng/ml,超声提示宫内查见孕囊,大小约 2.2cm×1.5cm×1.2cm,可见胎芽及胎心搏动。1 天前患者自觉下腹不适,不伴腹痛及阴道流血。半小时前到我院复诊,在抽血过程中突发阴道大量流血,呈暗红色,量约 800ml,无明显下腹痛。

入院查体: 体温(body temperature,T)36.3 ℃,心率(heart rate,HR)108 次/min,血压(blood pressure,BP)96/62mmHg,呼吸(respiration,R)20 次/min,经皮动脉血氧饱和度(percutaneous arterial oxygen saturation,SpO_2)99%,体重 44kg,身高 158cm,面色苍白,心肺检查未见异常。专科检查示,外阴见大量血迹,阴道内见大量血凝块,宫颈光滑,宫颈口未见组织嵌顿,子宫增大如妊娠 50^+ 天,双侧附件区未扪及明显异常,无压痛及反跳痛。

辅助检查: 血常规示,白细胞(white blood cell,WBC)$11.0×10^9$/L,

中性粒细胞百分率(percentage of neutrophil,N%)88.2%,Hb 87g/L;凝血功能未见异常;血 β-hCG 37 431mIU/ml,孕酮 7ng/ml。超声提示宫体前后径 6.5cm,宫内孕囊 4.5cm×1.7cm×1.7cm,形态不规则,囊内胎芽 1.1cm,未见胎心搏动,肌壁回声均匀。双侧附件区未见确切占位。盆腔查见 1.2cm 液性暗区。结论提示胚胎停止发育。

 【诊治思路】

1. 诊断及诊断依据

(1) 难免流产:①患者月经规律,有停经史,阴道大量流血30⁺分钟,超声提示宫内查见孕囊;②查体,宫颈口未见妊娠组织嵌顿,子宫略小于停经周数;③辅助检查,血 β-hCG 37 431mIU/ml,孕酮 7ng/ml,超声提示宫内孕囊 4.5cm×1.7cm×1.7cm,形态不规则,囊内胎芽 1.1cm,未见胎心搏动,结论提示胚胎停止发育。

(2) 中度贫血:血常规提示 Hb 87g/L。

2. 处理

总原则:尽快清宫终止妊娠。

(1) 难免流产与先兆流产、不全流产的鉴别:①先兆流产常多为阴道少量暗红色或咖啡色分泌物,伴或不伴阵发性下腹痛或腰痛;妇科检查宫口未开,子宫大小与停经周数相符。②难免流产是在先兆流产的基础上,阴道出血增多伴阵发性下腹痛,妇科检查宫颈口开,有时可见妊娠组织嵌顿,子宫大小与停经时间一致或稍小。③不全流产是在不可避免流产的基础上,部分妊娠组织排出宫腔,剩余部分妊娠组织残留在子宫腔内或嵌入宫颈,从而影响子宫收缩致出血,甚至发生失血性休克。

该患者以突发的阴道大量流血为主要症状,结合患者有停经史,妇科检查提示宫颈口未见妊娠组织嵌顿,子宫略小于停经周数,超声提示宫内查见形态不规则的孕囊,未见胎心搏动,诊断为难免流产。该患者 1 周前查血 β-hCG 15 231mIU/ml,孕酮 12.5ng/ml,

超声提示可见胎心搏动,虽无阴道流血、腹痛等先兆流产的表现,但结合患者前 2 次自然流产病史和高龄,可给予口服黄体酮保胎治疗。先兆流产患者经休息及治疗后可继续妊娠,如果阴道出血增加或下腹疼痛加剧,可能发展为难免流产。

(2) 正确估计阴道出血量:结合该患者的情况,阴道出血量估计采用多种方法相结合,将患者使用的卫生巾、尿不湿、纸巾、打湿衣裤进行称重;入院时已有头晕、乏力的症状,心率 108 次 /min,血压 96/62mmHg,休克指数为 1.125,估计失血量为 800ml;患者体重仅 44kg,不能耐受短时间内大量的阴道出血,应立即启动抢救休克应急预案。

(3) 难免流产并阴道大量出血的处理:①该患者复诊时,无明显诱因出现阴道大量流血,量约 800ml,出血速度快、体重轻,不能耐受短时间内大量出血,又有头晕、乏力的症状,心率 108 次 /min,血压 96/62mmHg,已出现休克早期的临床表现,应立即启动紧急预案,立即给予心电监护监测生命体征、建立 2 条静脉通道、快速补液(晶体液 1 500ml 和胶体液 500ml)、交叉配血 3U。②在积极纠正休克的同时联系手术室,急诊行清宫术终止妊娠,清出妊娠样组织及血凝块共约 80g,肉眼检查可见绒毛、未见小水疱状改变,将清出的妊娠组织送病理检查,有助于明确流产的原因。③术毕患者阴道出血停止,生命体征平稳,心率 86 次 /min,血压 105/72mmHg。患者入院时查血常规示,WBC 11.0×10^9/L,N% 88.2%,Hb 85g/L;凝血功能未见异常,术后给予口服头孢地尼抗感染治疗 1 周,口服促子宫收缩药物,口服多糖铁复合物胶囊纠正贫血;1 周后复查血常规示 WBC 8.0×10^9/L,N% 68.3%,Hb 98g/L。

【专家点评】

该患者的成功救治,概括起来有三点值得学习和借鉴。

1. 正确识别流产的不同阶段,根据自然流产的不同临床类型进行相应处理;在诊治过程中需特别注意向患者询问有无妊娠样组织排出、需重视妇科查体,特别是宫颈口是否有组织嵌顿,为明确诊断流产的类型及下一步处理提供依据。

2. 该患者得到及时救治的关键在于对阴道出血量有正确的估计。在处理阴道流血的患者时应掌握出血量的正确估计方法,对出现休克的患者应早识别、早诊断和早处理,若出血量估计不准确致低估出血量,将会丧失抢救的黄金时机。

3. 难免流产一经确诊,应尽早清出妊娠物,并检查宫腔是否有残留组织,否则会影响子宫收缩,导致出血增加,甚至休克。另外,对清出的妊娠物,常规进行病理检查,排查流产原因,为再次妊娠提供帮助。

(张倩雯　龚云辉)

病例 1-3　瘢痕子宫人工流产术中大出血——超声漏诊的切口妊娠

 【病史】

患者江某,32 岁,末次月经 2021 年 2 月 8 日,$G_3P_1^{+1}$。因“停经 10 周,阴道出血 10^+ 天”入院。

患者平素月经周期规律。10^+ 天前阴道间断少量出血,呈咖啡色和暗红色,无下腹胀痛、肛门坠胀等不适。5^+ 小时前当地医院超声提示宫内查见孕囊大小为 5.8cm×3.5cm×3.2cm,囊内查见卵黄囊及胎芽,胎芽长约 3.2cm,可见胎心搏动。因患者无生育需求,1^+ 小时前行人工流产术,术中探查宫腔深度时出现阴道活动性大量出血,遂暂停手术,急诊转至我院。

5^+ 年前因患者及家属要求而于外院行剖宫产术。

入院查体：T 36.3℃，HR 112 次 /min，BP 91/57mmHg，R 20 次 / min，SpO$_2$ 99%，体重 64kg，身高 156cm，心肺未见异常。妇科检查示，外阴见大量血迹，阴道通畅，见大量暗红色血凝块及不凝血，宫颈光滑，宫颈口见少许活动性出血，子宫前位，增大如妊娠 2$^+$ 月，无明显压痛，双侧附件区未扪及明显异常。

辅助检查：血常规示，WBC 7.0×10^9/L，N% 68.2%，Hb 82g/L，凝血功能未见异常，血 β-hCG 207 431mIU/ml，孕酮 28ng/ml。阴道彩色多普勒超声检查（color Doppler ultrasonography，CDS，以下简称彩超）示，子宫前位，宫体前后径 6.2cm，宫腔查见孕囊 6.0cm×3.3cm×3.1cm，囊内查见卵黄囊及胎芽，胎芽长约 3.2cm，可见胎心搏动，胎盘附着于前壁、宫颈内口上方及后壁，覆盖面广，胎盘与前壁下段肌壁分界欠清，其与前壁下段肌壁间探及丰富血流信号，该处肌壁最薄厚约 0.08cm。双侧附件区未见确切占位。

 【诊治思路】

1. 诊断及诊断依据

（1）剖宫产瘢痕部位妊娠：①患者平素月经规律，有停经史。②妇科检查示，外阴见大量血迹，阴道通畅，见大量暗红色血凝块及不凝血，宫颈光滑，宫颈口见少许活动性出血，子宫前位，2$^+$ 月妊娠大，无压痛，双侧附件区未扪及明显异常。③辅助检查，超声提示宫腔查见孕囊 6.0cm×3.3cm×3.1cm，囊内查见卵黄囊及胎芽，胎芽长约 2.5cm，可见胎心搏动，胎盘附着于前壁、宫颈内口上方及后壁，覆盖面广，胎盘与前壁下段肌壁分界欠清，其与前壁下段肌壁间探及丰富血流信号，该处肌壁最薄厚约 0.08cm，血 hCG 207 431mIU/ml。④既往有剖宫产史。

（2）中度贫血：血常规示 Hb 82g/L。

2. 处理

总原则：双侧子宫动脉栓塞术后行超声监测下清宫术。

在该患者的诊治过程中存在较多需要特别关注的要点,参照国内外指南,特别是我国《剖宫产术后子宫瘢痕妊娠诊治专家共识(2016)》,列出以下注意点并给出参考意见。

(1)人工流产术中突发阴道大量出血,需警惕剖官产瘢痕部位妊娠:①该患者有停经史,10⁺天前阴道少量间断出血,彩超提示:宫内查见孕囊大小 5.8cm × 3.5cm × 3.2cm,囊内查见卵黄囊及胎芽,胎芽长约 2.3cm,可见胎心搏动。被当地医院误诊为正常早孕,因患者无生育需求,故终止妊娠,术中探查宫腔深度时出现大量活动性阴道出血。②人工流产术中出血多的常见原因有子宫收缩欠佳、妊娠滋养细胞疾病等。而该患者停经 68 天,术中探查宫腔深度时出现阴道活动性大量出血,再结合患者有剖宫产史,人工流产术中突发阴道大量出血或手术中出血量与普通人工流产手术出血量不相符时,应考虑该患者为剖宫产瘢痕部位妊娠,应重视病史的询问。

(2)如何评估转诊时机:①该患者 1⁺ 小时前于当地医院行人工流产,术中探查宫腔深度时出现阴道活动性大量出血,当地医院无法行介入手术即双侧子宫动脉栓塞术,且血源不充分,遂暂停手术,急诊转至我院。患者入院时阴道仍有活动性出血,且生命体征不平稳,此时转诊欠稳妥。②转诊时的注意事项:转诊时患者生命体征应平稳,把转运途中再发阴道大量出血的可能性降到最低;转运前需与患者及家属充分沟通转运风险;提前联系接诊医院并详细告知患者病情,让接诊医院提前做好抢救准备;需在医生、护士的陪同下转运,转运途中持续心电监护,维持静脉双通道补液。③暂停清宫手术后见阴道仍有活动性出血,此时无转诊机会,可给予宫腔球囊压迫止血,争取转诊机会。如患者因生命体征不平稳无法转诊,需做好腹腔镜或者开腹切除子宫的准备。

(3)剖官产瘢痕部位妊娠的处理:该患者在当地医院探查宫深时出现阴道活动性大量出血,入院时心率 112 次/min,血压91/57mmHg,已有早期休克的表现,妇科查体见宫颈口活动性出血,Hb 82g/L,立即启动阴道大出血抢救预案,持续心电监护、建立2条静脉通道、快速补液,宫腔球囊压迫止血的同时,急诊行双侧子宫动脉栓塞术,术后24小时后在超声监测下行清宫术,一般建议在子宫动脉栓塞术后72小时内完成清宫手术,以免侧支循环建立,降低止血效果。该患者术后痊愈出院。

【专家点评】

该患者的成功救治得益于正确识别人工流产术中阴道大量出血的原因。概括起来有四点值得学习和借鉴。

1. 经阴道超声检查是诊断剖宫产瘢痕部位妊娠的主要手段,在孕早期做超声检查时应注意孕囊与切口的关系,给临床医生的诊治提供有价值的信息。该患者在当地医院仅做腹部彩超,而患者体重指数(body mass index,BMI)为 $26.6kg/m^2$、腹壁脂肪厚,可能会影响腹部彩超结果的准确性,从而影响后续的诊治。当彩超结果不确定时,应寻求高级别超声科医生的帮助,甚至可以选择磁共振成像(magnetic resonance imaging,MRI)评估病情。

2. 剖宫产瘢痕部位妊娠在清宫过程中突发阴道大量活动性出血,基层医院处理棘手时,可转诊至有综合救治条件的上级医院,但需充分评估转诊时机,否则会延误患者救治,出现不可挽救的严重后果。

3. 剖宫产瘢痕部位妊娠的手术治疗方式有直接清宫术、超声监测下清宫术和双侧子宫动脉栓塞术后行超声监测下清宫术,具体手术方式的选择需结合患者的年龄、血 hCG、超声分型、孕囊位置、彩色多普勒血流成像、肌壁最薄处的厚度和有无合并症等综合考虑,遵循个体化治疗原则。

4. 国内外已有文献报道,双侧子宫动脉栓塞术治疗剖宫产瘢痕组织部位妊娠,术后可能一定程度上影响卵巢功能,有患者可出现月经改变,甚至出现卵巢早衰,术前需与患者充分沟通,并把握好指征,重视该并发症。

(张倩雯 龚云辉)

病例 1-4 误诊为先兆流产的
妊娠合并宫颈癌

 【病史】

患者张某,31 岁,末次月经 2021 年 1 月 2 日,$G_5P_0^{+4}$。因"停经 65 天,阴道流血 10^+ 天"入院。

患者平素月经周期规律。停经 40^+ 天,当地医院查血 β-hCG 13 231mIU/ml,孕酮 20ng/ml;超声提示宫内孕囊 2.1cm×1.8cm×1.5cm,囊内胎芽不清,查见卵黄囊回声,肌壁回声均匀。10^+ 天前患者无明显诱因出现阴道少许暗红色流血,每日打湿一张护垫,无明显下腹部疼痛,外院再次查血 β-hCG 提示妊娠,超声提示宫内孕囊 4.8cm×1.8cm×4.9cm,囊内胎芽 1.5cm,有胎心搏动,孕囊旁见宽约 1.0cm 液性暗区,肌壁回声均匀。给予地屈孕酮 10mg p.o.q.8h. 保胎,治疗期间阴道少量流血无明显缓解。

入院查体: 生命体征平稳,内科查体未见异常。妇科检查示,外阴未见明显异常,阴道内可见少许暗红色血迹,宫颈质地偏硬、肥大、充血,Ⅲ度柱状上皮外移,宫颈口可见少许渗血,子宫前位,增大如 2 个月妊娠,双侧附件区未扪及明显异常,三合诊查宫旁及主骶韧带未扪及异常。

辅助检查: 宫颈液基细胞学提示高级别鳞状上皮内病变(high-grade squamous intraepithelial lesion,HSIL)。人乳头瘤病毒(human papilloma virus,HPV)分型检测示 HPV 16(+)、HPV 18(+)。阴道镜活检提示(宫颈)低分化鳞癌。

【诊治思路】

1. 诊断及诊断依据

(1) **宫颈低分化鳞癌ⅠB1期**：①阴道少量流血,呈暗红色。②妇科检查示,宫颈质地偏硬、肥大、充血,Ⅲ度柱状上皮外移,宫颈口可见有少许渗血,双侧附件区未扪及明显异常,三合诊查宫旁及主骶韧带未扪及异常。③阴道镜活检提示(宫颈)低分化鳞癌。

(2) **宫内早孕**：①患者有停经史。②妇科查体,子宫增大如2个月妊娠。③辅助检查,血 β-hCG 93 231mIU/ml,超声提示宫内孕囊 4.8cm×1.8cm×4.9cm,囊内胎芽 1.5cm,有胎心搏动。

2. 处理

总原则：尽快终止妊娠后行宫颈癌根治术。

(1) **妊娠期阴道出血应重视妇科查体**：①该患者就诊前 10⁺ 天出现阴道少量出血,就诊时未做妇科专科查体,在给予口服地屈孕酮保胎治疗后,阴道流血症状未缓解,应考虑有导致阴道出血的其他原因,应与患者充分沟通,消除患者顾虑后行妇科查体。②在遵循常规诊治思路的同时,需警惕发病率低的疾病,拓宽诊治思路,详细询问患者病史和全面仔细的查体,重视妇科专科查体的重要性。

(2) **妊娠期阴道流血的鉴别诊断,需警惕宫颈癌的可能**：①该患者有停经史,彩超提示宫内早孕,孕囊及胎芽大小与停经时间相吻合,虽彩超提示孕囊旁见宽约 1.0cm 的液性暗区,但已给予患者保胎治疗,阴道出血症状仍不缓解,此时需仔细甄别阴道出血的原因,仔细查体,排除是否存在出血的其他原因。②对怀疑宫颈病变的患者应做宫颈液基细胞学、HPV 检查,必要时阴道镜下取活检。该患者妇科查体时阴道内见暗红色血迹,宫颈质地偏硬、肥大、充血,Ⅲ度柱状上皮外移,宫颈口可见少许渗血,宫颈液基细胞学结果提示高级别鳞状上皮内病变。HPV 分型检测示 HPV 16(+)、

HPV 18(+),进一步在阴道镜下取活检明确诊断。

(3)宫颈癌合并妊娠的处理:①宫颈癌合并妊娠的治疗方案的选择应遵循个体化治疗的原则,根据患者肿瘤的期别、病理类型、孕周和患者本人及家属对维持妊娠的意愿等综合考虑。对于没有继续妊娠意愿的患者,治疗原则与非妊娠期宫颈癌基本相同。对于妊娠20周前诊断为ⅠA1期且需要继续妊娠的患者可延迟治疗。妊娠20周之前诊断为ⅠA2期及以上的患者应及时终止妊娠并接受心理治疗。妊娠28周后诊断的各期宫颈癌可延迟至胎儿已经成熟再行手术治疗,延迟治疗的时限应在34周前终止妊娠。②该患者在妊娠20周前诊断为宫颈低分化鳞癌ⅠB1期,应终止妊娠后立即接受治疗,手术方式应选择开腹或腹腔镜下宫颈癌根治术,但患者及家属有强烈的保留生育功能的意愿,患者宫颈肉眼病灶≤2cm,病理类型为低分化鳞癌,盆腹腔MRI未见明显异常,向患者及家属充分告知病情后,在全麻下先行人工流产术,再行腹腔镜下广泛性宫颈切除术及盆腔淋巴结清扫术,术中冰冻结果显示(盆腔淋巴结)未见肿瘤细胞转移,病灶距正常组织切缘的距离>8mm。术后患者定期严密随访,术后月经周期、月经量及经期较前无明显改变。

【专家点评】

该患者的成功救治得益于宫颈癌合并妊娠的早发现、早识别和早诊治。概括起来有三点值得学习和借鉴。

1. 先兆流产的主要症状是阴道出血,但妊娠期出现阴道出血时,在排查妊娠因素引起出血的同时应排除阴道、宫颈及其他病变引起的出血。

2. 我国2018年《孕前和孕期保健指南》推荐,子宫颈细胞学检查为孕前(1年内未查者)及孕早期的备查项目。在妊娠期出现阴道出血,除了考虑妊娠相关因素外,还需警惕宫颈病变(包括宫颈息肉、宫颈癌等)引起的出血。宫颈癌合并妊娠病情可能迅速进展,错失治疗的最佳时间。

3. 当基层医院对宫颈癌合并妊娠的诊治感到棘手时,应及时将患者转诊至有救治能力的上级医院,以免耽误患者的诊治。该患者有强烈的保留生育功能的意愿,入院后予以多学科诊疗(multidisciplinary team,MDT)(包括妇科、产科、放射科、肿瘤科及病理科)讨论,共同制订最适宜的诊治方案。

(张倩雯　龚云辉)

病例 1-5　连续流产 5 次后的再次妊娠

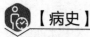

【病史】

患者冯某,32 岁,$G_6P_0^{+5}$。因"停经 38^{+5} 周,阴道排液 3^+ 小时"入院。

患者末次月经 2020 年 8 月 12 日,孕期于我院建立孕妇档案(以下简称建档),规律产前检查。因孕前合并甲状腺功能减退症长期口服左甲状腺素钠片 50μg,q.d.。孕中期口服葡萄糖耐量试验(oral glucose tolerance test,OGTT)示空腹血糖 5.27mmol/L,诊断为妊娠期糖尿病,饮食及运动控制血糖效果佳。因孕前复发流产史诊断为抗磷脂综合征(antiphospholipid syndrome,APS),自孕早期开始口服阿司匹林(75mg,q.d.)、甲泼尼龙片(8mg,q.d.)、羟氯喹片(0.2g,b.i.d.)以及皮下注射磺达肝癸钠注射液(0.5ml,q.d.),用药期间患者无牙龈出血、皮下瘀点、瘀斑等,孕 36 周时停用阿司匹林。3^+ 小时前阴道排液,伴不规律腹痛。

患者既往有 4 次停经 6~8 周期间自然流产史,1 次孕 9 周自然胎停史,夫妻双方染色体检查均未见异常。一年前因反复孕早期自然流产史先后 2 次(间隔 3 个月)检查狼疮抗凝物阳性,血栓弹力图及血浆 D- 二聚体结果显示血液高凝状态,诊断为抗磷脂综合征和获得性易栓症,给予达肝素钠注射液(0.2ml,b.i.d.)、甲泼尼龙(4mg,q.d.)、阿司匹林(75mg,q.d.)、环孢素(50mg,b.i.d.)、免疫球蛋白等治疗,于孕前 2 个月复查血栓弹力图、凝血功能及 D- 二聚体均正常。

入院查体:生命体征正常,心肺听诊阴性。专科查体示,宫高 33cm,腹围 102cm,估计胎儿体重 3 300g,胎心 145 次 /min;阴道检查示,头先露,宫颈管消退 50%,宫口未开,阴道后穹窿可见明显清亮液池,pH 试纸变蓝。坐骨结节间径 9.0cm,内骨盆未见异常。

辅助检查:血常规、尿常规、凝血功能及肝肾功能均无异常。2 周前门诊复查狼疮抗凝物(lupus anticoagulant,LA)1 32.5 秒(参考值 31~38.2 秒),LA 228.8 秒(参考值 30~38 秒),狼疮抗凝物检测系数 1.13(0.80~1.20),血栓弹力图示血凝块生成速率 α 角 73.10°(参考值 53°~72°),最大血凝块强度 73.6mm(50~70mm)。产科超声示,胎方位枕左后(LOP),双顶径(BPD)9.86cm,股骨长(FL)7.2cm,胎盘前壁厚 3.8cm,羊水深度 5.8cm,指数 14.6cm,脐血流收缩期峰值流速(S)/ 舒张期峰值流速(D)=1.92,胎心率 145 次 /min,胎儿颈部未见绕颈。

 【诊治思路】

1. 诊断及诊断依据

(1)**胎膜早破:**①患者主诉有明确的阴道排液;②查体阴道后穹窿明显清亮液池,pH 试纸变蓝。

(2)**抗磷脂综合征:**①既往 5 次孕 10 周前自然流产史;②孕前及孕期多次复查狼疮抗凝物阳性。

(3)$G_6P_0^{+5}$ 38^{+5} 周,**宫内孕头位,单活胎,先兆临产:**根据规律月经核实孕周无误,现有不规律宫缩。

2. 处理

总原则：积极终止妊娠。

本案例患者因足月胎膜早破，先兆临产入院，评估患者骨盆条件及胎儿估重，电子胎心监护正常、羊水清亮，无阴道试产禁忌，积极抗生素预防感染，立即停用低分子肝素，同时等待自然临产，必要时积极引产。该患者既往有复发性流产史，孕前及产时管理是重点，现结合我国《自然流产诊治中国专家共识(2020年版)》、2018年《低分子肝素防治自然流产中国专家共识》、2020年《复发性流产合并风湿免疫病免疫抑制剂应用中国专家共识》以及2017年欧洲人类生殖与胚胎学会(European Society of Human Reproduction and Embryology, ESHRE)发布的复发性流产诊疗指南，对复发性流产的孕前、孕期管理作简单阐述。

(1)复发性流产的病因筛查： 复发性流产病因筛查的目的是给予适当干预、降低再发风险。根据国内专家共识及ESHRE指南，寻找病因前首先应详细询问夫妇双方的病史和家族史。此病案中的夫妻双方均非高龄，既往因反复流产史已完成双方及胚胎染色体检查，结果未见异常。因此，需进一步从几大方面寻找病因，包括母体免疫因素(包括自身免疫和同种免疫)、易栓因素(包括遗传性和获得性易栓症)、女性生殖道解剖结构异常以及内分泌异常的病因学筛查。

该患者备孕前曾完善子宫及双侧附件的超声检查、性激素全套等均未见异常。抗磷脂抗体主要包括狼疮抗凝物(LA)、抗心磷脂抗体(anticardiolipin antibody, ACA)和抗β2糖蛋白1(β2-GP1)抗体三项，结果显示患者反复LA升高，结合流产史，诊断为APS，其他免疫指标如抗核抗体(antinuclear antibody, ANA)谱、免疫全套等均阴性。通过血栓弹力图(thromboelastography, TEG)、凝血酶抗凝血酶复合物(TAT)、血栓调节蛋白(TM)、凝血因子等凝血功能相关检测发现患者血液呈高凝状态(血凝块生成速率α角73.10°，最大血凝块强度73.6mm)，考虑患者系APS所致的获得性易栓症,即血栓前状态(prethrombotic state,PTS)。

(2)复发性流产合并 APS 的治疗手段:本案例中的患者复发性自然流产(recurrent spontaneous abortion,RSA)合并 APS,既往多次不良妊娠史,采用低剂量阿司匹林(low dose aspirin,LDA, ≤ 100mg/d)、低分子量肝素(low molecular weight heparin,LMWH)、免疫抑制剂羟氯喹(hydroxychloroquine,HCQ)三种药物联合治疗。参照国内外指南,具体用药治疗方案如下:①备孕期开始服用 LDA 75mg/d,孕晚期(35~36 周)停药;②备孕期开始预防量 LMWH,并持续整个孕期,并于分娩前 12~24 小时停用;③ HCQ 应在计划妊娠前 3 个月开始给药,持续整个孕期及产后。整个孕期可每月复查抗磷脂抗体全套及血栓弹力图、监测凝血功能等,同时风湿免疫科随访,协助孕期及围产期用药管理。若用药期间患者出现牙龈出血、皮下瘀点瘀斑、凝血功能异常或产科合并症导致的明显活动性出血倾向,可考虑暂停使用 LDA、LMWH,评估病情平稳后再恢复抗凝治疗。

(3)RSA 妇女再次妊娠的孕期管理:RSA 患者反复妊娠丢失,除药物治疗外,整个孕期的母胎监护应属重中之重,包括动态评估孕妇自身的免疫抗体、凝血功能、血栓或出血倾向以及胚胎/胎儿宫内生长发育情况。①孕早期监测:患者停经 5 周后首次查血确定妊娠,每周需动态监测 β-hCG 翻倍水平,并于孕 6~7 周进行首次超声检查,确定系宫内胎心搏动及单胎妊娠。此后每隔 1~2 周定期复查,动态观察宫内孕囊及胎芽发育均正常。②孕中晚期监测:RSA 尤其是合并免疫异常的患者发生各种妊娠期并发症、胎儿出生缺陷及宫内生长受限等的风险增加。本案例中患者孕早期及中期唐氏筛查低风险,孕中期胎儿结构相关筛查未见异常,孕晚期严密监护胎儿宫内安危,包括电子胎心监护、定期超声评估胎儿生长发育、羊水变化等,评估胎盘功能。由于孕前治疗及孕期重点保健,该患者安全待产至孕晚期,38 周后因胎膜早破而入院,在分娩方式的评估上,该患者并无剖宫产指征,骨盆条件及胎儿估重均在参考值范围内,临产后电子胎心监护均正常,鼓励患者在严密监护下阴道试产。因此,与患者及家属充分沟通目前病情及不同分娩方式的相关风险后,患者选择阴道试产,及时给予缩宫素静脉滴注,积极引产,患者于入院后第 2 天成功阴道顺娩一活男婴。

【专家点评】

本案例中患者既往反复流产病史明确,并根据指南推荐完善相应的病因筛查,最终确定为免疫因素所致,诊断为 APS。此后,备孕前接受了对因治疗,再次妊娠期间采用了 LDA+LMWH+HCQ 三联药物这一典型 APS 的标准治疗方案,整个孕期定期监测母胎情况,顺利妊娠至孕晚期。有反复流产史的 RSA 患者对再次妊娠的期望值高,产科医生既要关注其容易产生焦虑等心理变化,又要重视整个孕期的监测。孕早期注意不能单纯通过血 β-hCG 和孕酮水平预测流产风险,超声确定宫内胚胎符合孕周且胎心正常搏动是判断早期妊娠的"金标准",而孕晚期需重点监护妊娠并发症、胎儿生长发育情况,APS 患者更需警惕妊娠期高血压、子痫前期及胎儿宫内生长受限等并发症。在终止妊娠的时机上,APS 导致的 RSA 患者宜在 38~39 周终止,孕 38 周后可择期入院评估分娩方式。在无其他剖宫产指征的前提下,应支持阴道分娩,试产过程中严密监护胎心及产程进展,若出现胎儿宫内窘迫、产程异常等可转为剖宫产。此外,产后应重视 RSA 免疫指标的复查,长期在风湿免疫科随访并评估相关指标,动态调整用药。

(张倩雯　龚云辉)

病例 1-6 宫颈环扎术后流产

 【病史】

患者彭某,27 岁,$G_3P_1^{+1}$。因"停经 26^{+4} 周,阴道排液 8^+ 小时"入院,末次月经 2021 年 1 月 2 日,孕期我院建档无特殊。3 周前因超声提示子宫颈管偏短(闭合段长约 1.2cm),行宫颈环扎术。8^+ 小时前突发阴道排液,伴不规律腹痛。

6 年前妊娠 6^+ 月时不明原因自然流产 1 次;4 年前妊娠足月、宫口开大 4cm 时因"胎心异常"行剖宫分娩一活女婴,体重 3 550g,现健存。

入院查体:T 36.6℃,HR 105 次/min,R 19 次/min,BP 117/66mmHg,心肺查体无异常。产科检查,宫高 26cm,腹围 99cm,胎心 140 次/min。窥阴器下见阴道穹窿明显清亮液池,pH 试纸变蓝,宫颈可见环扎线,未见宫颈裂伤。

辅助检查:血常规示,WBC $10.3×10^9$/L,N% 85.4%,N $8.8×10^9$/L,肝肾功正常,尿常规提示尿酮(3+)。产科超声示,枕左前(LOA),BPD 6.14cm,FL 6.0cm,胎盘后壁厚 3.0cm,0 级,羊水深度 4.6cm,脐血流 S/D 值=2.46,胎心率 142 次/min,胎儿颈部未见绕颈。

 【诊治思路】

1. 诊断及诊断依据

(1)胎膜早破:①患者有明显的阴道排液;②查体可见阴道后穹窿明显清亮液池,pH 试纸变蓝。

(2)子宫颈环扎术后:3 周前曾因宫颈管缩短入院行"宫颈环

扎术",病史及住院记录明确。

(3) **瘢痕子宫**：既往剖宫产病史明确,查体可见下腹部剖宫产术后陈旧瘢痕。

(4) $G_3P_1^{+1}26^{+4}$ 周,宫内孕头位,单活胎,先兆流产：既往孕产史明确,此次月经规律,结合末次月经及孕早期胎儿超声核实孕周无误,超声提示宫内单活胎。

2. 处理

总原则：与患者及家属充分沟通,交代继续保胎或终止妊娠的利弊,尊重患者及家属的意愿。

如果采取继续妊娠,则在保胎过程中需动态评估与监测母胎情况;如果保胎失败,则需适时拆除环扎线终止妊娠。参照国内外指南,尤其是中华医学会妇产科学分会产科学组的《胎膜早破的诊断与处理指南(2015)》,列出以下注意点并给出参考意见。

(1) **期待保胎过程中的主要处理**：该患者孕 26^{+4} 周,当前羊水量正常,无感染征象,结合患者、家属的保胎意愿及医院的新生儿科救治能力,充分交代保胎过程中的风险,尤其宫内感染可能导致母体败血症、死胎等,在患者及家属知情同意后采取期待保胎,尽可能延长孕周,同时作好所有沟通记录及保胎过程中的病历书写。患者现孕 26^{+4} 周,针对未足月胎膜早破(preterm premature rupture of membrane,PPROM)的主要处理如下。

1) 患者系小孕周,保胎过程需警惕脐带脱垂,体位以头低臀高位卧床为宜,减少羊水漏出;每日详细记录患者体温、心率、脉搏等,查体子宫有无压痛,观察阴道排液的颜色、性状,有无异味等;注意避免不必要的阴道内检查或肛查,降低感染扩散风险;长期卧床期间,可每日多食膳食纤维预防便秘,注意按摩及活动四肢,预防妊娠期静脉血栓形成、肌肉萎缩。

2) 结合患者当前孕周,短期内存在流产和早产风险,故入院后立即完成糖皮质激素促胎肺成熟治疗,用药方案为地塞米松 6mg 肌内注射,间隔 12 小时 1 次,共计 4 次。根据目前国内外指南意见,产前使用糖皮质激素促胎肺成熟,不仅有助于减少常见的新生儿并发症,包括呼吸窘迫综合征、脑室内出血和坏死性小肠结肠炎等,而且并不会增加母胎感染加重的风险。

3)每日使用头孢西丁钠 2g,间隔 8 小时 1 次,积极预防感染,若保胎时间超过 1 周,且有继续期待的必要性,在无青霉素过敏的前提下,可换成每周 1 次长效青霉素肌内注射。另一方面,入院后已完成宫颈分泌物、无乳链球菌(Streptococcus agalactiae,GBS)及尿培养,可根据培养结果和药敏试验及时调整抗生素。对于未足月胎膜早破的患者,积极预防性使用抗生素的利大于弊,目前研究认为抗生素可以有效减少绒毛膜羊膜炎的发生,降低破膜后 48 小时内和 7 天内的分娩率,进而达到降低新生儿感染率及发病率的目的。

4)采用硫酸镁 4g 负荷剂量,继之给予 1g/h 维持剂量输注 48 小时,目的是利用硫酸镁保护胎儿脑神经,降低存活儿的脑瘫率。结合我国和美国指南意见,若 32 周以内的胎膜早破孕妇有随时分娩的风险,则有使用硫酸镁保护胎儿神经系统的指征。此外,加拿大指南还将硫酸镁在早产中的应用孕周放宽到 34 周。

5)本案例中的患者于入院第 2 天开始出现规律腹痛,无发热,心率较前无变化,床旁查体扪及宫缩间隔 6~8 分钟,持续 10~20 秒,子宫无压痛,宫口开大 1cm,羊水清亮无异味,评估该患者孕周小,当前无临床感染征象,并且未完成糖皮质激素促胎肺成熟,因患者合并窦性心动过速,基础心率波动于 100~110 次/min,向患者及家属交代可供选择的宫缩抑制剂后,使用阿托西班抑制宫缩,用药方案为初始剂量 6.75mg 缓慢静脉推注,后改为大剂量静脉滴注 3 小时,用阿托西班 10ml + 生理盐水 90ml 以 24ml/h 泵入,然后采用小剂量(8ml/h)维持最多 45 小时,建议整个疗程中总剂量不应超过 330mg,总疗程不应超过 48 小时。

(2)**绒毛膜羊膜炎的临床监测与诊断:**绒毛膜羊膜炎既是PPROM 的病因,又可作为 PPROM 的常见并发症,直接导致母胎不良结局,因此,该患者保胎过程中需动态评估绒毛膜羊膜炎,这是期待保胎过程中决定能否继续妊娠的关键。该孕妇保胎治疗重点动态评估母胎状况,包括每日需间隔4~8小时监测患者体温、心率、脉搏,观察流出的羊水性状,轻按子宫有无压痛;每隔2天复查血常规及C反应蛋白(C-reactive protein,CRP),动态对比血常规变化;胎儿的监测手段包括每周超声检查对比胎儿生长发育和羊水量的变化,患者孕周小,每日听胎心2次,至28周后每日行电子胎心监护。该患者期待保胎至31周时,出现发热,体温最高达38℃,血白细胞计数达17×10^9g/L,中性粒细胞百分率90%,C反应蛋白90 mg/L,子宫无压痛、激惹,阴道分泌物无异味,且出现宫缩抑制剂不可抑制的规律宫缩,在排除呼吸系统、泌尿系统等其他感染因素后,考虑患者已达到临床绒毛膜羊膜炎的诊断标准,需尽快终止妊娠,以降低宫内感染导致母胎败血症、多器官功能衰竭等严重并发症的风险。

(3)**何时拆除宫颈环扎线**:患者入院时孕26^{+4}周,选择期待保胎,暂无保胎禁忌,未立即拆除环扎线,保胎至孕31周时,因出现绒毛膜羊膜炎,早产临产,需终止妊娠,则及时拆除环扎线。关于未足月胎膜早破是否应立即拆除宫颈环扎缝线,尚无定论。一方面,目前缺乏可靠的前瞻性随机对照研究;另一方面,相关的回顾性研究得出的结论不一致。有文献报道,PPROM患者保留宫颈环扎线24小时以上虽然有助于显著延长孕周,但可显著增加母胎感染风险,包括孕妇绒毛膜羊膜炎、新生儿感染和新生儿败血症的发生率。国内外指南建议结合孕周及临床情况个体化处理,在期待保胎的过程中,出现感染征象、宫颈进行性扩张、腹痛、阴道出血等临床终止妊娠的指征时再及时拆除。

(4)**终止妊娠时机及方式**:该患者期待保胎至31周时,考虑绒毛膜羊膜炎,早产临产,需立即拆除环扎线、终止妊娠。本次妊娠胎儿头先露位,环扎线拆除后宫颈消退100%,宫口开大2cm,临产后持续电子胎心监护正常,该患者既往有2次阴道试产史,包括孕6^+月引产史,宫口开大4cm时因"胎心异常"中转剖宫产史;前次剖宫产系子宫下段横切口,且手术顺利、术后恢复良好;此次妊娠无绝对剖宫产指征;本次妊娠间隔前次分娩超过 18 个月;入院后复查超声提示子宫前壁下段肌层连续;当前孕周胎儿估重 2 000g;剖宫产可能增加感染扩散以及新生儿败血症等预后不良风险;经以上综合评估,患者此次无剖宫产术后再次妊娠阴道试产(trial of labor after cesarean section,TOLAC)的绝对禁忌,与患者及家属充分沟通病情后,在严密监护下阴道试产,若出现胎儿宫内窘迫等异常情况,必要时可试产中转剖宫产。

(5)产时及产后主要处理:患者系瘢痕子宫阴道试产,早产,破膜时间长,绒毛膜羊膜炎,新生儿按高危儿处理,待产过程中保留尿管,交叉配血备用,持续心电监护观察患者体温、脉搏、血压、继续使用头孢类药物抗感染,持续电子胎心监护,注意瘢痕处有无压痛,严密观察产程进展,宫口 5cm 时因宫缩欠佳给予小剂量缩宫素加强宫缩,第一产程持续共计 4.5 小时。宫口近开全时,通知新生儿抢救团队、高年资助产士及产科二线医生到场做好复苏准备,整个第二产程持续监护胎心正常,新生儿娩出完成初步复苏,1、5、10 分钟 Apgar 评分分别为 8 分、9 分、10 分,转入新生儿重症监护室继续观察,第二产程持续共计 20 分钟。胎儿娩出后采取控制性牵拉脐带、缩宫素 10U 静脉滴注、益母草 4ml 肌内注射积极预防产后出血,10 分钟后阴道开始活动性出血约 150ml,检查胎盘部分剥离,轻柔手取胎盘后,子宫下段收缩欠佳,患者无青光眼、心脏病、高血压等药物禁忌,积极给予麦角新碱,子宫收缩明显转佳,常规检查会阴及宫颈有无裂伤、胎盘胎膜是否完整等。产后床旁超声复查子宫下段肌层连续,并完善宫腔分泌物及新生儿耳拭子培养(需氧菌及厌氧菌),胎盘胎膜送病理检查,以寻求感染直接证据。产后继续抗感染治疗,注意观察产妇体温、脉搏、子宫压痛、阴道出血等查体情况,复查血常规、C 反应蛋白评估感染指标。该患者产后第 1 天体温明显好转,波动于 37.5~37.8℃,复查血常规示白细胞 15×10^9g/L,N% 85%,C 反应蛋白 20mg/L。产后第 2 天上午体温降至正常,48 小时后复查血常规及 C 反应蛋白则恢复正常,产后第 4 天停用抗生素,观察体温、子宫复旧及阴道出血等情况无特殊,产后第 5 天出院。足疗程的抗生素使用有助于降低产后子宫内膜炎,对于再次妊娠是有益的。出院后嘱产妇继续注意体温、恶露性状,若存在发热、腹痛、恶露异味等及时复诊。

【专家点评】

该患者的临床处理上有三个值得肯定的地方。

1. 期待保胎的评估　对于该患者,此次妊娠是珍贵儿,保胎意愿强烈,虽然妊娠未达 28 周,但评估母胎情况可,医院有新生儿救治能力,并充分向患者及家属沟通交代保胎过程中的风险,故在严密监护下期待保胎。如何找到医疗处理原则与患者意愿的平衡点一直是临床医生面临的难题,本案例体现了在尊重医疗原则的前提下尽可能提高患者满意度。

2. 妊娠终止及子宫颈环扎线的拆除时机　本案例的患者入院时无感染征象、孕周小、有强烈保胎意愿,评估期待治疗时并未立即拆除环扎线。在保胎治疗过程中,出现了绒毛膜羊膜炎征象,已达到立即终止妊娠的指征,故拆除宫颈环扎线,共计延长孕周近 4 周,这对于改善新生儿结局十分重要。结合本案例,对于未足月胎膜早破的患者,虽然子宫颈环扎线本身属于绒毛膜羊膜炎的高危因素,但对于小孕周的保胎患者来说,推迟环扎线拆除以争取促胎肺成熟、适当延长孕周,对于围产儿结局是有益的。

3. 终止妊娠方式选择　PPROM 患者终止妊娠的方式需结合有无剖宫产指征,待产或临产过程中若电子胎心监护正常,孕妇无阴道试产禁忌,可在严密监护下阴道试产;但对存在其他剖宫产指征或因孕周小、胎儿宫内缺氧导致耐受能力差的患者,若患者及家属抢救意愿强烈,仍可放宽剖宫产指征。本案例中的患者在出现绒毛膜羊膜炎证据时,持续电子胎心监护正常,无 TOLAC 的绝对禁忌,在患者及家属充分自愿的前提下,选择阴道分娩方式,产后恢复快,且降低了因剖宫分娩而增加的盆腹腔感染扩散的风险。

(张倩雯　龚云辉)

病例 1-7　难免流产? 切口妊娠?

【病史】

患者陈某,35 岁,$G_3P_1^{+1}$。因"停经 8^+ 周,腹痛伴阴道流血半天"入院。

患者平素月经规律,末次月经 2020 年 12 月 2 日。1^+ 周前外院查血 hCG 22 500mIU/ml,孕酮 37ng/ml;超声提示宫内单个孕囊,位于子宫切口处瘢痕上方 1.5cm,可见胎心搏动。半天前患者上班过程中突发下腹持续疼痛,伴阴道间断性活动出血,估计出血共计 120ml。

患者 2 年前妊娠 39 周因混合臀位行剖宫术分娩一活男婴,体重 3 600g,现健存。半年前孕 8 周胚胎停育一次。

入院查体:生命体征平稳,心肺听诊无异常。阴道内可见少量暗红血迹,窥阴器下见宫颈管内少量活动性鲜血,子宫轻压痛。

辅助检查:血常规、尿常规、凝血功能及肝肾功正常。血 hCG 16 000mIU/ml,孕酮 16ng/ml,其余无特殊。急诊超声提示宫腔下段瘢痕处 3.5cm×4.0cm 低回声,未见胎心搏动,子宫瘢痕处肌层连续。

【诊治思路】

1. 诊断及诊断依据

(1)难免流产:①患者平素月经规律,近期有明确的停经史;

② 1⁺周前查血 hCG 及孕酮,超声提示宫内单个孕囊,可见胎心搏动;③半天前开始出现腹痛、阴道活动性出血,复查血 hCG 及孕酮水平均下降,超声提示宫腔下段近瘢痕处 3.5cm×4.0cm 混合回声,未见胎心搏动,且子宫下段瘢痕处肌层连续。

(2)瘢痕子宫:既往剖宫产史明确。

2. 处理

总原则:尽快排除宫内妊娠物。

患者 1⁺周前超声确定系宫内早孕,现出现持续下腹痛伴阴道活动性出血,超声复查未见确切胎心搏动,孕囊位于宫腔下段瘢痕处,诊断难免流产,建议积极终止妊娠,尽快清除妊娠物。关于早期难免流产、稽留流产的诊疗可参照我国 2020 年《早期妊娠稽留流产围手术期检查及优生检查建议专家共识》、2015 年《黄体支持与孕激素补充共识》和《剖宫产术后子宫瘢痕妊娠诊治专家共识(2016)》。

(1)鉴别难免流产与切口妊娠:该患者 1⁺周前超声提示宫内早孕,孕囊位于瘢痕上方 2cm,现出现腹痛、阴道活动出血后复查超声提示孕囊位于子宫切口瘢痕处,且子宫肌层连续,查体可见宫颈管内少量活动性出血,考虑系宫内早孕发生难免流产。难免流产或切口妊娠的患者均有明确的停经史,超声检查是二者的主要鉴别手段,前者宫腔内或宫颈管内可见出血所致的妊娠囊多为混杂信号,常伴胎心搏动消失,子宫前壁肌层连续,后者妊娠囊主要位于子宫前壁下段位置(既往剖宫产瘢痕处),可见胎心搏动或胎芽,但该处子宫肌层连续性中断,膀胱充盈条件下可见肌层明显变薄,彩色多普勒检测孕囊周围呈高速低阻血流信号。对于胎心搏动未消失、有强烈生育愿望的患者,超声检查不能明确时,可考虑进一步行 MRI 检查。

(2)流产后的管理:针对该患者的情况,告知相关风险后,行负压吸引术尽快清除妊娠物,同时术中放置宫内节育器,流产后的管理主要包括以下内容。

1）术后随访：若患者出现以下症状需及时复诊，包括发热、剧烈腹痛、阴道持续或大量流血、术后 1 月余仍未转经、转经时经量过多或过少。

2）终止妊娠后组织检查：患者半年前有胚胎停育史，此次妊娠难免流产，染色体异常是早期流产的常见原因，可向患者建议留取绒毛组织送检，目前可供采用的检测方法包括高通量测序和多重连接探针扩增技术（MLPA）。

3）完善术后避孕指导：建议患者本次流产后应至少避孕半年，因此，患者要求安置宫内节育器（intrauterine contraceptive device，IUD），半年后可考虑取出 IUD 后再行备孕。

4）术后优生检查：患者半年内有 2 次胎停，有再次生育要求，建议术后完善优生检查，包括月经恢复后的生殖激素检查、代谢内分泌的相关检查（甲状腺功能、OGTT）、免疫因素检查（APS、抗精子抗体、抗子宫内膜抗体等）。

【专家点评】

本案例中患者难免流产诊断明确，临床处理方案并无特殊。值得强调的是，超声检查在难免流产与切口妊娠之间的鉴别具有重要价值，若超声提示妊娠囊内无明显胎芽或胎心搏动，与前次剖宫产瘢痕位置无明显关系，子宫前壁肌层连续等应考虑难免流产可能。关于治疗方案的选择，需与患者充分沟通各种治疗方式的利弊后决定。若阴道流血少，血 hCG 水平较前下降明显，可充分沟通后保守治疗，但需告知保守治疗虽然无手术创伤，但可能出现排除不净，间断或持续阴道流血，甚至可能失败；手术治疗可以快捷清除妊娠物，但需注意术中操作规范、轻柔，避免手术相关损伤。此外，难免流产后仍需重视患者的长期管理，尤其是术后优生检查等。

（张倩雯　龚云辉）

病例 1-8　意外发现的双胎妊娠 孕中期宫颈管缩短

【病史】

患者冷某,35 岁,因"胚胎移植术后 17 周,宫颈管进行性缩短 5 天"入院。

患者平素月经规律。因继发性不孕移植 3 天鲜胚 2 枚。孕 13 周建档,规律产前检查,超声确认系双绒毛膜双羊膜囊双胎。5 天前门诊超声提示宫颈管 1.8~2.1cm,未见确切羊水嵌入征象;半天前门诊再次复查超声提示宫颈管 1.4~1.5cm,未见确切羊水嵌入,患者无腹痛、阴道流血及排液不适等。

患者 5 年前和 3 年前先后因非计划妊娠行人工流产 2 次。

入院查体:生命体征平稳,心肺听诊无异常。宫高 20cm,腹围 80cm,胎儿 1 心率 140 次 /min,胎儿 2 心率 151 次 /min,未扪及明显腹部发紧,窥阴器下见宫颈管长约 1.5cm,宫口未开,未见明显羊膜囊,无阴道流血、排液等。

辅助检查:阴道超声提示孕妇宫颈管长约 1.4~1.5cm,未见确切羊水嵌入征象;胎儿超声提示宫内查见双胎图像,胎儿发育正常。

【诊治思路】

1. 诊断及诊断依据

(1)双绒毛膜双羊膜囊双胎妊娠:①系胚胎移植术后妊娠,移植两枚鲜胚;②孕早期超声检查绒毛膜性提示双绒毛膜双羊膜囊双胎妊娠。

(2) $G_3P_0^{+2}$,19^{+3} 周宫内孕,双活胎,待产:①根据患者胚胎移植时间核实孕周无误;②患者无腹痛,无阴道流血、排液等自觉不适。

(3)体外受精胚胎移植术后:胚胎移植术后病史明确。

(4)高龄初产妇:患者现35岁,既往无妊娠或生育史,系高龄初产。

2. 处理

总原则:期待治疗,必要时择期行宫颈环扎术。

患者系双胎妊娠,孕中期常规超声检查提示宫颈管缩短(<25mm),当前孕周下应采取积极期待治疗,充分沟通交代病情及相关风险,必要时择期行宫颈环扎术。双胎妊娠是早产的高危人群,关于双胎早产风险的筛查及子宫颈环扎手术的相关问题,可参考我国《双胎妊娠临床处理指南(2020年更新)》《双胎早产诊治及保健指南(2020年版)》和2019年加拿大妇产科学会(Society of Obstetricians and Gynecologists of Canada,SOGC)发布的宫颈功能不全与宫颈环扎术临床实践指南。

(1)宫颈管长度作为双胎早产风险的筛查与预测手段的价值:本例患者虽然既往无早产史,无吸烟及其他特殊妊娠并发症或合并症,但两次人工流产史可能是导致其宫颈管缩短的危险因素。患者常规产前检查时行阴道超声测量发现宫颈管进行性缩短,虽然尚未出现宫口扩张、自觉腹痛等其他异常,但仍需高度警惕早产风险。关于宫颈长度测量能否作为双胎早产风险的预测手段,国内外指南对此意见不一致。我国指南推荐,预测双胎早产应从14孕周开始,经阴道超声测量宫颈长度≤25mm和胎儿纤维连接蛋白检测阳性提示早产高风险。美国指南不建议在无临床症状的多胎妊娠妇女中使用经阴道超声检查宫颈长度、胎儿纤维连接蛋白筛查和家庭子宫监测等方法预测早产,并且认为宫颈管长度测量预测有临床症状的孕妇的早产风险,尚缺乏可靠的证据。昆士兰指南建议,若孕妇出现以下任一情况应及时评估。①经阴道超声测量宫颈管长度≤25mm；②胎儿纤维连接蛋白（fetal fibronectin, fFN）检测阳性，且>50ng/ml；③规律宫缩和腹痛；④2~4小时内宫颈发生变化；⑤宫颈口扩张，伴或不伴有腹痛；⑥其他母胎因素。

(2)宫颈环扎术在双胎中的应用：本案例中患者出现不伴临床症状的宫颈管缩短，未达到宫颈管功能不全的诊断标准，无宫颈环扎术的绝对指征。尽管国内外指南一致认为，预防性宫颈环扎并不能避免双胎早产，但双胎妊娠孕妇若宫颈长度<15mm或宫颈扩张>10mm则可考虑宫颈环扎术。本患者既往有两次人工流产史，向其充分交代病情、指南意见、宫颈环扎术后相关并发症，包括出血、败血症、未足月胎膜早破、早产、宫颈处难产、经阴道分娩时宫颈裂伤等，患者及家属表示理解，签字后完成了宫颈环扎术。

(3)子宫颈环扎术后的监测和环扎线的拆除时机：患者完成宫颈环扎术后，因出现不规律宫缩，采用了盐酸利托君注射液抑制宫缩，同时每日严密监测患者体温、心率、阴道出血等，术后第1天和第3天复查血常规及C反应蛋白监测血象变化。术后第3天患者病情平稳，无其他异常征象后出院，嘱门诊定期产前检查。关于患者环扎缝线拆除的时机，若后期门诊产前检查正常，无任何并发症的宫颈环扎线推荐在妊娠36~37周时拆除。若出现以下几种临床情况需提前拆除。①宫缩抑制剂无法抑制的早产临产，即宫口有扩张、出现有痛宫缩、阴道出血增加；②高度怀疑存在绒毛膜羊膜炎、败血症等感染直接证据；③若发生未足月胎膜早破，结合孕周及临床指征个体化处理，无保胎禁忌，暂不考虑拆除环扎线，在期待妊娠的过程中，出现感染征象、宫颈进行性扩张、腹痛、阴道出血等临床终止妊娠指征时再及时拆除。

【专家点评】

临床上常见双胎妊娠孕中期出现无症状的宫颈管缩短，宫颈环扎术在双胎妊娠中的应用也是产科医生权衡的重点。本案例中患者宫颈管 1.4cm,既往有两次人工流产史,充分沟通环扎术后并发症等风险后进行环扎。环扎术后定期产前检查,可每周监测C 反应蛋白等指标评估有无感染。若无特殊,可期待妊娠至 36 周拆除缝线。对于宫颈管缩短的保守治疗,尽管我国和美国指南均认为孕激素并不能降低自发早产的发病率,不建议肌内注射和阴道使用黄体酮预防早产,但加拿大指南推荐孕中期宫颈管<25mm 的双胎妊娠,可从 16~24 周起每日阴道用黄体酮 400mg 预防自发早产,34~36 周停药。此外,由于缺乏可靠的循证证据,目前指南不推荐单纯使用宫颈托预防双胎早产。双胎早产风险管理重点仍在于高危因素筛查,包括孕妇基础状况(既往早产史、年龄、BMI>35kg/m² 、种族、初产、吸烟、不规律产前检查、宫颈锥切术史)、妊娠合并症及并发症(胎膜早破、子痫前期、羊水过少、前置胎盘、妊娠合并糖尿病或高血压等)、复杂性双胎(绒毛膜性)。其中,既往早产史是国内外指南一致认为的独立危险因素。总之,双胎妊娠的早产风险评估及管理一定要注重个体化评估。

(张倩雯　龚云辉)

第二章　早产及相关问题

病例 2-1　孕 28 周前宫颈管缩短

【病史】

患者陈某,31 岁,G_1P_0。因"停经 23^{+6} 周,B 超提示宫颈管缩短 2^+ 小时"入院。

患者此次妊娠系体外受精胚胎移植术后(因输卵管阻塞),移植胚胎 2 枚,存活 1 枚,据胚胎移植时间核实孕周 23^{+6} 周。孕期外院建档产前检查,无异常。入院 2^+ 小时前我院腹部超声提示疑宫颈管缩短,遂经阴道超声(transvaginal ultrasound, TVUS)测量宫颈管提示:孕妇宫颈内口开大,呈"U"形,内口间距 3.3cm,深度 3.3cm,宫颈管闭合段宫颈长 0.5cm。患者无腹痛,无阴道流血、排液及分泌物增加等不适。

入院查体: T 36.3℃,HR 93 次 /min,R 20 次 /min,BP 114/76mmHg。腹部膨隆,宫底平脐,宫体无压痛,未扪及宫缩,胎心率 145 次 /min。消毒后窥视阴道,阴道通畅,其内见少量白色分泌物,无异味,未见流血、排液;宫颈外口闭合。扪及宫颈位后,质软,宫颈管消退

90%。

　　辅助检查：血常规、凝血功能、尿常规、肝肾功、白带常规结果正常，降钙素原 0.04μg/L。产科超声提示胎方位为枕右前（ROA），胎儿双顶径 6.4cm，股骨长 4.3cm，头围 23.2cm，腹围 19.8cm，估计胎儿体重 697g；羊水深度 5.3cm，胎盘位于子宫前壁，0 级，胎盘厚约 2.8cm；胎心率 147 次 /min，节律齐；胎动可见。脐动脉血流未见异常；双侧附件区未见确切占位。

 【诊治思路】

1. 诊断及诊断依据

　　(1) 宫颈管缩短：孕 23^{+6} 周，患者无腹痛、腹胀，腹部查体未扪及宫缩，TVUS 检查提示宫颈内口开大，呈 "U" 形，内口间距 3.3cm，深度 3.3cm，宫颈管闭合段宫颈长 0.5cm，小于 2.5cm。

　　(2) G_1P_0，23^{+6} 周宫内孕，ROA，单活胎，待产：G_1P_0，据胚胎移植时间核实孕周无误。未扪及宫缩，胎膜未破，B 超提示宫内单活胎。

2. 处理

　　总原则：排除潜在感染，监测宫缩，经阴道使用孕激素，使用子宫托，警惕宫颈功能不全，必要时行宫颈环扎术。

　　在处理中，参照国内外指南及相关文献，提出以下几点建议。

　　(1) 经阴道孕激素的使用：在妊娠维持过程中孕激素至关重要，局部补充孕激素可降低子宫张力，对于早产高危因素者补充孕激素可降低其自发性早产的发生率。孕激素包括长效肌内注射己酸羟孕酮(国内暂无)、阴道黄体酮(包括凝胶、阴道栓剂、片剂)和口服黄体酮，其中阴道黄体酮避免了肝脏首过效应，子宫生物利用度高。Up To Date 建议对于单胎妊娠、既往无早产史的短宫颈孕妇使用经阴道黄体酮。此患者既往无早产或晚期流产等病史，无宫颈手术史，TVUS 检查提示宫颈管闭合段长 0.5cm，为

早产高危人群,故入院后给予 200mg 微粒化黄体酮阴道用药每日
1 次。

(2)子宫托使用:子宫托是一种阴道支持装置,价格低,耐受性
好,可徒手操作,常在盆腔脏器脱垂患者中使用。但目前对于孕妇
使用子宫托疗效的研究结论不统一,其确切预防早产效果需进一
步研究。此患者未使用子宫托。

(3)警惕宫颈功能不全,必要时行宫颈环扎术:此患者入院时
超声提示宫颈内口开大呈"U"形(代表宫颈管几乎完全消退),需
警惕宫颈管进行性缩短及宫颈功能不全的发生。入院后监测患
者无宫缩;宫颈分泌物培养、尿培养等结果阴性,复查血常规、降
钙素原、白带常规等结果均正常;动态 TVUS 监测宫颈管长度。
入院后第 3 天(孕 24^{+2} 周),TVUS 检查宫颈管提示:宫颈内口开
大,呈"U"形,内口间距 3.6cm,深度 3.7cm,颈管闭合段宫颈长
0.4cm。此患者是否行宫颈环扎术? 现有指南指出,宫颈环扎术用
以减少宫颈功能不全女性的妊娠丢失或早产情况。主要适应证
如下。

1)基于产科史的宫颈环扎术(既往多次中期妊娠丢失和 / 或
早产),手术可于孕前实施,孕期建议手术时间为孕 12~14 周。

2)基于 TVUS 检查的宫颈环扎术(单胎妊娠、既往有自发性
早产史的孕妇,孕 16~24 周 TVUS 检查提示短宫颈)。

3)基于体格检查的宫颈环扎术(孕 16~24 周时窥视或指检
发现宫颈扩张的宫颈功能不全女性;其中针对无宫缩且宫颈管扩
张>1cm,伴或不伴羊膜囊外凸出于宫颈外口者实施宫颈环扎术为
紧急宫颈环扎)。

此患者尚未确诊宫颈功能不全,现有对无自发性早产史的短
宫颈孕妇实施宫颈环扎术的研究数据有限,且孕 24~28 周分娩的
新生儿死亡率及并发症发生率均很高,此孕龄阶段行环扎术意义
如何无确切答案。在与患者及家属沟通交代目前循证医学证据
及手术后可能发生的不良事件,如羊膜腔感染、流产、早产等风险

后,患者及家属表示充分理解、知情并坚持要求行宫颈环扎术,遂于患者入院后第 3 日行经阴道宫颈环扎术,术后形成宫颈段长约 1.5cm。术后继续给予 200mg 微粒化黄体酮阴道用药每日 1 次至孕 37 周。术后患者未出现明显宫缩及阴道流血、排液等不适,复查超声等无特殊,于入院后第 5 天出院。出院后定期产前检查,妊娠过程平顺,孕 36 周拆除宫颈环扎线,孕 37^{+4} 周分娩自然发作,并经阴道顺利分娩一活婴。

【专家点评】

此患者诊治过程值得借鉴的方面主要有两点。

第一,掌握筛查宫颈管长度的时间。美国母胎医学学会指南推荐对单胎妊娠且既往有自发性早产史的妇女常规于孕 16~24 周经阴道超声测量宫颈管长度(GRADE IA)。有自发性早产危险因素但无既往史的单胎妊娠女性,一般在孕 20 周左右行宫颈长度筛查。辅助生殖技术受孕的妊娠自发性早产风险增加,故患者孕 23^{+6} 周首次就诊时结合患者早产高危因素,在患者无确切腹痛病史的情况下行宫颈管长度测量,从而发现宫颈管缩短,争取治疗时机。

第二,此患者发现宫颈管缩短后仔细查体腹部未扪及宫缩,短宫颈给予阴道黄体酮治疗,完善检查排除潜在感染,动态监测宫颈管长度变化,监测宫颈管进行性缩短的情况下与患方充分沟通后行宫颈环扎术,环扎术后补充孕激素,适时拆除环扎线。但由于目前缺乏明确孕 24~28 周行宫颈环扎的循证证据支持,此患者宫颈环扎时机是否值得推荐有待研究。但对于早产高危人群、既往有自发性早产史或宫颈功能不全的孕妇,早发现、合理筛查值得推荐。

(何国琳 周 淑)

病例 2-2 既往早产史的再次妊娠管理

 【病史】

患者周某,32 岁,$G_4P_1^{+2}$。因"停经 30^{+2} 周,下腹紧半天"急诊入院。

患者平素月经规则,根据末次月经核实孕周无误。孕期我院建档,定期产前检查。孕早期阴道少量流血且 B 超提示宫腔分离,给予地屈孕酮片 10mg p.o.,q.8h.×2 周,阴道流血减少。孕期子痫前期预测高风险,门诊给予阿司匹林 100mg p.o.,q.d. 至今,孕期监测血压均正常。因患者既往有自发性早产病史,孕 16 周经阴道超声测量宫颈管长 3.4cm,给予微粒化黄体酮胶囊 200mg 阴道用药 q.d. 至今,孕 22 周经阴道超声测量宫颈管长 2.8cm。入院半天前患者无明显诱因自觉下腹紧,无阴道流血、排液,半小时前仍觉下腹紧伴阴道分泌物增加,急诊电子胎心监护检查提示不规则弱宫缩间隔约 5~7 分钟,持续约 10~20 秒。经阴道超声测量宫颈管:宫颈内口开大,呈"U"形,内口间距 4.2cm,深度 1.6cm,宫颈管闭合段长约 0.4cm。急诊给予硫酸镁 4g 静脉输入,地塞米松 6mg 肌内注射。

2^+ 年前患者在当地卫生所于停经 7^+ 月时经阴道自然分娩一活男婴,重约 1 000g,新生儿出生后不久夭折。人工流产 1 次,宫外孕 1 次。

入院查体:生命体征平稳,HR 75 次 /min,BP 113/70mmHg,心肺无异常;孕前 BMI 24.5kg/m²,孕期体重增加 10kg。腹部扪及宫缩间隔约 4~5 分钟,持续约 10~20 秒,宫体无压痛;窥视阴道,阴道内未见流血、排液,宫口开大约 1cm。

辅助检查:血常规、凝血功能、尿常规、肝肾功无异常,降钙素

原结果正常；产科彩超提示宫内单活胎,胎儿头位,估计胎儿体重
1 253g。

 【诊治思路】

1. 诊断及诊断依据

$G_4P_1^{+2}$,30^{+2} 周宫内孕,头位,单活胎,早产临产:一次孕 7^+ 月
分娩史,一次宫外孕史,一次人工流产史。根据末次月经时间核实
孕周为 30^{+2} 周。腹部膨隆,可扪及胎体,宫缩间隔约 4~5 分钟,持
续约 10~20 秒,宫口开大 1cm,胎膜未破。

2. 处理

总原则:排查潜在感染、抑制宫缩、促进胎肺成熟、保护胎儿
脑神经。

参照国内外指南,列出以下处理关注点。

(1)抑制宫缩治疗及方案:宫缩抑制剂(保胎)可降低子宫收缩
的强度和频率,可能在短期内延长孕周,从而为胎儿在宫内发育成
熟及可能改善新生儿结局的干预预留时间。ACOG 指南里提出孕
24~34 周出现宫缩可给予宫缩抑制剂。宫缩抑制剂主要包括:环
氧合酶抑制剂如吲哚美辛、钙通道阻滞剂如硝苯地平片、β- 肾上腺
素受体激动剂如利托君及特布他林、缩宫素受体拮抗剂阿托西班。
现有指南推荐在给予首剂皮质类固醇后 48 小时停用宫缩抑制剂。
与患者及家属沟通交代病情,其选择阿托西班治疗,给予阿托西班
起始量为 6.75mg,单次快速静脉输注,随后再以 300μg/min 的速
度输注 3 小时,再以 100μg/min 的速度输注最多达 45 小时。

(2)是否使用硫酸镁保护胎儿脑神经:脑性瘫痪(简称脑瘫)是
年龄较小儿童神经功能障碍的主要原因,早产是导致脑瘫最重要
的危险因素。现有多项随机试验及相关 meta 分析研究硫酸镁对
早产儿神经的保护作用,结果均指出硫酸镁可降低早产儿脑瘫的
发生率,并发现硫酸镁可降低脑瘫的严重程度。预计早产风险高

的女性适合使用硫酸镁进行胎儿脑神经保护。硫酸镁使用时长和剂量尚未形成统一意见,多个指南及随机试验数据指出使用上限孕周为 32 周,使用下限无确切规定。当早产风险高而胎儿存活能力有限时,需与患者及家属沟通后使用,大多关于硫酸镁神经保护的随机试验均不包括妊娠<24 周的孕妇。可参考使用的方案为,硫酸镁负荷量 4g,溶于 10% 葡萄糖溶液 20ml 静脉推注 20 分钟,或溶于 5% 葡萄糖溶液 100ml 快速静脉滴注,维持剂量为 1g/h,24 小时总量 ≤30g,建议硫酸镁使用时长 ≤48 小时。硫酸镁过量会导致镁离子中毒,用药期间需监测孕产妇临床症状,如呼吸频率、膝腱反射、尿量,并监测血镁浓度。此患者入院时宫口已开大,急诊已输入硫酸镁 4g 负荷量,后续以硫酸镁 1.0g/h 持续静脉泵入 48 小时后停用。

(3)**是否使用皮质类固醇**:现有指南对于未来 7 日内早产风险增加的所有妊娠 23^{+0}~33^{+6} 周的患者,建议给予一个疗程的产前皮质类固醇治疗,产前皮质类固醇可促进Ⅰ型和Ⅱ型肺泡上皮细胞发育,引起结构和生化改变,从而改善肺力学和气体交换。此治疗可降低新生儿呼吸窘迫综合征的发病率和严重程度,并降低新生儿的死亡率。治疗在首次给药后 2~7 日药效最大。药物可选择 2 剂倍他米松(每剂 12mg,肌内注射,间隔 24 小时)或 4 剂地塞米松(每剂 6mg,肌内注射,间隔 12 小时)。此患者在急诊科已给予首剂地塞米松,后继续完善 1 疗程治疗。

(4)**急性早产临产发作缓解后的妊娠期处理**:目前急性早产临产发作缓解后的妊娠期处理缺乏高质量证据作为推荐依据,尚无大型随机对照试验比较联用多种处理方法的效果。经治疗此患者宫缩逐渐缓解,宫颈分泌物培养及尿培养结果均未查见致病菌,复查血象正常,窥视阴道无流血排液,宫口开大 1cm,未进一步进展,与患者及家属沟通后,继续给予阿托西班抑制宫缩治疗,第二疗程后口服硝苯地平 10mg q.8h. 至孕 34^{+3} 周患者胎膜早破,宫口开大经阴道自然分娩,新生儿 1 分钟、5 分钟、10 分钟 Apgar 评分分别为9分、10分、10分,新生儿体重2 100g。

【专家点评】

该患者成功保胎,最终母胎结局良好,取决于以下三点。

1. 该患者既往发生自发性早产,此次妊娠后密切观察宫颈管的长度,给予相应的对症处理,有效遏制极早产的发生。

2. 在出现早产临产的临床表现时,积极排查感染因素,及时应用强有力的宫缩抑制剂、促胎肺成熟和保护胎儿脑神经,使急性早产得到有效控制。

3. 该患者的产前检查过程中,还有一点值得肯定,就是在孕期进行了子痫前期预测。对具有子痫前期高危因素的孕妇使用了低剂量阿司匹林,从而降低了发生子痫前期的风险。

(何国琳　周　淑)

病例 2-3　先兆早产保胎

【病史】

患者贾某,26岁,$G_2P_0^{+1}$,因"停经31^{+6}周,阵发性下腹胀痛6^+小时"急诊入院。

患者平素月经规律,定期产前检查。孕25周行OGTT检查:空腹血糖为5.2mmol/L,服糖后1小时血糖为9.6mmol/L,服糖后2小时血糖为8.8mmol/L,诊断为妊娠期糖尿病。采用饮食和运动控制血糖,效果良好。6^+小时前出现下腹阵痛,无阴道排液、流血、头晕、目眩、胸闷等不适。

患者5年前孕早期人工流产1次。

入院查体：身高153cm，体重75kg，生命体征平稳，心肺无异常。宫高30cm，腹围100cm，胎心率148次/min，胎方位LOA，宫缩(15~20)s/(6~10)min，强度弱，宫缩间期子宫张力不高。消毒后阴道检查示宫颈软，消退80%，宫口未开。

辅助检查：WBC 7.8×10^9/L，N% 70%，C反应蛋白0.3mg/L。超声提示宫内单活胎，胎儿大小与孕周相符。

 【诊治思路】

1. 诊断及诊断依据

(1)**妊娠期糖尿病(A1级)**：否认孕前糖尿病史。孕25周行OGTT检查，空腹血糖为5.2mmol/L，服糖后1小时血糖为9.6mmol/L，服糖后2小时血糖为8.8mmol/L。经饮食和运动，血糖控制良好。

(2)$G_2P_0^{+1}$，31^{+6}周宫内孕，单活胎，先兆早产：1次孕早期人工流产史，此次超声提示宫内单活胎，根据末次月经推算孕周无误，6^+小时前出现不规律宫缩，宫口未开。

(3)**肥胖症**：患者入院时体重75kg，身高153cm，BMI为32.04kg/m^2。

2. 处理

总原则：尽快完成促胎肺成熟治疗及应用硫酸镁保护胎儿脑神经，在母胎情况允许的条件下尽量延长孕周，同时严密监测患者的病情变化。

保胎过程中治疗策略应随患者及胎儿的情况变化作相应的调整，在该患者的处理过程中，强调对早产的综合治疗，参照国内外指南，列出以下注意点并给出参考意见。

(1)**评估是否需要保胎**：患者于31^{+6}周出现不规律宫缩，属先兆早产，有生育要求，有治疗早产的需求，是否保胎需评估母胎情况：核实孕周、有无宫内感染、胎儿大小、是否有胎儿宫内窘迫、有无其他合并症等。经评估无保胎禁忌证,就诊时无明显宫内感染等征象。拟综合治疗,预防早产发生。

(2)保胎治疗过程中的药物选择:保胎治疗过程中使用的药物主要为4类:硫酸镁、宫缩抑制剂、糖皮质激素、抗生素(当存在感染征象时)。应评估母胎情况,综合使用。

1)硫酸镁:推荐将硫酸镁作为妊娠32周前早产者常规应用的胎儿中枢神经系统保护剂。硫酸镁既能降低早产儿的脑瘫风险(95%CI 0.55-0.91),又能减轻妊娠32周前早产儿的脑瘫严重程度。2019年SOGC指南推荐,妊娠不满34周出现先兆早产或早产临产的孕产妇,建议在分娩前使用硫酸镁保护胎儿神经。该患者入院时孕31^{+6}周,应使用硫酸镁。

A.使用方法:2020年昆士兰指南推荐,首剂4g静脉推注(大于20分钟),然后维持1g/h静脉滴注,持续24小时或至分娩。使用硫酸镁需观察患者有无胸闷、乏力、呼吸困难等不适,腱反射是否存在,尿量是否正常;必要时监测血镁浓度。

B.停用时机:①早产不再进展;②已使用24小时最大剂量;③已进入第二产程。

C.是否需要重复硫酸镁使用疗程:目前没有足够的临床或科研证据表明,产前硫酸镁保护胎儿脑神经需要重复疗程,但是硫酸镁能够通过抑制母体细胞因子的产生而达到保护脑神经的作用,且其母体血清半衰期仅为4小时,如果最后一次使用硫酸镁在12~24小时前,即将发生早产的孕妇再次行硫酸镁治疗来保护胎儿神经也是合理的。

2)宫缩抑制剂

A.钙通道阻滞剂:英国皇家妇产科学院ROCG指南推荐,硝苯地平起始剂量20mg口服,如果半小时后仍然存在宫缩,可再行相同剂量口服以抑制宫缩,根据宫缩情况进行调整,每天3~4次。若患者血压维持较好,可以硝苯地平20mg/6h连续治疗48小时,但单日剂量上限为160mg。在使用硝苯地平抑制宫缩时,需严密监测血压,注意低血压等风险。

B. β-肾上腺素能受体激动剂:代表药物为利托君。通常使用时其首次剂量为 50~100μg/min 静脉滴注,若 10 分钟后宫缩仍未停止,则将剂量增至 100~150μg/min,以此类推,直至宫缩完全停止。由于利托君对心血管、神经系统等的副作用,因此其最大剂量不超过 350μg/min,连续治疗不宜超过 48 小时,尤其要警惕心力衰竭及低钾血症的发生。

C. 前列腺素合成酶抑制剂:2020 年昆士兰指南指出,有报道表明吲哚美辛在孕晚期对胎儿及新生儿可能有不利影响,相关的疾病包括肾功受损、胎儿血流改变、坏死性小肠炎、动脉导管早闭等,因此吲哚美辛的使用应在孕 28 周前,并且是在其他宫缩抑制剂无效或存在禁忌时使用。使用时需密切监测胎儿状态。

D. 缩宫素受体拮抗剂:2016 年的一项随机对照研究提示阿托西班对延长双胎孕周具有明显的作用,且副作用少见。具体剂量用法为,①首次单剂量推注 6.75mg;②连续输注 3 小时高剂量阿托西班注射液,即 300μg/min;③连续输注 45 小时低剂量阿托西班注射液,即 100μg/min。

对于该患者而言,入院时有不规律宫缩,因此需要使用宫缩抑制剂。如何选择? 为减少保胎药物的副作用,在使用硫酸镁同时,首先选择硝苯地平口服,同时监测患者生命体征及宫缩情况。入院治疗 48 小时后,患者自觉宫缩较前频繁,更换为 β-肾上腺素能受体激动剂静脉输注后,宫缩抑制,因此继续行利托君口服治疗,院外待产。

3)促胎肺成熟药物:主要药物是地塞米松和倍他米松,并且两者的治疗效果相似。发生先兆早产且孕周为 28~34^{+6} 周的孕妇应给予 1 个疗程的糖皮质激素治疗。根据药物选择不同,1 个疗程治疗应包括,①倍他米松 12mg 肌内注射,每日 1 次,共 2 次;②地塞米松 6mg 肌内注射,每 12 小时 1 次,连续 4 次。如果发生早产临产,无法完成完整疗程,也应当给药。该患者入院后立即给予地塞米松一疗程,之后宫缩抑制出院。

4) 抗生素

A. 胎膜完整且无感染征象的早产——不推荐预防性应用抗生素。

B. 双胎未足月胎膜早破——应用青霉素或头孢菌素类和 / 或大环内酯类抗生素(已有病例表明可降低绒毛膜羊膜炎的风险,改善新生儿结局)。

C. 有绒毛膜羊膜炎症状的双胎早产孕妇——抗生素治疗能明显降低感染带来的风险,为胎儿宫内生长发育、糖皮质激素促胎肺成熟、硫酸镁保护胎儿神经争取更多时间;同时降低孕妇及胎儿因绒毛膜羊膜炎而发生不良妊娠结局的风险。

D. 胎膜完整,即将发生早产,下生殖道 B 族溶血性链球菌检测阳性——应用抗生素。

(3) 保胎过程中监测

1) 是否发生规律宫缩和腹痛。

2) 是否出现宫颈扩张,伴或不伴有腹痛。

【专家点评】

早产在我国的发生率约为 10%,根据环境、经济等各方面因素,不同地区发生率稍有差异,对于早产的治疗应非常熟练。对于先兆早产患者的治疗应采用综合策略。根据母胎情况选择合适的方案,保胎过程灵活多变,保胎的重点在于最初的 48 小时,即完成糖皮质激素促胎肺成熟的治疗,及使用硫酸镁保护胎儿脑神经。如果继续妊娠对母胎的弊大于利,应考虑终止妊娠,不必要的保胎反而会增加母胎不良妊娠结局的风险。该患者的成功救治,主要是由于保胎药物的综合应用,包括硫酸镁、利托君、地塞米松等,灵活应用,掌握用药指征和时机,包括停药时机。

(何　镭　薛志伟　周　淑)

病例 2-4　31 周破膜后继发宫腔感染

【病史】

患者张某,34 岁,因"停经 30^{+3} 周,阴道排液 2$^+$ 天,下腹痛 7 小时"急诊入院。

患者平素月经规则,未定期产前检查。2$^+$ 天前自诉无诱因出现少量阴道排液,无异味。7 小时前出现下腹胀痛。孕期体重增加 3kg。患者 10 年前 40 周顺产一活婴,健存。

入院查体:身高 163cm,体重 44kg。生命体征平稳,无发热。有不规律宫缩,宫颈管消退 50%,枕右前位,可见宫颈管口有清亮羊水流出,pH 试纸变蓝,骨盆检测各径线正常。胎心率正常,胎儿监护无异常。

辅助检查:血常规示,WBC 14.8×10^9/L,N% 88.2%,Hb 126g/L,CRP 4mg/L。肝肾功能、凝血功能、电解质、血脂等正常。B 超提示宫内单活胎,头位,胎儿大小与孕周相符。心电图正常。

【诊治思路】

1. 诊断及诊断依据

(1)**未足月胎膜早破**(preterm premature rupture of membranes, PPROM):患者有阴道排液病史,窥阴器检查宫颈管口有羊水流出、pH 试纸变蓝(对于未足月有阴道排液史的患者,是否存在胎膜早破非常重要,应结合病史、查体及辅助检查做出明确诊断)。

(2)**消瘦:**孕妇身高 163cm,体重 44kg,BMI=16.6kg/m^2。

(3) G_2P_1, 30^{+3} 周宫内孕,单活胎,先兆早产:一次足月分娩,此次超声提示宫内单活胎,有不规律宫缩。

2. 处理

总原则:严密监护母胎情况,期待治疗。促胎肺成熟,预防感染,延长孕周,适时终止妊娠。

(1)**促胎肺成熟**:使用糖皮质激素能加速胎儿肺的成熟,最主要是促进肺表面活性物质的合成,降低新生儿严重呼吸系统疾病的患病率,从而降低新生儿死亡率。对于孕周<34 周的孕妇,建议行糖皮质激素促胎肺成熟 1 个疗程。虽然糖皮质激素会抑制炎症和免疫反应,但是在产前使用不会增加母胎的感染风险。由于地塞米松价格较低且疗效与倍他米松相当,故立即给予地塞米松 6mg 肌内注射,12 小时重复 1 次,共 4 次。

(2)**硫酸镁**:硫酸镁保护胎儿脑神经的作用及用法详见病例 2-3。

(3)**预防感染**:PPROM 的患者入院后预防性使用广谱抗生素可降低孕产妇及新生儿的发病率。2019 年美国妇产科医师学会发布的 PPROM 临床实践指南指出,妊娠<34 周的 PPROM 患者,推荐静脉联合使用氨苄西林与红霉素 2 天,后改为口服阿莫西林与红霉素 5 天(ACOG,A 级证据)。

但是,因为我国抗生素耐药的情况较为严重,药物选用时,除了根据 ACOG 指南的推荐,还要按照患者实际情况来选择合理的药物及治疗方案。研究显示无乳链球菌(GBS)与大肠埃希菌是导致新生儿细菌感染的主要病原菌,在无培养结果时,预防性选用抗生素应主要关注此两种细菌,因此首先为该患者选择了头孢类抗生素预防感染。

(4)**是否使用宫缩抑制剂**:入院时患者 30^{+3} 周,胎膜早破,有不规律宫缩,无宫内感染征象,可考虑使用宫缩抑制剂,原则上不应超过 48 小时。若使用硫酸镁的同时使用利托君,则副作用增加,因该患者宫缩不规律,先选择硝苯地平 10mg p.o.,q.6h.。对于尚未临产的 PPROM 患者,使用宫缩抑制剂前,应评估延长孕周所带来的风险与益处。对于发生 PPROM 后已明确存在感染者,不适宜保胎治疗。

(5)如何排除宫内感染: 根据指南,临床急性绒毛膜羊膜炎的主要表现为孕妇体温升高(体温 ≥ 37.8℃,需间隔 30 分钟后再次确认,且需排除非妇产科疾病引起的发热)、脉搏增快(≥ 100 次 /min)、胎心率增快(≥ 160 次 /min)、子宫有压痛、阴道分泌物异味、外周血白细胞计数升高(≥ 15×10^9/L 或核左移)。孕妇体温升高的同时伴有上述 2 个或以上的症状或体征可以诊断为临床绒毛膜羊膜炎。

该患者入院时无感染征象,不考虑宫内感染(但仍取宫颈分泌物做培养)。入院后促胎肺成熟、硫酸镁及硝苯地平、抗生素预防感染等治疗,监测患者生命体征、腹痛、阴道分泌物及胎儿监护等情况。入院后第 3 天体温 37.5℃,孕妇心率 80~90 次 /min,胎心率正常,子宫无压痛,阴道分泌物无异味,复查血常规:WBC 15.8×10^9/L,N% 86.2%,CRP 11mg/L。停用硫酸镁及硝苯地平,继续使用抗生素,再次取宫颈分泌物培养。入院第 5 天,患者体温达 38℃,复查血常规:WBC 17.8×10^9/L,N% 89.2%,CRP 45mg/L,降钙素原 0.35ng/ml,患者心率 90~100 次 /min,子宫轻压痛,2 次宫颈分泌物培养结果均提示大肠埃希菌(多量),根据药敏试验,更换抗生素为哌拉西林他唑巴坦钠,考虑宫内感染,建议尽快终止妊娠。

(6)终止妊娠的时机和方式: 患者保胎过程中发现宫内感染,应尽快终止妊娠。该患者系经产妇,胎儿头位,电子胎心监护无异常,推荐阴道试产。但患者宫缩不规律,故给予缩宫素引产。

产程顺利,使用缩宫素后 2 小时出现规律宫缩,6 小时后顺娩一活婴,胎儿娩出后取宫腔分泌物及新生儿外耳道拭子送培养,胎盘送病理检查。胎盘胎膜的病理检查确诊为绒毛膜羊膜炎。新生儿外耳道拭子和宫腔分泌物培养均提示大肠埃希菌。

【专家点评】

该患者的救治过程中,有很多值得借鉴之处。

第一,对于未足月胎膜早破,应第一时间综合评估母胎情况,结合孕周、是否存在感染征象等指标,采用综合的保胎策略。

第二,对于远离足月的胎膜早破,有研究报道感染因素占了一半以上,因此,对此类患者积极寻找感染征象,有针对性地预防感染对延长孕周、改善围产儿结局很重要。

第三,在保胎过程中,时刻关注临床表现及辅助检查结果。当出现感染征象后,积极与患者及家属沟通,果断终止妊娠,有效避免母胎可能因继续保胎造成的宫内严重感染。

第四,作为医生,和患者及家属进行有效沟通非常重要。如果胎儿珍贵,患者和家属有意愿保胎,也要让患者及家属理解病情及风险,不能因执意保胎而出现威胁母胎生命的严重并发症,如脓毒血症、感染性休克等。

(何 镭 薛志伟 周 淑)

病例 2-5 双胎妊娠心力衰竭患者保胎

【病史】

患者曾某,27 岁,因"胚胎移植术后 27^{+4} 周,腹痛伴血性分泌物 7^+ 小时"急诊入院。

患者于 2020 年 1 月 11 日在外院移植 5 天囊胚 2 枚(因输卵管因素)。孕期无不适,早期彩超提示双绒毛膜双羊膜囊双胎,孕期定期产前检查无特殊。7^+ 小时前出现少量阴道流血伴不规律宫缩,阴道 B 超提示宫颈管长 0.7cm,内口开放,呈漏斗状改变。患者孕期体重增加 15kg。

入院查体:T 36.6℃,HR 89 次 /min,R 20 次 /min,BP 133/86mmHg;心脏听诊未闻及杂音,双肺未闻及干湿性啰音,双下肢轻度凹陷性水肿。子宫张力不高,宫缩不规律,胎心率分别为 160 次 /min、146 次 /min。阴道检查提示宫颈管消退 80%,宫口未开。

辅助检查: Hb 87g/L,白蛋白(albumin,ALB)33.0g/L,钾 4.5mmol/L,镁 1.42mmol/L;凝血功能正常;肾功能、甲状腺功能正常;铁蛋白 15.8ng/ml,叶酸 4.5nmol/L,维生素 B_{12} 80pmol/L;尿蛋白(−),心脏彩超提示左心室射血分数(left ventricular ejection fraction,LVEF)65%,左心室短轴缩短率(left ventricular short-axis shortening rate,FS)36%,余无异常;心电图无异常。产科超声提示,双头位,胎儿大小与孕龄相符,宫内双活胎。

入院后给予地塞米松促胎肺成熟,硫酸镁保护胎儿脑神经,因宫缩无法抑制,改静脉用盐酸利托君注射液抑制宫缩后,宫缩明显减弱,改口服盐酸利托君片口服,使用时间 11 天。因反复血压波动于 123~140/78~95mmHg,尿蛋白 2.533g/24h,停用口服盐酸利托君片,使用硫酸镁解痉(负荷剂量硫酸镁 4g + 0.9% 氯化钠注射液 100ml,以 120ml/h 泵入,维持剂量为硫酸镁 1.03g/h 泵入),3 小时后患者出现呼吸困难、咯白色泡沫痰,血氧饱和度下降至 82%,HR 115 次 /min,R 35 次 /min,BP 142/104mmHg,听诊双肺闻及大量湿啰音。核实孕周目前为 32 周。

【诊治思路】

1. 诊断及诊断依据

(1)**急性左心衰竭:**呼吸困难、咯白色泡沫痰,血氧饱和度下降至 82%,听诊双肺闻及大量湿啰音。

(2)**重度子痫前期:**血压波动于 123~140/78~95mmHg,尿蛋白

2.533g/24h。

(3)体外受精胚胎移植术后：患者在外院移植5天囊胚2枚。

(4)双绒毛膜双羊膜囊双胎：患者移植2枚孕囊,早期B超提示宫内孕,双孕囊,并明确绒毛膜性。

(5)$G_2P_0^{+1}$,32周宫内孕,双活胎,双头位,先兆早产：近期B超提示宫内孕,双活胎,双头位,阴道流血伴不规律腹痛,宫颈管消退80%,宫口未开。

2. 处理

总原则：积极纠正心力衰竭,病情稳定后尽快终止妊娠。

在该患者的处理过程中(分娩前、分娩时及分娩后),存在较多需要特别关注的要点,参照国内外指南,特别是我国《妊娠合并心脏病的诊治专家共识(2016)》《妊娠期高血压疾病诊治指南(2020)》,列出以下注意点并给出参考意见。

(1)高血压如何降压：详见第七章妊娠期高血压疾病。

(2)重度子痫前期如何解痉：详见第七章妊娠期高血压疾病。

(3)如何识别心力衰竭：急性心力衰竭中以急性肺水肿为主要表现的急性左心衰竭多见,常为突然发病,患者极度呼吸困难,被迫端坐呼吸,伴有窒息感、烦躁不安、大汗淋漓、面色青灰、口唇发绀、呼吸频速、咳嗽并咳出白色或粉红色泡沫痰。查体除原有的心脏病体征外,心尖区可有舒张期奔马律,肺动脉瓣区第二心音亢进,两肺底部可闻及散在的湿啰音,重症者两肺满布湿啰音并伴有哮鸣音,常出现交替脉。开始发病时血压可正常或升高,但病情加重时,血压下降、脉搏细弱,最后出现神志模糊,甚至昏迷、休克、窒息而死亡。

该患者呼吸困难、咯白色泡沫痰,血氧饱和度下降至82%,P 115次/min,R 35次/min,BP 142/104mmHg,听诊双肺闻及大量湿啰音。符合急性左心衰竭的诊断。

(4)终止妊娠的方式和时机：一旦发生急性心力衰竭,需要多学科协作抢救,强心、利尿、密切监测母胎情况,根据孕周、疾病的严重程度及母胎情况综合考虑终止妊娠的时机和方法。原则是待心力衰竭控制后再进行产科处理,若为严重心力衰竭,经内科各种治疗措施均未能奏效,继续发展必将导致母胎死亡时,也可一边控制心力衰竭一边紧急剖宫产,取出胎儿,减轻心脏负担,挽救产妇生命。

该患者给予面罩吸氧 10L/min,先后 2 次给予呋塞米 20mg、去乙酰毛花苷 0.2mg 静脉注射,血氧饱和度仍持续下降,症状无法缓解。心脏超声提示:LVEF=45%,左心室增大,室间隔搏动幅度减弱,左心室收缩及舒张功能减低,电子胎心监护提示反复自发性减速,考虑心力衰竭纠正不佳,胎儿宫内窘迫,立即行气管插管,全身麻醉下行剖宫产术。

(5)剖宫产术中的处理:该患者在剖宫产中需要特别注意以下问题:①胎儿胎盘娩出后,血液大量回流入体循环,势必加重心脏负担,使心力衰竭纠正困难。因此,在胎儿娩出后可在腹部压沙袋,减慢回流速度。②术中限制液体速度、关注生命体征,监测尿量、血气电解质水平。患者胎儿娩出后,全身麻醉下持续纯氧吸入,血氧饱和度逐渐上升至 90%。③预防产后大出血。双胎、子宫张力高、长时间保胎抑制宫缩均可导致患者子宫收缩乏力,出血风险增加。缩宫素 5U 肌内注射预防产后出血。缩宫素剂量过大或者强有力的宫缩剂如卡前列腺素氨丁三醇等会加重心力衰竭,建议避免使用。出血多时可采用手术缝扎等方式加强子宫收缩。该患者子宫收缩欠佳,出血 500ml,热盐水纱布包裹子宫,持续子宫按压,结扎双侧子宫动脉上行支。④术毕患者血氧饱和度上升至 99%,心率 130 次/min,血压 101/51mmHg。血气分析示,pH 值 7.093,二氧化碳分压(partial pressure of carbon dioxide,PCO_2)64.4mmHg,碱剩余(base excess,BE)-10.1mmol/L,$[HCO_3^-]$ 19.7mmol/L。听诊双肺无明显湿啰音,仍可闻及少量痰鸣音。带气管插管送入重症监护病房(intensive care unit,ICU)。

(6)如何预防血栓:详见第十八章病例 18-3 和病例 18-4。

（7）产后处理

1）预防再次心力衰竭：密切关注生命体征和出入量，控制液体总量和输液速度，充分镇痛、休息、辅助排痰。必要时使用利尿剂（但需注意电解质平衡）。该患者术后第 2 天，一般情况良好，拔出气管插管。

2）术后抗生素的使用：根据指南建议，该患者术后继续使用抗生素头孢西丁钠预防感染 5 天。

3）预防产后子痫：产后继续使用硫酸镁 1.38g/h 解痉直至产后 24~48 小时。必要时给予降压药。

4）指导患者母乳：产后 3 日，尤其是 24 小时内是发生再次心力衰竭的危险时期，指导暂停母乳、挤奶，患者无基础心脏疾病，待本次心力衰竭完全纠正后 72 小时开始尝试母乳。

5）监测重要脏器功能：产后复查 24 小时尿蛋白定量为 3.21g/24h，镁 1.81mmol/L，脑利尿钠肽（brain natriuretic peptide，BNP）198.02pg/ml；超声提示胸腹腔未见明显积液，LVEF=40%，左心增大，二尖瓣轻度反流。

6）出院时机：产后 1 周是重度子痫前期、产褥期血压波动明显和心脏负荷较重的时期，故出院时间应晚于该时期。

【专家点评】

该患者的救治过程中，有成功的经验也有需要吸取教训的地方。

1. 双胎妊娠，早期（孕 3 个月内）明确了绒毛膜性质，这在双胎妊娠管理中非常重要。如果早期未明确绒毛膜性质，则按单绒毛膜双羊膜囊处理。

2. 当出现先兆流产征象时，立即入院给予促胎肺成熟、保护胎儿脑神经、宫缩抑制剂等对症治疗。

3. 当出现新的妊娠期并发症（重度子痫前期）后，大量硫酸镁的输入,短期内加重了心脏负担(孕32周正是心脏负担最重的时期),且双胎妊娠膈肌上抬明显,也机械性地加重了心脏负担;此外,长期应用盐酸利托君对心肌也有不良影响。上述三种原因最终导致患者发生急性左心衰竭。

4. 产科医生应掌握对心力衰竭,特别是早期心力衰竭的识别。对具有发生心力衰竭高危因素的患者(如双胎妊娠或多胎妊娠,长期服用对心肌有影响的药物、大量输液等),任何时候都应限制液体的入量和输液速度。该患者抢救及时,当发生心力衰竭不能纠正时,果断实施剖宫产手术,避免了母胎不良结局的发生。

(吕　斌　薛志伟　周　淑)

病例 2-6　双胎妊娠延迟分娩

【病史】

患者赵某,36 岁,G_1P_0。因"体外受精胚胎移植术后 19 周,阴道排液 5 天,下腹坠胀 7^+ 小时"入院。

患者末次月经为 2018 年 10 月 25 日。因原发不孕在外院移植 2 枚 3 天冻胚,行 B 超检查提示宫内双绒毛膜双羊膜囊活胎。孕期我院建档,定期产前检查。5 天前无明显诱因出现少量阴道排液,无腹痛、阴道流血等不适,7^+ 小时前出现下腹坠胀不适,不规律,无阴道流血。

入院查体:生命体征平稳。阴道后穹窿可见少量积液,pH 试纸变蓝,宫颈管消退 100%,宫口未开。

辅助检查:血常规示,WBC 8.2×10^9/L,N% 76.3%,Hb 99g/L,血小板(platelet,PLT)183×10^9/L;产科彩超提示宫内双活胎,横位、枕右前位,双顶径 4.00cm、4.08cm,股骨长 2.46cm、2.37cm,胎

💡【诊治思路】

1. 诊断及诊断依据

【诊治思路】

1. 诊断及诊断依据

（1）**妊娠合并抗磷脂综合征**：既往一次不良妊娠史（2 年前孕 12 周胚胎停育），本次孕 14 周、孕 27 周检查均提示 IgG 型抗心磷脂抗体阳性。

（2）**妊娠期糖尿病**：孕中期行 OGTT 示餐后 1 小时血糖 10.50mmol/L，餐后 2 小时血糖 8.90mmol/L，患者未规律监测血糖。

（3）$G_4P_1^{+2}$，37^{+5} 周宫内孕，头位，单死胎：既往一次足月顺产，一次社会因素人工流产，一次孕 12 周胚胎停育行钳夹清宫术。超声示宫内单死胎，无宫缩。

2. 处理

总原则：积极引产，尽量查找胎动减少及死胎的原因，为再次妊娠提供帮助。

胎动减少提示可能存在胎儿宫内缺氧情况，是胎儿在缺氧时为增加自身能力储备的一种自我保护性行为。胎动减少与不良妊娠结局密切相关，死胎发生风险增加，因而需加强对胎动减少孕妇的管理，可参照 2018 年澳大利亚/新西兰指南胎动减少孕妇的管理指南（*Care of pregnant women with decreased fetal movements：Update of a clinical practice guideline for Australia and New Zealand*）及 2011 年英国皇家妇产科学会制定的胎动减少指南（*Reduced Fetal Movements guideline for Royal College of Obstetricians and Gynecologists*）相关内容。

（1）**如何识别胎动减少**：该患者发生死胎的原因在于其未对胎动减少引起重视。孕期胎动的感知是孕晚期识别胎儿宫内情况的重要方法。通常孕妇自妊娠 18~20 周开始感到胎动，随着胎儿中枢神经系统及骨骼肌肉系统的发育，胎动逐渐协调而规律，至妊娠 32 周,胎儿自发活动次数开始逐渐增多。每日下午和晚上是胎动的高峰期,胎儿自身也有"睡眠 - 觉醒"周期,胎儿处于"睡眠"周期时通常无胎动,一般持续 20~40 分钟,在正常的健康胎儿中,"睡眠"周期极少超过 90 分钟。

　　为加强患者对胎动重要性的认识,医师需使孕妇明白胎动的重要性。胎动主要由孕妇主观对胎动的感知来评估,客观的胎动评估可通过多普勒超声来进行观察。应定期向孕妇提供有关正常胎动的相关咨询,包括对胎儿发育过程中和正常"睡眠 - 觉醒"周期中胎动模式的变化,建议孕妇了解自身胎儿的胎动模式情况。若孕 28 周后感觉到胎动减少或消失,应立即咨询产科专业医务人员,而不应等到第 2 天才进行胎儿状况评估。如果孕妇不确定胎动是否有减少,可建议其左侧卧位,并注意计数胎动 2 小时,如果 2 小时计数胎动少于 10 次,应立即联系医务人员。

　　(2) 孕妇主诉胎动减少时的处理:该患者因胎动减少收治入院后,虽然反复告知其风险,但其仍选择继续待产。根据 2018 年澳大利亚 / 新西兰胎动减少孕妇的管理指南,孕 28 周后主诉胎动减少孕妇的管理流程如下。

　　1) 包括死胎危险因素在内的病史询问,对该患者详细问诊后得知患者系高龄、妊娠合并抗磷脂综合征、妊娠期糖尿病,既往一次不良妊娠史,具有死胎高危因素,应提高警惕。

　　2) 体格检查,包括测量宫高及胎心听诊,患者入院后测量宫高 32cm,腹围 95cm,与孕周相符,听诊胎心正常,胎心率 146 次 /min。

　　3) 若听诊未闻及胎心,立即行超声评估胎儿是否死亡。

　　4) 若听诊胎心正常,电子胎心监护需于 2 小时内进行,电子胎心监护至少进行 20 分钟或直至电子胎心监护满意,电子胎心监护过程中注意标记胎动。

　　5) 若出现可疑或异常电子胎心监护,立即给予紧急医学评估,该患者于急诊行电子胎心监护 2 次均为 NST 无反应型,立即行胎儿生物物理评分 6 分(胎动 0 分),遂紧急入院。

6）条件允许时，进行胎母输血综合征相关检查，行 Kleihauer 试验或流式细胞学检测，必要时进行彩色多普勒超声监测胎儿大脑中动脉。

7）考虑在 24 小时内进行超声检查。

8）若上述检查有异常，则给予专业医疗意见并予以个体化管理。

(3) 死胎相关危险因素及识别方法：通过询问病史明确该患者具有死胎相关危险因素，入院体格检查无明显异常，测随机血糖 8.9mmol/L，因患者平素未规律监测血糖，可能存在血糖控制不佳的情况，虽然产前检查未提示胎儿发育相关异常，但不能排除还同时存在其他危险因素的可能，发生不良妊娠结局风险高，应严密监护。

对胎动减少的孕妇，应评估是否存在其他死胎相关的危险因素。若有，应视为高危妊娠加以管理。应重点关注是否存在胎儿生长受限、小于胎龄儿、胎盘功能不良及胎儿畸形等相关因素。根据 2018 年澳大利亚/新西兰胎动减少孕妇的管理指南，死胎相关危险因素包括：死胎病史，胎儿生长受限和小于胎龄儿，产前出血，糖尿病，高血压，产次为 0 或>3 次，高龄（>35 岁），辅助生殖技术，孕妇 BMI>25kg/m^2，吸烟或使用违禁药物，低收入人群等。

(4) 对各项检查正常的胎动减少孕妇的后续监管：对于仅感觉到单独一次胎动减少的孕妇，若各项检查均正常，约 70% 的妊娠结局均无异常，孕妇对胎动减少的感知（包括强度、特点或持续时间）的意义超过胎动计数减少的意义。若孕妇之后再次感觉到胎动减少，应立即告知产科医护人员。如果孕妇仍持续感觉胎动减少，需寻求专科医生的治疗意见并进一步个体化管理。对于反复出现的胎动减少，应重新评估可能存在的高危因素，超声检查需作为评估的措施之一，应警惕这类患者发生围产期不良结局的风险增加。

(5) 发生死胎的处理：该患者无阴道分娩禁忌，选择依沙吖啶 100mg 羊膜腔穿刺注射 + 米非司酮口服引产，依沙吖啶注射后 30$^+$ 小时顺利娩出一死胎。需要注意的是：死胎在宫内停留过久可能引起母体发生凝血功能障碍,胎死宫内4周以上,发生弥散性血管内凝血(disseminated intravascular coagulation,DIC)的风险增大,分娩时可能发生严重出血,故死胎一经确诊,应尽快引产。分娩方式原则上应选择对母体损伤最小的方式,若无阴道分娩禁忌,应尽量选择经阴道分娩,患者系经产妇,死胎系头位,但胎儿已足月;与患者及家属沟通并取得知情同意后,必要时可予以毁胎术。引产方式一般首选依沙吖啶羊膜腔穿刺注射+米非司酮口服,也可使用米索前列醇、催产素引产等方法。死胎尸体建议尸检,仔细观察胎盘、脐带外观有无异常,并送病理检查,胎儿组织建议行染色体检查(该患者孕期已行羊水穿刺查染色体微阵列,故可不再行胎儿组织染色体检查)。

(6)该患者的高危因素:该患者系妊娠合并抗磷脂综合征、妊娠期糖尿病且为高龄孕妇。患者既往一次孕12周死胎史,本次妊娠孕14周、孕27周检查均提示IgG型抗心磷脂抗体阳性,符合产科抗磷脂综合征诊断标准。该疾病是一种系统性自身免疫疾病,以血栓形成和病理妊娠为主要临床特征。孕期给予口服阿司匹林及皮下注射低分子量肝素治疗,但患者未规律用药,死胎娩出后胎盘及脐带送病理检查提示脐带内可见血栓形成。患者孕期OGTT诊断妊娠期糖尿病,孕期高血糖可能影响胎儿发育,导致胎儿宫内窘迫甚至胎死宫内。但患者平素未重视血糖管理、未规律监测血糖,可能存在血糖控制不佳的情况。患者36岁,系高龄孕妇,发生胎儿畸形、妊娠期并发症等风险增加,本次妊娠已行羊水穿刺查染色体微阵列分析,未见明显异常,应加强孕期管理、严密监测。

【专家点评】

该患者最终发生死胎的不良妊娠结局,有以下几点经验教训。

1. 患者系高龄孕妇,且合并抗磷脂综合征及妊娠期糖尿病,相关高危因素较多,应视为高危妊娠严格管理,但患者依从性不佳,孕期未进行严格自我管理也未规律用药治疗,应对患者加强教育,必要时可考虑提前住院、全面评估及治疗。

2. 患者自觉胎动减少2天后才到医院就诊。2011年RCOG指南及2018年澳大利亚/新西兰指南均明确指出胎动减少后应立即就诊,不应等到第2天再行胎儿情况评估,说明对孕妇平时的宣传教育不到位,孕妇对胎动的重要性没有形成概念。

3. 患者自觉胎动减少已2天,持续胎动减少时发生不良妊娠结局的风险增加,应尽快完善相关检查,并严密监护,患者在急诊行电子胎心监护2次均为NST无反应型,行胎儿生物物理评分6分(胎动0分),立即入院进一步处理,处理比较快速及时。此外,出现上述情况还应高度警惕是否存在胎儿缺氧、宫内窘迫的情况,可考虑积极终止妊娠。但患者及家属仍要求继续待产,说明医护人员与患者及家属的沟通还存在不足,没有让患者充分认识到胎动减少的严重性,最终错失良机。因此,对此类依从性较差的患者,需要进一步加强沟通,提高其依从性,避免不良结局的发生。

4. 该患者系高龄,有发生妊娠期糖尿病的高危因素,孕早期建档时应做OGTT检查,不应等到孕中期才作。这些都是孕期保健中需要注意的。

(胡诗淇　单　丹　肖　雪)

病例 3-9　剖宫产术中羊水栓塞

【病史】

患者蒲某某,女性,33岁,因"停经36⁺⁴周,发现中央型前置胎盘3⁺月"入院。

患者既往月经规律,末次月经:2021年4月30日。停经1⁺月因"血hCG增长缓慢",予以口服保胎药物(具体用药不详)至孕3个月停用,低分子量肝素6 000IU皮下注射,每天1次,至今未停药。孕12^{+3}周建档,定期产前检查。孕24^{+4}周彩超示胎盘前置状态,之后多次复查彩超均提示中央型胎盘前置。孕期发现缺铁性贫血,予以补铁纠正贫血,血红蛋白波动在99~107g/L。

11$^+$年前患者因"急性阑尾炎"行"腹腔镜下阑尾切除术"。既往一次孕10周自然流产,一次孕28$^+$周因"重度妊娠期肝内胆汁淤积(intrahepatic cholestasis of pregnancy,ICP)、羊水过少、胎死宫内"行依沙吖啶羊膜腔穿刺注射引产;11$^+$年前外院查抗核抗体(antinuclear antibody,ANA)(+),此次孕早期查ANA(+)(均未见报告单),外院给予口服"泼尼松早、晚各1粒"至孕4个月停药,口服"硫酸羟氯喹0.1g,早、晚各1粒",至今未停药。孕前诊断为甲状腺功能减退症,予以口服"左甲状腺素钠25μg,每天1次"至此次妊娠,按时复查甲状腺功能,后逐渐调整剂量至50μg,每天1次,至今未停药。

入院查体:T 36.9℃,P 100次/min,R 20次/min,BP 114/78mmHg,内科查体无特殊。宫高32cm,腹围98cm,胎方位横位。无宫缩。

辅助检查:血常规示,血红蛋白105g/L。产科彩超提示,胎位横位,羊水深度8.0cm,羊水指数24.7cm。脐带胎盘插入口位于胎盘实质内,距胎盘下缘边缘约1.6cm,胎盘下缘完全覆盖宫颈内口。MRI示,胎盘主要附着于子宫前下壁,下缘完全覆盖宫颈管内口,前下壁胎盘稍厚;未见确切胎盘植入征象;脐带插入点在宫颈内口上方胎盘边缘;子宫前下壁血管丰富增粗,宫颈周围血管丰富;宫颈管未见缩短或扩张。

 【诊治思路】

1. 诊断及诊断依据

(1)**中央型前置胎盘:**孕期多次彩超及MRI提示胎盘下缘完

全覆盖宫颈管内口。

(2)**胎位横位**：四步触诊及彩超提示胎位横位。

(3)**羊水过多**：彩超提示羊水深度 8.0cm，羊水指数 24.32cm。

(4)**妊娠合并甲状腺功能减退症**：孕前检查诊断甲状腺功能减退症，予以口服"左甲状腺素钠 25μg，每天 1 次"至今。

(5)**妊娠合并缺铁性贫血(轻度)**：血红蛋白 105g/L。

(6)**边缘性脐带插入**：彩超及 MRI 提示脐带插入点在宫颈内口上方胎盘边缘。

(7)$G_3P_1^{+1}$，36^{+4} **周宫内孕，横位，单活胎，待产**：一次孕 10 周自然流产，一次孕 28 周因重度 ICP、羊水过少、胎死宫内行依沙吖啶羊膜腔穿刺注射引产，此次超声提示宫内单活胎，无宫缩。

2. 处理

总原则：完成地塞米松促胎肺成熟疗程后，择期剖宫产终止妊娠。

前置胎盘的处理参照病例 6-2。

(1)**治疗经过**：完成术前准备后，行子宫下段横切口剖宫产。术中胎儿娩出后患者随即诉呼吸困难，随后呼之不应，牙关紧闭，血压 65/40mmHg，血氧饱和度 99%，心率 82 次 /min，给予去氧肾上腺素 0.1mg，麻黄碱 3mg，1 分钟后复测血压 92/55mmHg，僵直状态消失，3 分钟后意识恢复，无自觉不适。期间血氧饱和度 99%，心率 82~89 次 /min，立即行实验室检查(胎儿娩出后 5 分钟)：血红蛋白 87g/L，血小板计数 96×10^9/L，纤维蛋白原降解产物 250.88μg/ml；D- 二聚体 >40.00mg/L，纤维蛋白原 317mg/dl，活化部分凝血活酶时间(activated partial thromboplastin time，APTT) 及凝血酶原时间(prothrombin time，PT) 未见异常；血气分析示，细胞外碱剩余 –5.6mmol/L，碱剩余 –5.1mmol/L，碳酸氢根 19.2mmol/L，氧分压 95.3mmHg。血栓弹力图及肾功能未见明显异常。术中子宫前壁血窦丰富，胎盘附着面出血较多，行双侧子宫动脉上行支结扎术及宫颈内口提拉缝合术，出血控制，估计出血量约 1 200ml，补液 2 800ml, 尿色淡黄色、清亮, 尿量 100ml。

胎儿娩出后 36 分钟手术结束, 患者神志清楚, 对答切题, 遵嘱动作, 心率 100~110 次 /min, 经皮动脉血氧饱和度(percutaneous arterial oxygen saturation, SpO_2) 为 95%~96%(面罩吸氧 98%~99%), BP 为 111~128/64~83mmHg, 无自觉不适, 心肺听诊无异常, 全腹软, 切口敷料干燥, 阴道流血少。考虑术中临床表现高度怀疑羊水栓塞, 术后持续手术室监测, 距上次抽血 1 小时再次复查以上血液指标(第 2 次查), 并于手术室等待结果, 如无异常, 拟返回病房或 ICU。

术后 1 小时, 患者子宫收缩欠佳, 开始出现间断少量阴道流血, HR 118 次 /min, SpO_2 100%, BP 131/79mmHg, R 20 次 /min。持续按摩子宫, 子宫收缩好转, 但仍有间断少量流血, 可见血凝块, 给予麦角新碱 0.2mg 肌内注射并持续按摩子宫, 适当加快补液速度。第 2 次血液指标回示: 血红蛋白 65g/L, 血小板计数 131×10^9/L; 纤维蛋白原降解产物>999.00μg/ml; D- 二聚体>40.00mg/L, 纤维蛋白原 62mg/dl, APTT 42.6s, PT 14.7s。立即输入红细胞悬液 4U, 纤维蛋白原 4g, 新鲜冰冻血浆 500ml。阴道流血减少, 术后 2 小时阴道流血 700ml, 手术累计出血量约 2 200ml, 尿量 1 400ml, 液体入量 3 100ml。抢救过程中, 患者神志清楚, HR 102 次 /min, SpO_2 95%~96%, BP 125/74mmHg, 呼吸 24 次 /min, 无自觉不适, 心肺未闻及异常, 宫底脐下 2 指, 质硬, 阴道流血少。在产科医生、麻醉医生和手术室护士陪同下转 ICU, 立即行床旁血气分析示:pH 值 7.428, PCO_2 36.1mmHg, PO_2 62.9mmHg, PO_2/FiO_2 190mmHg, Hb 95g/L, SpO_2 93.3%, 钾 3.9mmol/L, 钠 143mmol/L, 乳酸 2.6mmol/L, BE –0.5mmol/L, [HCO_3^-]23.8mmol/L。继续予以抗生素预防感染、缩宫素促子宫收缩, 监测患者生命体征, 动态监测血常规、尿常规、凝血功能、D- 二聚体、肝肾功能、电解质, 观察患者子宫收缩、阴道流血情况。

术后积极预防血栓, 床上早活动, 下肢气压治疗, 术后 24 小时开始给予低分子量肝素 4 000IU i.h.,q.d. 预防深静脉血栓。术后第 2 天复查 D- 二聚体 4.18mg/L；术后第 4 天,患者一般情况好,无自觉不适及阳性体征,但脱氧状态下 SpO_2 波动于 92%~93%,行胸部大血管 CT 血管成像(computed tomography angiography,CTA)示左肺下叶前内基底段肺动脉分支内小片状充盈缺损影,提示肺栓塞；双下肢血管超声未见异常。立即查 BNP、心肌损伤标志物、易栓症筛查未见异常,调整低分子量肝素为 6 000IU i.h.,q.12h.,严密观察有无伤口渗血、牙龈出血等,查 D- 二聚体 2.39mg/L,3 天后予以出院。嘱 1 周后调整抗凝方案,口服利法沙班,动态监测血常规、凝血功能,3 个月后复查 CT 肺动脉造影(computed tomographic pulmonary angiography,CTPA),呼吸科门诊随诊。

(2) 羊水栓塞的诊断: 参考中华医学会妇产科学分会产科学组《羊水栓塞临床诊断与处理专家共识(2018)》。羊水栓塞极度凶险,起病急、进展迅速,临床表现主要包括休克期、出血期、肾衰期；三个阶段可按顺序出现,也可不完全出现,或不典型。羊水栓塞通常发生于分娩时,尤其是胎儿娩出前后的短时间内,发病时机不同,临床表现特点稍有不同,肺动脉高压、心力衰竭、中枢神经系统损害是分娩期的主要临床表现,产后则以出血、凝血功能障碍为主要特征。该患者临床症状较为典型,胎儿娩出后随即出现呼吸困难、低血压、短暂意识丧失,随后表现为凝血功能障碍、阴道流血、低氧血症,排除其他基础疾病所致,羊水栓塞诊断明确。

(3) 羊水栓塞的处理: 羊水栓塞的处理原则重点是高级生命支持,维持生命体征、保护重要脏器功能。主要是对症支持治疗,包括抗过敏、抗休克、改善低氧血症、纠正呼吸循环功能衰竭、防止肾衰竭及防止或积极纠正 DIC,各种措施应尽快和同时进行。

1)急性期治疗

A. 呼吸支持治疗:保持呼吸道通畅,面罩给氧或气管插管正压给氧。

B. 循环支持治疗:以晶体液(常用林格液)为主。若怀疑羊水栓塞,在不存在血容量丢失的情况下,要注意限制液体入量,避免盲目扩容引发心力衰竭、肺水肿。

C. 积极处理 DIC:DIC 可为首发表现,也可出现在并发心血管系统异常后,早期进行凝血状态的评估尤为重要,一旦发现DIC,应快速补充红细胞和凝血因子(新鲜冰冻血浆、冷沉淀、纤维蛋白原、血小板等),同时进行抗纤溶治疗(氨甲环酸静脉滴注),避免进入产后出血与 DIC 的恶性循环。如条件允许,早期按大量输血方案进行输血治疗可使抢救更有效;可根据血栓弹力图指导成分输血。

对于该患者,由于前置胎盘大出血,随后羊水栓塞继发凝血功能障碍致子宫出血,存在血容量不足的问题,须尽快扩容,并积极补充新鲜成分血、纤维蛋白原和血浆,维持血液循环稳定并积极纠正 DIC。针对低血压,使用去甲肾上腺素(静脉泵入)和正性肌力药物,首选静脉推注磷酸二酯酶抑制剂、多巴酚丁胺,可强心和扩张肺动脉。

D. 解除肺动脉高压:主要使用特异性舒张肺血管平滑肌的药物,如前列环素、西地那非、一氧化氮及内皮素受体拮抗剂等。前列环素即依前列醇或伊洛前列素吸入,或曲前列尼尔,静脉泵入,小剂量起始,逐步增加直至达到效果;西地那非,口服或通过鼻饲和／或胃管给药;或一氧化氮,吸入。也可使用阿托品、罂粟碱、氨茶碱、酚妥拉明等。该患者未出现典型肺动脉高压临床表现。

E. 心肺复苏:当出现心搏骤停时,无须明确羊水栓塞或其他诊断,即刻进行标准、高质量的心肺复苏尤为关键。

F. 是否使用糖皮质激素治疗羊水栓塞存在争议,但不反对尝试使用。

2)后续治疗

A. 应用宫缩剂:羊水栓塞常伴有宫缩乏力致阴道流血,排除子宫下段、宫颈、阴道等软产道裂伤后,积极使用宫缩剂,如缩宫素、前列腺素和麦角新碱等。

B. 应用肝素治疗：由于羊水栓塞进展迅速，何时是 DIC 的高凝阶段难以掌握，盲目使用肝素可能弊大于利，因此不常规推荐 DIC 急性期使用肝素治疗。但后续是否抗凝，何时开始抗凝，个体化治疗尤为重要。该患者严重产后出血，输入血浆及纤维蛋白原，术后 D- 二聚体异常增高，为静脉血栓栓塞症（venous thromboembolism，VTE）的高危因素，故术后 24 小时无出血风险后开始使用预防剂量抗凝，并动态监测 D- 二聚体，随后 CTA 证实肺栓塞，给予治疗剂量抗凝，并长期随访。

C. 关于子宫切除：子宫切除不是羊水栓塞治疗的必要措施，不应常规预防性子宫切除。当难治性产后出血危及患者生命时，快速果断地切除子宫是必要的。

【专家点评】

该患者的成功救治，概括起来有以下值得学习和借鉴之处。

1. 羊水栓塞的早期识别及监护非常重要。该患者存在发生羊水栓塞的高危因素（羊水过多）。术中突发呼吸困难，随后呼之不应，牙关紧闭，伴血压变化，经抢救后患者生命体征恢复平稳，此时各项血液指标仅表现为 D- 二聚体异常增高，但因高度怀疑羊水栓塞，继续在有高级生命支持的手术室严密监测生命体征，并复查血液相关指标，是该患者及时获得救治的第一步，也是非常关键的一步。若此时认为患者病情已平稳，不继续严密监测阴道流血、凝血功能等，或者把患者送回病房，必定会错失积极抢救的最佳时机。

2. 经过抢救，病情稳定后仍需要迅速、全面的监测，全面的监测应贯穿于抢救过程的始终，包括生命体征、血氧饱和度、动脉血气分析、出入量、凝血功能、电解质、肝肾功能等，以便对病情作出及时判断并给予有效的抢救措施。

3. 针对 DIC、大出血救治后的产妇,如何预防出血与 VTE 是另一困惑,是产科医师需要时刻权衡的,总的原则是:排除出血风险后可适宜抗凝,并重视症状,关注体征,虽然非孕期血浆 D-二聚体不能作为妊娠期和产褥期评估是否发生 VTE 的指标,但血浆 D-二聚体的异常显著升高,在临床也是有价值的,必要时可行血管超声或 CTPA。

(程 冉 陈洪琴 周 容)

病例 3-10 试产后中转剖宫产严重软产道损伤

【病史】

患者王某,31 岁,G_2P_1。因"停经 39^{+6} 周"入院。

患者平素月经规律,根据末次月经推算孕周为 39^{+1} 周。孕期我院建档,定期产前检查无特殊。孕期诊断为妊娠期糖尿病,经饮食和运动,血糖控制良好。入院前 1 天,彩超提示巨大胎儿可能。2011 年顺产一男活婴,体重 2 900g。

入院查体:生命体征平稳,内科查体无特殊。宫高 36cm,腹围 113cm,胎方位 LOA,胎心率 145 次/min。床旁未扪及宫缩。坐骨结节间径 8.5cm。头先露,S-3,宫颈管居中位,质软,消退 80%,宫口可容 1 指尖,内骨盆未见异常。

辅助检查:血常规示,Hb 132g/L。产科彩超提示,胎方位 LOA,双顶径 9.85cm,头围 35.68cm,股骨长 7.77cm,腹围 36.46cm,羊水最大深度 6.7cm,胎儿估重 4 000~4 200g。

诊治经过:见表 3-2。

表3-2 诊治经过

时间点	入院后第2天	进入产程后9小时	入产房3小时后	进入手术室12min后	胎儿娩出后5min	胎儿娩出后9min	胎儿娩出后40min	胎儿娩出后60min	胎儿娩出后90min
临床表现或阴检	胎膜自行破裂,羊水清亮	宫缩(40~50)s/(2~3)min,强度中等,阴检示宫口开大1cm,S-2,羊水清亮	宫口全,宫颈水肿严重,S+1,面先露		胎盘无剥离征象	子宫收缩欠佳,双肺听诊未闻及明显湿啰音			产科三线医生到场,检查发现宫颈和阴道严重撕伤
HR(次/min);BP(mmHg)	HR 82;BP 120/72	HR 86;BP 123/76	HR 88;BP 126/72,SpO$_2$ 98%		HR 118;BP 95/42	HR 130,BP 84/40,SpO$_2$ 97‰ 快速补充平衡液700ml后	HR 137;BP 83/44	HR 144;BP 60/40 患者生命体征未改善,HR 140,BP 85/50	HR 140;BP 65/42

续表

时间点	入院后第2天	进入产程后9小时	入产房3小时	进入手术室12min后	胎儿娩出后5min	胎儿娩出后9min	胎儿娩出后40min	胎儿娩出后60min	胎儿娩出后90min
处理	小剂量缩宫素静脉滴注引产(缩宫素用法,参见病例3-3),成功诱导临产	转入产房	电子胎心监护示Ⅲ类胎监,考虑胎儿宫内窘迫,拟行急诊剖宫产	全麻下行子宫下段剖宫产术,术中取胎困难,助手从阴道上推胎头,拟行急诊剖宫产娩出胎头。新生儿体重4 030g,1分钟、5分钟、10分钟Apgar评分分别为5分、6分、7分,转新生儿科	手取胎盘,部分区域剥离困难。加快补液,助子宫壁和前列(宫壁和前列)腺,卡前列素氨丁三醇250μg肌内注射促宫缩	不能排除羊水栓塞和缩宫素导致的低血压,立即静脉给予地塞米松20mg和去氧肾上腺素0.1mg(静脉)并增加第二条及第三条静脉通道加快补液,快速静注平衡液,建立有创动脉血压监测,紧急通知检验科查血常规和凝血功能。同时给予多种宫缩剂,持续按摩子宫,双侧子宫动脉上行支结扎,背式缝合帮助子宫收缩	累计输入平衡液1 500ml,胶体液500ml	加快补液并急查血气示 pH值7.05,BE −11mmol/L,Hb 58g/L	检验科危急值示 Hb 59g/L,PT>150s,APTT>300s,纤维蛋白原<50mg/dl
估计出血量	0	少许	少许	少许	300ml	900ml	1 000ml		会阴垫上大量积血,4 000ml

【诊治思路】

1. 诊断及诊断依据

(1)**软产道严重损伤导致的难治性产后出血**：术中给予多种宫缩剂、持续按摩子宫、双侧子宫动脉上行支结扎、背式缝合等仍无法止血。检查发现宫颈和软产道严重撕伤，出血量约 4 000ml。

(2)**失血性休克**：患者大量出血(约 4 000ml)，HR 明显增快(最高 144 次/min)，BP 明显降低(最低 60/40mmHg)。

(3)DIC：患者大量出血(约 4 000ml)，查 Hb 59g/L，PT>150 秒，APTT>300 秒，纤维蛋白原<50 mg/dl。

(4)**巨大儿**：新生儿出生体重 4 030g。

(5)**面先露**：阴检示。

(6)**新生儿轻度窒息**：新生儿 1 分钟、5 分钟和 10 分钟 Apgar 评分分别为 5 分、7 分和 7 分。

(7)**胎盘粘连**：手取胎盘，部分区域剥离困难。

(8)**急诊剖宫产术**：待产过程中因Ⅲ类电子胎心监护行手术。

(9)**妊娠期糖尿病(A1 级)**：孕期诊断为妊娠期糖尿病，经过饮食、运动，血糖控制好。

(10)G_2P_2 39^{+1} 周宫内孕头位已剖宫产一活婴：患者既往顺产 1 次，此次为第 2 次妊娠，根据末次月经核实孕周为 39^{+1} 周，胎位头位，分娩方式为剖宫产，新生儿为活婴。

2. 处理

总原则：针对病因进行处理(宫颈和阴道严重撕裂的缝合，恢复其解剖结构)，积极抗休克治疗，纠正 DIC，挽救患者生命。

(1)**产后出血、严重产后出血及难治性产后出血的定义**：根据《妇产科学》(第 9 版)，产后出血定义为胎儿娩出后 24 小时内，阴道分娩者出血量≥500ml，剖宫产者≥1 000ml；胎儿娩出后 24 小时内出血超过 1 000ml，则定义为严重产后出血；而难治性产后出血是指经过各种宫缩剂、持续性子宫按压等保守措施无法止血,需要外科手术(如子宫背式缝合、子宫动脉上行支结扎等)、介入治疗(如子宫动脉栓塞)甚至切除子宫的严重产后出血。

2017年ACOG建议,将产后出血定义为无论阴道分娩或剖宫产,产时及产后24小时内,出血量累计超过≥1 000ml,或者出现低血容量的临床表现。该定义放宽了对阴道分娩发生产后出血的诊断标准,可能会在统计上降低产后出血的发生率,但该建议目前尚未在国际上广泛采用。

(2)**软产道裂伤的类型、分度及鉴别诊断**:软产道裂伤为导致产后出血4大原因中的第二位(约占20%),宫缩乏力为第一位的原因(约占70%),处于第三位及第四位的原因分别是胎盘因素和凝血功能障碍。近年来,随着对宫缩乏力的高度重视,其所导致产后出血所占比例逐渐降低,而软产道裂伤所致产后出血的比例有增加的趋势。在2022年全国妇幼健康监测的总结报告中指出:2020年产后出血的死因构成比中,宫缩乏力所占比例较2019年下降了5%,子宫破裂、软产道损伤等的比例明显上升,分别比2019年上升了3.2%和5%。

构成软产道的子宫下段、宫颈、阴道和会阴等均可发生不同程度的裂伤,此外,剖宫产子宫切口延裂或子宫破裂、以及子宫内翻等均属于软产道裂伤。宫颈、阴道或会阴裂伤常发生于高龄、产道或会阴纤维结缔组织增加、弹性下降、巨大儿分娩、阴道助产,或既往分娩导致产道有裂伤等;子宫内翻与人工流产次数多、有分娩史、胎盘粘连植入等有关;剖宫产子宫切口延裂或子宫破裂则与既往剖宫产手术史或既往子宫肌瘤/子宫腺肌瘤挖除史等有关。严重的宫颈裂伤还可能形成腹膜后血肿或阔韧带血肿,严重威胁患者安全。

会阴裂伤通常分为Ⅰ~Ⅳ度,其中Ⅲ度又分为A、B、C三个亚型,见表3-3。

临床上鉴别软产道裂伤或宫缩乏力所致产后出血,对于纠正产后出血至关重要。软产道裂伤与宫缩乏力所致产后出血的鉴别,见表3-4。

表 3-3 会阴裂伤分度

分度	范围
I	仅有阴道或/和会阴部上皮损伤
II	会阴肌肉损伤,但不包括肛门括约肌
III-A	小于或等于 50% 的肛门外括约肌撕裂
III-B	超过 50% 的肛门外括约肌撕裂
III-C	肛门内、外括约肌均撕裂
IV	肛门内、外括约肌及直肠黏膜均受损

表 3-4 软产道裂伤与宫缩乏力所致产后出血的鉴别

产后出血原因	出血发生时间	出血特点	宫缩剂的应用
软产道裂伤	胎儿娩出后	阴道流血呈持续性,色鲜红	无效
宫缩乏力	胎盘娩出后	阴道流血呈间断性,色暗红	有效,出血停止或减少

(3)**软产道裂伤缝合**:原则是及时准确修补、缝合裂伤,恢复正常的解剖结构。对于会阴部裂伤,第一针缝合位置要超过裂伤顶端 0.5cm,宫颈裂伤小于 1cm 且无活动性出血可不缝合,阴道裂伤缝合时应注意缝至裂伤底部,避免遗留死腔,也要避免缝线穿过直肠,缝合后需常规检查肛门,裂伤如累及子宫下段则需开腹修补。对于子宫裂伤的修补,则必须清楚暴露手术区域,下推膀胱,第一针缝合位置超过裂伤顶端 0.5~1.0cm,注意避免损伤宫旁静脉血管和输尿管,必要时可行子宫动脉结扎术。对于软产道血肿,应根据血肿的大小、位置、患者的自觉症状、血常规、凝血功能等指标综合研判,给予血肿切开、清除积血、缝合止血等针对性处理,必要时可放置橡皮片引流。

(4)**剖宫产术中胎头深陷(或胎头嵌顿)的处理**:在剖宫产过程中,由于胎头深深地嵌顿在母体骨盆中,胎头不能通过常规操作娩出的情况称为胎头深陷或胎头嵌顿。胎头嵌顿的高危因素最常见的有第二产程延长，其次有胎位不正或阴道助产失败。胎头嵌顿可能发生在宫颈完全扩张之前，但在第二产程剖宫产时更常见。

根据最新的 2022 年加拿大妇产科学会关于第二产程剖宫产术中胎头嵌顿的处理意见（*SOGC COMMITTEE OPINION Committee Opinion No.415；Impacted Fetal Head，Second-Stage Cesarean Delivery*），当发生剖宫产术中胎头嵌顿时，可通过改变患者体位（如头低脚高位）、选择较高的子宫切口（避免不慎切开宫颈或阴道）、确保子宫松弛或从阴道上推胎头（特别强调张开手指，使向上的力量分布在尽可能大的胎头区域，尽量减少颅骨损伤风险）等措施来协助胎头娩出，具体处理参见病例 3-6。

(5) 大出血的救治：根据我国 2014 年《产后出血预防与处理指南》，首先产后出血的处理根据出血量的不同，分别启动一级、二级及三级抢救方案（出血量的计量方法及不同级别救治，参见病例18-1）；其次，是针对病因治疗（该患者严重软产道裂伤的修补），这是产后出血的最重要治疗，同时兼顾抗休克和纠正 DIC 的治疗。在整个救治过程中，特别强调团队协作的重要性（包括产科、麻醉科、输血科、重症监护病房等）。第三，对于失血所致的抗休克和 DIC 的治疗，除了严密观察生命体征外，应及时快速补充血容量，尽早输注新鲜冰冻血浆和血小板，合理应用升压药物，保护心、肾功能，预防感染，积极纠正酸中毒等，推荐血液成分的输注按照红细胞悬液：血浆：血小板 1:1:1 的原则（即 10U 红细胞悬液 +1 000ml 血浆 +1U 机采血小板），以达到 Hb ≥ 8g/dl、血小板 ≥ 50 000/μl、纤维蛋白原 ≥ 200mg/dl、PT 和 APTT 小于对照值的 1.5 倍的目标。

后记：产科三线医生到场后，立即对该患者按照产科大出血开展抢救。紧急行子宫切除术，出血总量：12 000ml，输注：去白红细胞悬液 27U，新鲜冰冻血浆 2 200ml，冷沉淀 32U，机采血小板2U，纤维蛋白原 8g；晶体液 10 700ml，胶体液 1 000ml，术后保留气管插管回妇产科 ICU，2 天后转入综合 ICU，5 天后拔管转回妇产科 ICU，22 天后出院，随访无后遗症和并发症。

【专家点评】

软产道损伤是产后出血的四个因素之一，阴道试产过程中的软产道裂伤更容易被发现，而试产后中转剖宫产的软产道损伤往往容易被忽视。该患者的救治过程，概括起来需要注意以下问题。

1. 提高对剖宫产术中软产道损伤风险的认识，尤其是在临产后转剖宫产。该患者胎儿大，胎方位异常（面先露），子宫下段及宫颈水肿明显，取胎的困难可想而知，除做好新生儿复苏准备，也应高度预测到容易造成水肿产道的损伤。这种情况下，应由经验丰富的产科医师上台。同时，注意早期识别软产道损伤征象。

2. 中转剖宫产的软产道裂伤多由子宫切口向下延裂，缝合子宫切口务必清楚见到切口顶端及上下切缘。如果暴露不清楚，需要下推膀胱，切勿慌乱中缝合。该患者有胎盘粘连子宫收缩欠佳，容易引起注意力转移，在未充分暴露切口顶端及切缘的情况下缝合了子宫切口，导致切口向下的裂伤未及时发现，也导致阴道失血没有被及时发现，以至于患者发展为失血性休克、DIC。

3. 剖宫产术中患者出现生命体征异常的原因是多方面的，包括产后失血、宫缩剂的不良反应、羊水栓塞、药物过敏反应等。当出现生命体征异常变化时，不能盲目增加输液量和输液速度或仅仅促宫缩，而是要仔细寻找原因，有针对性地处理，才能获得较好的治疗效果。

4. 当估计的出血量与不稳定的生命体征不吻合时，要寻求检验科的帮助，查血常规和凝血功能，尽早发现异常；不能等到出血已经无法控制时（如出血达 4 000ml）才查血常规和凝血，可能失去最佳的抢救时机。此外，手术医生、麻醉师和护士应积极配合，分工明确，准确统计出血量。

（程 冉 陈洪琴 周 容）

第四章　胎膜早破、胎盘早剥

病例 4-1　反复阴道少量排液——胎膜早破

【病史】

患者唐某,29 岁,G_1P_0。因"停经39^{+4}周,反复少量阴道排液2 天"入院。

患者末次月经:2020 年 10 月 5 日。孕期定期产前检查,无异常。入院前 2 天自觉无诱因出现少量阴道排液,水样,无异味,无外阴瘙痒、灼痛、尿频、尿痛等,未引起重视,未给予处理。入院前1^+小时再次出现少量阴道排液,伴不规律宫缩。

入院查体:T 36.6℃,HR 80 次/min,R 20 次/min,BP 122/74mmHg,身高 160cm,体重 71.5kg;心肺查体无异常。宫高 34cm,腹围102cm;宫缩不规律。阴道检查见头先露,S-2,宫颈管居中位,质软,宫颈消退 80%,阴道湿润,后穹窿未见明显积液,上推胎头,无明显液体流出,坐骨结节间径 8.0cm,内骨盆未见异常。

辅助检查:产科彩超提示胎方位 LOA,双顶径 9.27cm,股骨长 7.57cm；前壁胎盘，厚 2.7cm，2 级。脐带插入口位于胎盘下缘，远离宫颈内口，羊水深度 3.6cm，羊水指数 6.1cm，脐动脉血流 S/D 值 =2.52，胎心率 146 次 /min；胎儿颈部见脐带绕颈 1 周；估计胎儿体重 3 300g。pH 试纸测阴道液体未变蓝色（pH 值 =6.5）。阴道液干燥后镜下观察可见羊齿状结晶。阴道液中可溶性细胞间黏附分子 -1（intercelluar adhesion molecule-1，ICAM-1）阳性，胎盘 α 微球蛋白 -1（placent alpha microglobulin-1，PAMG-1）阳性。血常规示，WBC 10.2×10^9/L，N% 77.9%，Hb 119g/L。

 【诊治思路】

1. 诊断及诊断依据

（1）**胎膜早破**（premature rupture of membranes，PROM）：①反复少量阴道排液 2 天，1$^+$ 小时前再次出现少量阴道排液，无异味，无外阴瘙痒、灼痛、尿频、尿痛等；②虽然阴道检查未见后穹窿积液，pH 试纸测定阴道液体为弱酸性，但阴道液涂片见羊齿状结晶，ICAM-1 阳性，PAMG-1 阳性，考虑阴道液可能为羊水；③超声检查发现羊水深度 3.6cm，羊水指数 6.1cm，提示羊水量减少，在排除其他原因导致的羊水减少的前提下，应高度怀疑 PROM。综上病史、临床表现以及相关辅助检查等，胎膜早破诊断成立。

（2）**脐带绕颈 1 周**：彩超提示胎儿颈部见脐带绕颈 1 周。

（3）G_1P_0，39^{+4} **周宫内孕，头位，单活胎，先兆临产**：根据末次月经推算孕周，有不规律宫缩。

2. 处理

总原则：足月无分娩禁忌证的 PROM 者，如未自然临产，应建议适时引产。未足月 PROM 应根据孕妇和胎儿状况（特别是孕周）进行全面评估后，决定处理方案。

在该患者的处理过程中参照国内外指南，特别是我国《胎膜早破的诊断与处理指南（2015）》及《妇产科学》（第 9 版），列出以下注意点并给出参考意见。

(1)**足月 PROM 的引产方法及时机**：对于宫颈条件成熟的足月 PROM 孕妇，行缩宫素静脉滴注是首选的引产方法。对宫颈条件不成熟、同时无促宫颈成熟及阴道分娩禁忌证者，可应用前列腺素制剂以促进子宫颈成熟，但要注意预防感染。该患者宫颈 Bishop 评分为 7 分（宫颈软 2 分；宫颈管消退 80% 3 分；宫口居中 1 分；先露位置 S-2 1 分），宫颈已成熟，故于入院后选择缩宫素引产。

(2)**绒毛膜羊膜炎的诊断与处理**：该患者破膜时间长，需要警惕绒毛膜羊膜炎。其体温不高、心率不快、胎心胎动好、子宫无压痛、阴道分泌物无异味，查血常规等感染指标无异常，无绒毛膜羊膜炎的确切临床证据，但仍不能排除亚临床感染。入院后取宫颈分泌物培养，给予经验性用抗生素（头孢西丁钠 2g i.v.gtt., q.8h.）预防感染（如果进行了病原体的培养，等待结果出来后可根据药敏试验换用敏感抗生素）。在胎儿娩出后再取新生儿外耳道分泌物、宫腔分泌物培养及送胎盘病理检查，以便及时发现是否存在绒毛膜羊膜炎。

(3)**PROM 的分娩方式如何选择**：PROM 不是剖宫产指征，分娩方式应遵循产科常规，在无明确的剖宫产指征时应选择阴道试产。PROM 选择何种分娩方式，还需综合考虑孕周、是否存在羊水过少或绒毛膜羊膜炎、胎儿能否耐受宫缩、胎方位等因素。该例患者用缩宫素静脉滴注引产，顺利进入产程。当宫口开大 6cm 时，胎心率减速至 60 次/min，经吸氧、左侧卧位等宫内复苏仍无法恢复，行急诊剖宫产，分娩一活婴，1 分钟、5 分钟、10 分钟 Apgar 评分为 10 分、10 分、10 分。

【专家点评】

该患者的成功诊治，有以下几点值得学习和借鉴。

1. 胎膜早破的正确诊断。本例涉及的首要问题是判断是否已经胎膜早破。患者反复出现少量阴道排液,羊水量较前减少,虽然阴道检查未见后穹窿积液,pH 试纸测定阴道液体呈弱酸性,但阴道湿润,阴道液涂片见羊齿状结晶阳性,ICAM-1 和 PAMG-1 二者作为胎膜早破的生物标志物也为阳性。需要注意的是羊齿状结晶敏感性不高,即使阴道分泌物未查见羊齿状结晶,也不能排除 PROM。但一旦阴道分泌物查见羊齿状结晶,即提示胎膜早破。这对于基层医院来说不失为一种简单准确的诊断方法。

2. 对于足月无分娩禁忌证的 PROM 孕妇,如 2~12 小时仍未自然临产,则应积极引产,以减少或避免绒毛膜羊膜炎的发生发展。对于未足月胎膜早破,应根据孕周大小、有无绒毛膜羊膜炎、母胎情况等综合考虑。

3. 对于胎膜早破者(无论足月还是非足月),预防性使用抗生素非常重要。当合并明确的病原体感染时,可根据药敏试验结果选用抗生素。

4. PROM 不是剖宫产指征,其分娩方式需综合评估母胎情况、孕周等因素。

(裴天骄 李 涛 胡雅毅)

病例 4-2 羊水过多、胎膜早破随后显性胎盘早剥

【病史】

患者郑某,36 岁,G_2P_1。因"停经 31^{+1} 周,阴道流血伴排液 1^+ 小时,腹痛 30^+ 分钟"急诊入院。

患者末次月经为 2020 年 7 月 6 日,核实孕周为 31^{+1} 周。孕期无不适。孕期系统超声提示胎儿多发非致死性畸形,胎儿侧脑室增宽、肾积水、多趾,行羊水基因芯片及全外显子测序均未见致病基因,经多学科协作组(multidisciplinary team,MDT)讨论后,患者选择继续妊娠。入院前 1^+ 小时,无明显诱因出现大量阴道排液,约 3 000ml,伴阴道流血,约 600ml。30^+ 分钟前出现不规律腹痛,无呼吸困难、头晕等不适。

3 年前顺产一女婴,新生儿体重 3 700g,现体健。

入院查体:T 36.6℃,HR 88 次 /min,R 20 次 /min,BP 118/72mmHg,身高 165cm,体重 87.5kg。宫高 33cm,腹围 108cm;宫缩不规律,子宫压痛,张力稍高。阴道检查,宫颈管居后位,质软,消退 50%,宫口未开。阴道多量排液、流血,无异味,轻柔窥视阴道见大量血凝块,见血性羊水及鲜血自宫颈口流出。

辅助检查:彩超提示,臀位,双顶径 8.05cm,股骨长 6.1cm,胎盘位于子宫前壁及后壁,厚 2.7cm,1^+ 级,后间隙未见积液。羊膜腔偏右查见范围约 9.0cm×2.7cm×6.6cm 的稍强回声,部分附着于脐带表面,未探及明显血流信号,形态大小可变化(血凝块?)。羊水深度 6.7cm,羊水指数 20.1cm,脐动脉 S/D 值 =1.9,胎儿心率 108 次 /min。宫腔内占位 7cm,伴血凝块。胎儿多发非致死性畸形,胎儿侧脑室增宽、肾积水、多趾。胎儿电子监护提示胎心率基线变异欠佳,有不规律宫缩,强度中等。

实验室检查:血常规,WBC $18.2×10^9$/L,N% 84.9%,Hb 112g/L;凝血功能示,PT 10.5 秒,APTT 30 秒,纤维蛋白原 4.4mg/dl,D- 二聚体 0.4mg/L。尿常规未见异常。

入院后立即建立静脉通道,交叉配血备用,广谱抗生素预防感染。经告知早产儿以及胎儿畸形相关风险后,患者选择放弃胎儿,不因胎儿因素行剖宫产。患者宫缩逐渐规律并加强,并持续有少量阴道流血。待产过程中,胎心消失,为加快产程行臀牵引分娩一死胎。分娩后立即给予强效宫缩剂促宫缩,持续按摩子宫。产后

Hb 83g/L,凝血功能正常。继续促宫缩、抗生素预防感染、补铁纠正贫血等治疗。

 【诊治思路】

1. 诊断及诊断依据

(1)胎盘早剥:①停经 31^{+1} 周,阴道排液(约 3 000ml)伴流血(约 600ml)和腹痛;②查体,子宫压痛,张力稍高;阴道检查,阴道多量流血,见大量血凝块,鲜血自宫颈口流出;③辅助检查,彩超提示宫腔内回声(疑血凝块)。

(2)胎膜早破:①孕妇主诉阴道排液;②宫颈口可见羊水流出。

(3)胎儿多发非致死性畸形:既往超声提示羊水过多,胎儿侧脑室增宽、肾积水、多趾。

(4)G_2P_1,31^{+1}周宫内孕,头位,单活胎,先兆早产:①根据末次月经推算孕周,曾顺产 1 次。②宫缩不规律,阴道检查示宫颈管居后位,质软,消退 50%,宫口未开。

2. 处理

总原则:胎盘早剥的治疗应根据孕周、早剥的严重程度、有无并发症、宫口开大情况、胎儿宫内状况等决定。治疗原则为早期识别、积极处理休克、及时终止妊娠、控制 DIC、减少并发症。

参照国内外指南,特别是我国《胎盘早剥的临床诊断与处理规范(2012)》,在该患者的处理过程中列出以下要点供参考。

(1)胎盘早剥的诊断:主要从高危因素、临床表现和辅助检查三方面考虑。

1)高危因素:胎盘早剥的高危因素包括妊娠期高血压疾病、腹部外伤、宫腔内压骤减,产妇有血管病变、高龄、多产等。该患者 36 岁,系高龄、羊水过多,胎膜早破后大量羊水流出,导致宫腔压力骤减,发生胎盘早剥。

2)临床表现:典型症状是阴道出血、腹痛和子宫压痛。本例患者入院时查体子宫压痛、张力稍高,阴道检查见阴道大量血凝块,鲜血自宫颈口流出。

　　3)辅助检查:①超声检查。如果超声检查无异常发现也不能排除胎盘早剥,可用于前置胎盘的鉴别诊断及保守治疗的病情监测。该患者超声提示宫腔内占位。②电子胎心监护。用于判断胎儿的宫内状况,胎盘早剥时可出现电子胎心监护的基线变异消失、变异减速、晚期减速、正弦波形及胎心率缓慢等。该患者胎心率基线变异欠佳。③实验室检查。主要监测患者的贫血程度、凝血功能、肝肾功能和纤溶系统试验等,以便及时发现 DIC。

　　(2)胎盘早剥的处理

　　1)纠正休克:监测患者生命体征,积极补液、输血,维持血液循环系统的稳定,有 DIC 表现者要尽早纠正凝血功能障碍。

　　2)监测胎儿宫内情况:持续监测胎心以判断胎儿的宫内情况。

　　3)终止妊娠的时机和方式:胎儿娩出前,胎盘剥离有可能继续加重。根据病情轻重、胎儿宫内状况、产程进展、胎产式等决定终止妊娠的时机和方式。本例患者入院时查体子宫张力稍高,阴道检查见阴道大量血凝块,鲜血自宫颈口流出,高度怀疑胎盘早剥,虽然孕 31^{+1} 周,但也应积极终止妊娠。经沟通后该患者放弃胎儿,在病情稳定的基础上阴道分娩,并行臀牵引以加快产程,同时也做好了开腹止血的准备。

　　(3)胎盘早剥并发症的处理

　　1)产后出血:胎儿娩出后立即给予子宫收缩药物,如缩宫素、麦角新碱、卡前列腺素氨丁三醇等;胎儿娩出后人工剥离胎盘,持续子宫按摩,手术止血等。若仍有不能控制的子宫出血,应快速输新鲜血补充凝血因子,甚至行子宫切除术。术中及术后均应检测血常规和凝血功能。

　　2)凝血功能障碍:在迅速终止妊娠、阻断促凝物质继续进入母血循环的基础上,纠正凝血功能障碍,补充凝血因子,及时、足量输入新鲜血及血小板。

3) 肾衰竭：记尿量，如果患者尿量<30ml/h，提示血容量不足，应及时补充血容量；血容量已补足而尿量<17ml/h，可给予利尿剂。

【专家点评】

胎盘早剥是病情危急的产前出血，也可延至产后出血（特别是发生胎盘卒中时），病情严重时可危及母胎生命。早期诊断和正确处理胎盘早剥具有重要的临床意义。在针对具体患者时，临床医师应全面评估患者的病情，制订针对患者的个体化诊治方案。该患者的成功诊治，以下几点值得学习和借鉴。

1. 胎盘早剥的及时诊断：妊娠中、晚期出现伴有腹痛的阴道流血，伴有妊娠期高血压疾病或高血压者应高度警惕本病的发生，有外伤史者或宫腔压力骤降者（如本例患者羊水过多胎膜突然破裂）更应注意。如果具有阴道流血及腹痛等典型临床表现，即使超声无阳性发现也应警惕胎盘早剥。

2. 把握胎盘早剥的处理原则：应根据孕周、早剥的严重程度、有无并发症、宫口开大情况、胎儿宫内状况等决定，强调早期识别及个体化综合性处理。本例为胎盘早剥，胎儿多发畸形，孕周仅31⁺周，已放弃胎儿。原则上可阴道分娩，但需做好备血、建立有效静脉通道及做好急诊开腹的准备。

3. 需要提醒的是对于胎盘早剥的患者，阴道检查一定要在建立有效静脉通道的前提下进行。

（廖 红　李 涛　胡雅毅）

病例 4-3　孕中期的胎盘早剥

【病史】

患者刘某,29 岁,G_1P_0。因"停经 20^{+5} 周,阴道流血伴腹痛 2^+ 小时,无胎心 1 小时"急诊入院。

末次月经为 2020 年 10 月 27 日。孕期定期产前检查。2^+ 小时前无明显诱因出现阴道流血,伴下腹部隐痛,急诊彩超发现无胎心。

入院查体:T 36.3℃,HR 82 次 /min,R 20 次 /min,BP 102/68mmHg,身高 160cm,体重 65kg。专科检查,宫高 18cm,腹围 80cm;宫缩不规律,子宫压痛,张力稍高。阴道检查,宫颈管居中位,质中,消退 30%,宫口未开。阴道内见少量血性分泌物,伴血凝块。

辅助检查:急诊彩超示,胎方位 ROA,双顶径 4.86cm,股骨长 3.30cm,羊水深度 5.00cm,胎盘位于子宫前壁,未见确切胎心搏动。羊膜腔偏左查见范围约 4.0cm×2.5cm×1.6cm 的稍强回声,部分附着于脐带表面,未探及明显血流信号,形态大小可变化(血凝块?)。宫腔见直径约 11cm 杂乱的弱回声团,血流信号丰富。肝肾功能、凝血功能、血常规及尿常规均未见异常,血 hCG 35 324mIU/ml。

入院后严密监测患者生命体征、腹痛及阴道流血情况。因宫腔见直径 11cm 杂乱的弱回声团,血流信号丰富,虽 hCG 水平不高,但仍不排除妊娠合并葡萄胎或胎盘滋养细胞疾病。入院后第 2 天,行依沙吖啶 100mg 羊膜腔穿刺注射 + 米非司酮 50mg,p.o.,q.12h.,共 3 次,后顺利分娩一死胎,产后出血 200g,同时排出陈旧性凝血块 800g。追问病史,半月前工地上搬砖后腹痛 2 天,后腹痛好转。

【诊治思路】

1. 诊断及诊断依据

(1)**胎死宫内**：急诊彩超提示未见确切胎心搏动。

(2)**胎盘早剥**：①有搬砖后腹痛史，有阴道流血并伴腹痛；②查体，子宫压痛，张力稍高。阴道检查，阴道内见少量血性分泌物，伴血凝块。③辅助检查，彩超提示羊膜腔偏左查见范围约 4.0cm × 2.5cm × 1.6cm 的稍强回声，部分附着于脐带表面，未探及明显血流信号，形态大小可变化（血凝块？）。宫腔见直径约 11cm 杂乱的弱回声团，血流信号丰富。

(3)G_1P_0，20^{+5} 周宫内孕，头位，单死胎：根据末次月经核实孕周无误，彩超提示胎死宫内。

2. 处理

总原则：及时终止妊娠，选择适宜的分娩方式，减少并发症。

在该患者的处理过程中存在一些需要特别关注点，参照国内外指南，特别是我国《胎盘早剥的临床诊断与处理规范(2012)》和《美国妇产科医师学会"死胎管理专家共识 2020 版"》(*ACOG Obstetric Care Consensus No.10 Management of Stillbirth 2020*)，列出以下注意点供参考。

(1)**胎盘早剥的原因**：常见的原因包括孕妇血管病变，主要是妊娠期高血压疾病，尤其是重度子痫前期、高血压、慢性肾脏疾病或全身血管病变的孕妇，由于底蜕膜螺旋小动脉痉挛或硬化，引起远端毛细血管变性坏死甚至破裂出血，形成胎盘后血肿。还有机械性因素，外伤尤其是腹部钝性创伤会导致子宫突然拉伸或收缩而诱发胎盘早剥。本例患者半月前在工地搬砖后腹痛 2 天，推测可能是机械性因素导致的胎盘早剥。

(2)**孕中期胎盘早剥的症状**：胎盘早剥的典型临床表现为阴道流血、腹痛，可伴有子宫张力增高、子宫压痛和胎心率的改变或消失,可造成孕妇DIC、失血性休克、急性肾衰竭、羊水栓塞等,可引起胎儿急性缺氧,胎儿宫内死亡等。本例患者入院时有阴道出血、腹痛、子宫张力稍高,彩超提示未见确切胎心搏动,已经发生了胎盘早剥导致胎死宫内的严重后果。

(3)胎盘早剥导致胎死宫内的处理: 如胎儿已死亡,应在孕妇病情平稳的前提下,尽可能阴道分娩。本例患者生命体征稳定,血常规及凝血功能无异常,无阴道分娩禁忌,在备血、建立有效静脉通道及随时急诊开腹的前提下,选择阴道分娩。

(4)胎盘早剥的预防

1)孕妇要养成良好的生活习惯,定期产前检查及接受正确的孕期指导。

2)积极预防或治疗有发生胎盘早剥风险的疾病,如妊娠期高血压疾病、高血压及肾脏疾病等,鼓励孕妇在妊娠晚期或分娩期适量活动,避免剧烈活动,避免长时间仰卧位,避免腹部外伤。该患者在妊娠期仍然从事重体力劳动,是发生胎盘早剥的重要诱因。

3)在有上述危险因素的情况下若出现剧烈腹痛、阴道出血等不适,应及时就医,以免造成不良后果。

(5)死胎引产的方法: 死胎引产的方法有多种,如羊膜腔注入依沙吖啶、水囊、米非司酮联合米索前列醇以及缩宫素等。应根据患者的具体情况选择恰当的引产方法,如肝肾功能是否正常、是否瘢痕子宫、孕周大小等。其原则是尽量阴道分娩,剖宫产仅限于特殊情况下使用。对于孕28周前有子宫手术史的患者,根据具体情况制定引产方式;对于孕28周后的引产,应根据产科相关指南执行。

1)羊膜腔注入依沙吖啶100mg+米非司酮150mg~200mg(分3~4次口服)引产。此种方法效果好,临床上多用于肝肾功能正常的患者。米非司酮具有较强的抗孕激素作用,可以与孕酮受体结合,和孕酮竞争性结合蜕膜的雌激素受体,释放内源性前列腺素,促进子宫收缩,软化宫颈。口服米非司酮前后 2 小时,建议不进食。

2)对于羊水少,羊膜腔穿刺困难,且肝肾功能正常的患者,可以选用米非司酮与米索前列醇联合使用。一般在口服米非司酮 150~200mg 后,服用米索前列醇 200μg,4~6 小时后可以再次服用米索前列醇 200μg,总量可达 600μg。

3)对于肝肾功能异常的患者,多选用水囊引产。水囊引产多用于孕中期,水囊容积不超过 500ml。

针对该患者,具体的引产方法需结合患者的孕周、胎盘剥离的严重程度、凝血功能等综合考虑。

【专家点评】

该患者的诊治,概括起来有几点值得学习和借鉴。

1. 熟知胎盘早剥的病因,有助于及时诊断。详细询问病史,不放过任何蛛丝马迹是产科医生的基本功。应主动询问相关的高危因素。

2. 孕中期出现胎盘早剥,遵循胎盘早剥的处理原则,应根据孕周、早剥的严重程度、有无并发症、宫口开大情况、胎儿宫内状况等综合决定。本例患者孕周仅 20$^+$ 周,已经胎死宫内,应积极终止妊娠,在评价患者病情稳定的前提下首选阴道分娩。如果发生凝血功能障碍,则需在积极纠正凝血功能的同时,终止妊娠,必要时剖宫取胎。需要强调的是,如果胎儿不娩出,凝血功能不可能完全正常,因此,凝血功能有好转即是终止妊娠的时机。找准平衡点至关重要。

(廖 红　李 涛　胡雅毅)

病例 4-4 足月阴道少量流血,胎盘厚度从孕晚期持续缓慢增厚

【病史】

李某,36岁,因"停经38^{+4}周,阴道流血5天,加重半天"急诊入院。患者平素月经欠规律,根据孕早期产科彩超核实孕周37^{+4}周,孕期规律产前检查。有慢性高血压病史,孕期给予硝苯地平缓释片30mg p.o.,q.d.,血压控制尚可,波动于125~135/75~88mmHg。孕期定期复查尿常规,尿蛋白均为阴性。孕36周常规产科彩超查见胎盘附着于子宫后壁及右侧壁,厚度4.0cm。5天前开始反复阴道少量流血,咖啡色,无明显腹痛、腹胀,产科彩超提示胎盘附着于子宫后壁及右侧壁,厚5.5cm,2级,胎盘实质回声欠均匀,后间隙未见异常。半天前阴道流血增加,为暗红色血液,量约20ml,伴下腹部持续性疼痛和腰背痛。电子胎心监护提示宫腔内压基线30~40mmHg,宫缩每10分钟5~6次,持续时间短,宫缩幅度弱,胎心率基线160~170次/min,胎心基线变异消失,未见明显加速,评为Ⅱ类电子胎心监护。

入院查体:T 37.2℃,HR 108次/min,R 22次/min,BP 160/99mmHg。双下肢轻度凹陷性水肿。子宫张力高,间歇期不能完全放松,压痛明显,拒按,胎位扪不清。阴道检查,宫颈口见活动性出血。

辅助检查:血常规示,WBC 10.4×10^9/L,N% 78.5%,Hb 104g/L,PLT 268×10^9/L;凝血功能示,PT 10.7s,APTT 23.9s;血生化示,谷丙转氨酶(alanine aminotransferase,ALT)44U/L,谷草转氨酶(aspartate aminotransferase,AST)38U/L,ALB 29.5g/L,血尿素(blood urea,BU)7.48mmol/L,肌酐(creatinine,Cr)68μmmol/L,血钾4.12mmol/L,

血镁 0.98mmol/L，血钙 2.06mmol/L；尿常规示，尿蛋白(+)，尿糖(−)。

入院后行急诊剖宫分娩一活婴，1 分钟、5 分钟、10 分钟新生儿 Apgar 评分分别为 8 分、10 分、10 分。脐动脉血气分析：pH 值为 7.20。术中见：羊水血性，胎盘下缘见面积约 7cm×5cm×5cm 的剥离面，内含暗红色新鲜血凝块 200g，胎盘大小约 20cm×18cm×3.5cm，重 510g。术中总计出血 600ml。

【诊治思路】

1. 诊断及诊断依据

(1) **胎盘早剥(Page Ⅱ级)**：①慢性高血压病史。②阴道流血逐渐加重，伴下腹疼痛。③子宫张力高，宫缩间歇不能完全放松。④血性羊水。⑤术中见胎盘下缘面积约 7cm×5cm×5cm 的剥离面，内含暗红色新鲜血凝块 200g。

(2) **慢性高血压伴发子痫前期**：①有慢性高血压病史，需长期口服硝苯地平缓释片行降压治疗，血压维持尚可；②入院时血压升高(160/99mmHg)；③尿蛋白(+)，血浆白蛋白低(29.5g/L)。

(3) **高龄初产妇**：36 岁，未生育过。

(4) G_1P_0，37^{+4} **周宫内孕，头位，单活胎，先兆临产**：第 1 次妊娠，根据孕早期胎儿彩超核实孕周 37^{+4} 周，电子胎心监护提示宫腔内压基线 30~40mmHg，宫缩每 10 分钟 5~6 次，持续时间短。

2. 处理

总原则：根据孕周、胎盘早剥的分级、有无并发症、宫口开大等情况决定治疗方案。

(1) **胎盘早剥终止妊娠的时机和方式**：患者具有胎盘早剥的高危因素(慢性高血压)，入院时子宫张力高、宫缩间歇不能完全放松，伴有阴道流血等典型的胎盘早剥的临床表现。患者胎心率基线 160~170 次/min，基线变异消失，未见明显加速，考虑已经存在胎儿宫内窘迫,此时不宜再行产科超声检查,以免延误抢救。患者为初产妇,短时间内不能经阴道分娩,故行急诊剖宫产终止妊娠。

(2)手术前准备及手术过程中的处理: 该患者在术前及术中需要注意:①患者入院时血压 160/99mmHg,5 分钟后复测血压为 163/101mmHg,立即静脉用降压药拉贝洛尔,15 分钟后复测血压为 150/95mmHg。术中持续心电监护,监测模式为每 3 分钟监测血压 1 次,根据血压水平调整降压药的应用,维持生命体征稳定。②因新诊断慢性高血压并发子痫前期(且为重度),立即给予硫酸镁负荷剂量后维持剂量持续泵入。由于硫酸镁可能影响子宫收缩,加之胎盘早剥的因素,均增加了产后出血的风险,术前予以合血备用,术中胎儿娩出后给予强有力宫缩剂预防产后出血。③如果术中宫缩剂作用欠佳,必要时可行双侧子宫动脉上行支结扎术、子宫捆绑术或 B-Lynch 缝合术等。④术前新生儿抢救团队到场,参与新生儿的抢救。

(3)术后管理

1)针对慢性高血压并发子痫前期患者的分娩后管理,请参见本书第七章妊娠期高血压疾病。

2)由于子痫前期患者术后应用硫酸镁和胎盘早剥,术后需重点关注阴道流血情况,必要时可记每小时阴道出血量。为防治产后出血,可在手术当天持续缩宫素泵入,术后 24 小时阴道出血减少后再调整缩宫素的用量。

3)术后复查血常规、生化等指标。该患者术后第 2 天复查血常规 Hb 101g/L,血钾 4.00mmol/L,血镁 2.28mmol/L,血钙 1.97mmol/L。术后胃肠道功能恢复后口服补铁纠正贫血。

【专家点评】

该患者的成功救治,有值得肯定的经验。

1. 临床诊断胎盘早剥明确后,立即行急诊剖宫产术,保证了母胎安全。

2. 术前准备中考虑到慢性高血压并发子痫前期,立即给予硫酸镁解痉,有效预防了术中或术后由于疼痛等不适可能导致的子痫抽搐。

3. 入院后,当血压过高时立即启动了静脉降压,有效保证了术中生命体征的平稳。

4. 术后严密观察阴道出血量,在降压、解痉的同时,持续泵入缩宫素,有效预防了产后出血的发生。

但该患者的诊治过程中也有值得反思之处。

1. 该患者整个孕期服用硝苯地平缓释片 30mg p.o., q.d., 未根据血压水平调整药物和剂量,也未定期内科随访。

2. 当发现胎盘厚度增加后应尽快入院,避免出现胎盘早剥的临床表现后才急诊入院。虽然不同的人不同时间用不同的仪器所测的胎盘厚度可能有差异,但对于该患者始终要考虑到慢性高血压对母胎的危害,有并发子痫前期或发生胎盘早剥的风险。

(廖 红 李 涛 胡雅毅)

病例 4-5 孕晚期腹部撞击后的阴道流血

 【病史】

患者王某,30 岁,G_1P_0。因"停经 37^{+1} 周,腹部撞击后腹痛伴阴道流血 5 小时"急诊入院。患者平素月经规律,孕期定期产前检查。5 小时前因他人关门时撞击腹部后出现阴道流血,色暗红,量约 50ml,伴轻微腹痛,无恶心、呕吐等不适,小便自解正常。立即急诊就诊,电子胎心监护提示:宫缩不规律,持续时间短,宫缩强度弱,胎心率基线 140~150 次 /min,变异好,无明显加速。

查体:T 36.8℃,P 108 次 /min,R 24 次 /min,BP 112/78mmHg。腹部柔软,子宫张力不高,宫缩间隙可完全放松,无压痛。阴查:宫颈居后,质中,消退 30%,宫口未开。

辅助检查:血常规示,WBC $9.7×10^9$/L,N 74.5%,Hb118g/L,PLT $280×10^9$/L;凝血功能:PT 10.6 秒,APTT 29.5 秒,D- 二聚体 0.27mg/L;血生化:ALT 48U/L,AST 42U/L,ALB 30g/L,BU 6.18mmol/L,Cr 71μmmol/L,血钾 3.9mmol/L,血镁 0.98mmol/L,血钙 2.14mmol/L。尿常规:尿蛋白(–),尿糖(–)。产科彩超提示,胎方位 LOA,双顶径 9.05cm;股骨长 7.42cm;胎盘位于子宫后壁及右侧,厚 3.0cm,2 级,胎盘下缘位置不低,胎盘与子宫之间未见明确剥离征象;羊水深度 4.2cm;脐动脉血流 S/D 值 =1.89;胎儿颈部未见脐带绕颈。

入院后患者宫缩逐渐加强,阴道少量出血,腹部张力逐渐升高,电子胎心监护提示胎心率基线变异差,行急诊剖宫分娩一活婴,1 分钟、5 分钟、10 分钟新生儿 Apgar 评分分别为 10 分、10 分、10 分,胎儿脐动脉 pH 值为 7.28。术中发现胎盘边缘有长约 5cm、宽约 3cm 的压迹,剥离面见新鲜血凝块 50g。胎盘自然剥离,胎盘大小约 21cm×18cm×3.5cm,重 480g。术中总计出血量 400ml。

 【诊治思路】

1. 诊断及诊断依据

(1)**胎盘早剥(Page Ⅰ级):**①腹部受撞击;②阴道流血;③术中发现胎盘与子宫剥离,内含 50g 新鲜凝血块。

(2)G_1P_0,37^{+1} 周宫内孕,头位,单活胎,先兆临产。

2. 处理

总原则：根据孕周、胎盘早剥的分级、有无并发症、宫口开大等情况决定。

(1)胎盘早剥的诊断：该患者具有腹部受外伤史及阴道流血，虽然入院时子宫张力不高，腹部仅轻微痛。但入院后腹部疼痛加剧，子宫张力增加，虽然产科超声无阳性发现，但是根据患者的病史及临床表现，仍临床诊断为胎盘早剥（Page Ⅰ级）。

(2)终止妊娠的时机和方式：患者诊断为胎盘早剥（Page Ⅰ级），可以严密监护下阴道试产。产程中应密切观察心率、血压、宫底高度、阴道流血情况及胎儿情况等，必要时中转剖宫产。该患者先兆临产，初产妇，短时间内难以阴道分娩，且电子胎心监护提示胎心率基线变异差，故放宽剖宫产指征，以急诊剖宫产终止妊娠。

(3)手术前准备及手术过程中的处理：该患者在术前及术中需要注意以下两点。

1)术前新生儿抢救团队到场，断脐后立即交由新生儿科医生评估新生儿情况。

2)术中常规使用宫缩剂，做好产后出血的预防及抢救准备。

(4)产后处理：术后仍然要严密观察阴道出血情况。常规应用缩宫素。术后第2天复查 Hb 108g/L，血钾 4.10 mmol/L，血镁 1.12mmol/L，血钙 2.14mmol/L。术后胃肠道功能恢复后口服铁剂纠正贫血。切口对合良好，大小便自解通畅后即可出院。

【专家点评】

该患者足月妊娠，因阴道流血就诊，临床上要考虑胎盘早剥和前置胎盘的鉴别诊断。询问患者病史，腹部受机械性撞击，考虑胎盘早剥可能性大。需要注意的是超声对胎盘早剥的敏感性有限，当有胎盘早剥的典型临床表现，即使超声无阳性发现，仍要考虑诊断为胎盘早剥。对于胎盘早剥（Page Ⅰ级）的患者，理论上可在严密监护下阴道试产,但是应做好充分的医患沟通,并加强产程中的监护,如有异常征象,随时急诊剖宫产终止妊娠。此外,在建档和产前检查时,指导孕妇养成良好的生活习惯,避免腹部外伤,在孕晚期鼓励孕妇适量的活动,避免长时间仰卧,以减少胎盘早剥的发生。

(廖 红 李 涛 胡雅毅)

病例 4-6 孕 37 周持续腹部隐痛的急诊处理

 【病史】

张某,31 岁,G_1P_0。因"停经 37 周,腹部隐痛 2 天"入院。患者平素月经规律,末次月经:2021 年 3 月 10 日。孕期正规产前检查,无异常。2 天前无明显诱因出现下腹部隐痛,左侧卧位稍缓解,不伴阴道流血、排液,自觉宫底升高,饭后饱胀感加重,同时自觉胎动减少。电子胎心监护提示不规律宫缩,10 分钟 5~6 次,持续时间短,宫缩强度弱,胎心率基线波动于 155~160 次 /min,变异消失。

查体:T 36.8℃,HR 110 次 /min,R 24 次 /min,BP 112/68mmHg。宫颈居后,质中,消退 40%,宫口未开,阴道内无流血。子宫张力稍高,轻压痛,宫缩间歇不能完全放松。

辅助检查:血常规示,WBC7.4×10^9/L,N% 73.5%,Hb 130g/L,PLT 256×10^9/L;凝血功能示,PT 10.5 秒,APTT 27.5 秒;血生化示,ALT 47U/L,AST 39U/L,ALB 32.5g/L,BU 7.25mmol/L,Cr 66μmol/L,血钾 4.10mmol/L,血镁 0.97mmol/L,血钙 2.12mmol/L。尿常规示,尿蛋白(-),尿糖(-)。产科彩超提示,头位,双顶径

9.08cm；股骨长 7.04cm；胎盘位于子宫后壁及右侧，厚 3.6cm，2 级，胎盘实质回声不均，胎盘与子宫之间有 7.8cm×4.2cm×3.8cm 的混合回声包块；羊水深度 4.2cm；脐动脉血流 S/D 值 =1.98；胎儿颈部未见脐带绕颈。

 【诊治思路】

1. 诊断及诊断依据

(1)**胎盘早剥**：①不规律下腹隐痛，宫底逐渐升高。②查体，子宫张力稍高，轻压痛，宫缩间歇不能完全放松。③产科彩超提示胎盘实质回声不均，胎盘与子宫之间有 7.8cm×4.2cm×3.8cm 的混合回声包块。

(2)G_1P_0，37 周宫内孕，头位，单活胎，先兆临产：初产妇，根据末次月经推算孕周，有不规律腹痛。

2. 处理

总原则：根据患者病情及孕周，尽快行剖宫产终止妊娠。

(1)**胎盘早剥终止妊娠的时机和方式**：详见病例 4-4、病例 4-5。

(2)**手术前准备及手术过程中的处理**：详见病例 4-4、病例 4-5。

术中发现胎盘边缘见长约 8cm、宽约 5cm 的压迹，剥离面见暗红色新鲜血凝块 200g，子宫表面呈紫蓝色瘀斑。术中子宫收缩差，给予缩宫素及强效宫缩剂后出血仍多，立即行子宫背带式缝合及双侧子宫动脉上行支结扎后出血控制，总计出血量 1 400ml。术后复查 Hb 103g/L、凝血功能正常，未输血。术后补充诊断子宫胎盘卒中，产后出血。

(3)**术后处理**：由于术中发现患者子宫胎盘卒中，而子宫胎盘卒中会严重影响子宫收缩，因此，术后严密观察子宫收缩和阴道出血情况至关重要。除了常规持续缩宫素泵入外，还可肌内注射缩宫素，记阴道出血量，必要时仍然可以行双侧子宫动脉栓塞术（即使在术中已行双侧子宫动脉上行支结扎术）。此外，非常重要的一点是和患者家属交代术中新发现的子宫胎盘卒中及可能存在的风险,让其理解病情的严重性并配合治疗。

【专家点评】

该患者的成功救治,有几点值得借鉴。

1. 该患者发生胎盘早剥起病隐匿,以下腹部隐痛为主,腹痛拒按,无明显阴道流血,属隐性剥离。得益于医护人员的高度警惕,及时作出正确诊断并行急诊手术,获得满意的母胎结局。

2. 术中新发现子宫胎盘卒中,高度警惕产后出血及凝血功能异常的风险,对此进行了相应的处理。由于胎盘后血肿,血液浸入子宫肌层,引起肌纤维分离、断离及变性,严重影响子宫收缩力,在术中使用多种促宫缩药物均无效时,果断采用外科手段(子宫背带式缝合及双侧子宫动脉上行支结扎),使出血得到有效控制。

3. 当剖宫产胎儿娩出后的 24 小时内阴道出血量超过 1 000ml 时诊断了产后出血。该患者的产后出血与子宫胎盘卒中、子宫收缩乏力有明显关系,因此,术后仍然给予了高度关注,制订了相应策略(包括凝血功能的监测等),为患者的康复提供了有力保障。

(廖 红　李 涛　胡雅毅)

第五章 脐带脱垂

病例 5-1 人工破膜时的脐带脱垂

【病史】

患者王某,31 岁,因"停经 41 周"入院。

患者孕 13 周建档,规律产前检查,孕期无特殊。

3^+ 年前孕 40^{+1} 周顺娩一男活婴,出生体重 3 400g,现体健,孕期及产褥期无特殊。

入院查体:T 36.5℃,HR 85 次 /min,R 19 次 /min,BP 120/70mmHg,心肺无异常。专科查体,宫高 34cm,腹围 102cm。头位,胎心率 142 次 /min。腹部可扪及不规律宫缩。骨盆出口横径 8^+cm。阴道检查,头先露,S-3,宫颈居中、质中,消退 60%。

辅助检查:产科彩超提示宫内单活胎。头位,双顶径 9.51cm,头围 32.91cm,股骨长 7.42cm,腹围 33.62cm。羊水深度 4.5cm,羊水指数 11.1cm。胎盘附着于子宫后壁,厚度 3.3cm,成熟度 2 级。胎儿颈部未见脐带绕颈,脐动脉血流 S/D 值 =1.74。有胎动,胎心率 145 次 /min,心律齐。电子胎心监护提示 NST 有反应型,宫缩不规律。

患者有阴道分娩条件,Bishop 评分 4 分,与患者及家属沟通后拟行 COOK 球囊促宫颈成熟后引产。放置球囊一夜后取出。阴道检查提示:先露头、浮,S-3 以上,宫颈居中、质软,消退 80%;宫口松,可容 2 指(约 2cm),可扪及羊膜囊,阴道内有少许暗红血性分泌物。电子胎心监护提示 NST 有反应型,宫缩不规律。消毒外阴阴道后,行人工破膜。破膜后见阴道有较多清亮液体流出,持续电子胎心监护显示不规律宫缩,胎心率基线 140 次 /min,10 分钟后胎心率突然下降至 90 次 /min。立即予吸氧、左侧卧位等宫内复苏措施,同时再次消毒后阴道检查提示:宫口开大 2cm,胎膜已破,并在宫颈外口摸到条索样物脱出至阴道内,可扪及脐血管搏动。立即给予孕妇头低臀高位,并上推胎先露部,同时呼叫抢救小组到位,持续电子胎心监护提示反复重度变异减速,胎心率最低至 80 次 /min。向孕妇及家属交代病情,行术前准备后在全麻下行急症剖宫产。从确诊脐带脱垂决定手术至娩出胎儿时间为 8 分钟。新生儿 1 分钟 Apgar 评为 7 分(呼吸、心率、肌张力各减 1 分),经保暖、吸痰、正压通气、吸氧、人工刺激等抢救后,5 分钟 Apgar 评分为 10 分。脐动脉血 pH 值为 7.21。新生儿体重 3 300g。随访新生儿预后良好。术后产妇宫缩好,出血较少,术后 3 天顺利出院。

【诊治思路】

1. 诊断及诊断依据

(1)**脐带脱垂**:患者行人工破膜后,电子胎心监护提示胎心率突然下降,立即行阴道检查发现脐带脱出于宫颈外口,诊断明确。

(2)G_2P_1,41^{+1} 周宫内孕,头位,单活胎,先兆临产:既往一次顺产史,核实孕周无误,超声提示宫内单活胎,有不规律宫缩。

2. 处理

总原则:胎儿有存活能力时,确诊脐带脱垂后应尽快终止妊娠。脐带脱垂属于产科急症,我国尚无相关指南,急救策略主要参照 RCOG 在 2014 年更新的脐带脱垂(*RCOG Green-top Guideline No.50 Umbilical Cord Prolapse*)。该患者在院内发生脐带脱垂,紧急处理流程如下。

(1)立即呼叫团队和准备紧急分娩:包括产科医生、儿科医生、麻醉医生、护士等,以及手术室准备。

(2)立即启动宫内复苏操作:目的是尽量提高胎先露位置,减轻脐带受压。根据具体情况可选择的方法包括上推胎先露或膀胱灌注(500~700ml),以及改变孕妇体位,如膝胸位、头低足高位(Trendelenburg 体位,头部比臀部低 15°~30°),Sims 体位(左侧卧位同时抬高左髋部)。

(3)必要时可给予宫缩抑制剂:有明显宫缩时可给予短效宫缩抑制剂,例如可给予硝苯地平 10mg 舌下含服。

(4)持续监测胎心率:确定复苏干预是否有效,并决定分娩的紧急程度。

(5)脐带的处理:尽量减少对脱垂脐带的操作,避免将脐带暴露在低温环境中,否则可能因为诱发脐动脉痉挛而加重灌注不足。可尝试将脱垂脐带还纳于阴道内,注意动作轻柔,最好用温热的湿纱布包裹脐带。

(6)通过最快速、最安全的方式立即分娩,通常为剖宫产:如果确诊为脐带脱垂且存在胎心率异常,应列为Ⅰ类剖宫产(直接威胁到母胎生命时),推荐在 30 分钟内尽快娩出胎儿;如果胎心率异常模式为持续性心动过缓,建议 15 分钟内娩出胎儿;但如果医生判断短时间内胎儿经阴道可以安全分娩,甚至快于剖宫产,也可考虑阴道助产。

结合本病例,该患者确诊脐带脱垂且胎心率存在反复重度变异减速,虽系经产妇,但宫口仅 2cm,宫缩不规律,短时间内无法经阴道分娩,胎儿存活,故立即给予头低臀高位、上推胎先露部等宫内复苏措施,同时采用紧急剖宫产(Ⅰ类剖宫产)终止妊娠。从发现脐带脱垂至胎儿娩出仅 8 分钟,母胎预后良好。

【专家点评】

1. 重点识别脐带脱垂高危因素

（1）**一般因素**：经产妇、低体重儿（<2 500g）、早产、胎儿先天畸形、异常胎产式、双胎妊娠、羊水过多、胎先露未衔接、胎盘位置低等。

（2）**产科操作因素**。人工破膜、不规范阴道操作、外倒转术、内倒转术、球囊促宫颈成熟术等。

结合本病例，该患者系经产妇，先使用球囊引产，后在胎先露位置较高未衔接时行人工破膜，是导致其脐带脱垂的原因。据文献报道，50% 的脐带脱垂继发于产科操作后，因其可能阻碍或改变了胎先露与子宫下段和 / 或真假骨盆之间的紧密衔接，比如经宫颈置入水囊引产，特别是注入生理盐水量超过 180ml，可以显著增加脐带脱垂风险。

2. 脐带脱垂的预防　将存在脐带脱垂高危因素的孕妇作为高危妊娠管理；胎位异常者一旦出现胎膜破裂，或破膜后胎心异常者应立即行阴道检查；胎先露位置较高时应尽量避免人工破膜，所有产科操作应严格掌握指征；行阴道检查或人工破膜等产科操作时，注意动作轻柔、规范，不应随意上推胎先露等。如果经高年资医生评估，患者有人工破膜指征，但存在胎先露高浮或未衔接时，应考虑到脐带脱垂的风险较高，建议在可实施紧急剖宫产的手术室进行，并采取控制性破膜法，即给予细针高位破膜，破膜后不要急于扩大羊膜破口，可用手指堵住胎膜破口，让羊水缓慢流出，可以减少大量羊水涌出后脐带脱垂的风险。该患者破膜的处理稍微过急，可待其有规律宫缩先露下降后再人工破膜，可能会避免脐带脱垂的发生。

3. 脐带脱垂的处理原则　需根据孕周、孕妇及胎儿情况综合评估后迅速作出决策。对于有生机儿如本病例患者，在确诊后应尽快终止妊娠，同时应积极采取有效措施缓解脐带受压；如评估短时间内不能经阴道分娩,应采取紧急剖宫产手术终止妊娠;决策至分娩(decision to delivery interval,DDI)时间一般控制在 30 分钟以内,最好在 15 分钟以内。时间越短,新生儿预后越好。

4. 抢救团队的建立与训练　产房应该建立多学科抢救团队,并且通过有效的演习和模拟训练,可以更快提高应对紧急情况的能力,从而最大限度地改善围产儿结局。

(彭雪　姚强)

病例 5-2　缩宫素引产、体位改变后隐性脐带脱垂

【病史】

患者李某,34 岁,因"停经 39⁺⁶ 周"入院。

患者孕 11 周我院建档,规律产前检查。孕 28 周行 OGTT 检查提示餐后 2 小时血糖 9.1mmol/L,诊断为妊娠期糖尿病,予以饮食、运动控制血糖可,余无特殊。

6 年前行腹腔镜下左侧卵巢巧克力样囊肿剥除术,5 年前因宫外孕行腹腔镜下右侧输卵管切除术。

入院查体:T 36.7℃,HR 91 次 /min,R 19 次 /min,BP 114/73mmHg,心肺无异常。专科查体,宫高 32cm,腹围 101cm。胎心率 135 次 /min。腹软,偶有宫缩。骨盆出口径线 8⁺cm。阴道检查,头先露、浮,S–3,宫颈居中、质中,消退 80%,宫口未开,阴道内未见血迹及异常分泌物。

辅助检查:产科彩超提示宫内单活胎。头位,双顶径 9.36cm,头围 32.30cm,股骨长 7.32cm,腹围 33.51cm。羊水深度 5.3cm,羊水指数 14.3cm。胎盘附着于子宫后壁,厚度 3.0cm,成熟度 I⁺ 级。

未见脐带绕颈,脐动脉血流 S/D 值 =2.7。胎心率 144 次 /min。电子胎心监护提示 NST 有反应型,偶有宫缩。

患者有阴道试产的意愿和条件,行缩宫素激惹试验(oxytocin challenge test,OCT)评估胎儿宫内储备能力,OCT 阴性。随后出现见红伴不规律宫缩。消毒后阴道检查提示:头先露,S-3,宫颈居中、质软、消退 90%,宫口未开,阴道内有少许血性分泌物。Bishop 评分 6 分。患者行缩宫素引产后逐渐出现规律宫缩(30~40)s/(3~4)min。阴道检查:宫口开大 1cm,考虑临产,电子胎心监护提示 I 类电子胎心监护。在待产过程中患者自行下床至厕所小便,5 分钟返回后护士于床旁听诊胎心无法探及,遂立即在宫内复苏(停缩宫素、左侧卧位、吸氧)的同时行阴道检查,并呼叫床旁超声。阴道检查提示:头先露,S-3,宫颈消退 100%,宫口开 2cm,可扪及羊膜囊突,未扪及明显条索状物,阴道内有少许血性分泌物。床旁超声提示胎心率 60~70 次 /min。立即呼叫抢救小组到位。行术前准备后在全麻下行急诊剖宫产。从确诊胎心异常至娩出胎儿时间为 7 分钟。术中发现脐带较细长约 110cm,部分脐带脱垂并受压于胎儿枕部与宫颈之间,考虑为隐性脐带脱垂。新生儿 1 分钟 Apgar 评分为 3 分(心率、皮肤颜色、喉反射各 1 分),经快速气管插管、心肺复苏、持续胸外心脏按压等抢救后,5 分钟 Apgar 评分为 5 分(心率、呼吸、皮肤颜色、喉反射、肌张力各 1 分),10 分钟 Apgar 评分为 7 分(心率、喉反射各 2 分,呼吸、皮肤颜色、肌张力各 1 分),脐动脉血 pH 值为 7.15,新生儿体重 3 023g。待新生儿病情稳定后转新生儿监护室,治疗 20 天后出院,儿科定期随访。术后产妇宫缩好,出血较少,术后 3 天顺利出院。

【诊治思路】

1. 诊断及诊断依据

(1)隐性脐带脱垂:患者临产后下床活动,发现胎心异常后立即行阴道检查未能发现异常,行紧急剖宫产手术中发现脐带过长并受压于胎头侧方。

(2) **妊娠期糖尿病(A1级)**:孕28周行OGTT检查提示餐后2小时血糖9.1mmol/L,诊断为妊娠期糖尿病,予以饮食及运动控制血糖满意。

(3) **脐带过长**:剖宫产术中发现脐带长110cm。

(4) $G_2P_0^{+1}$,40^{+1} **周宫内孕,头位,单活胎临产**:既往一次宫外孕史,核实孕周无误,超声提示宫内单活胎,规律宫缩,宫口开2cm。

2. 处理

总原则:紧急剖宫产终止妊娠。

患者系临产活动后因体位变化突然发生胎心率异常,阴道检查未能发现确切病因,因孕妇系初产妇,宫口仅2cm,短期内无法经阴道分娩,为抢救胎儿行紧急剖宫产术(Ⅰ类剖宫产)。DDI时间为7分钟。术中发现脐带过长、隐性脐带脱垂,最终明确诊断。

【专家点评】

1. 该例患者产前检查并无脐带脱垂的高危因素,但剖宫产术中发现脐带过长,临产后胎先露未能紧贴子宫下段并与骨盆有效衔接,加之体位改变是最终导致脐带隐性脱垂的诱因。

2. 脐带过长、隐性脐带脱垂等产前筛查较为困难,且常规超声检查其灵敏度及特异度均较低。因此,应特别强调在胎先露未衔接或先露位置较高时,不仅要避免非必要、无指征的人工破膜,而且也不应随意上推胎先露部。无论是否存在高危因素,胎膜破裂后或分娩过程中阴道检查时均应注意有无脐带脱垂。尤其当突发的胎心异常是在破膜后、活动后或体位改变后发生,应高度警惕脐带脱垂并立即行阴道检查。

3. 对于该例患者,产前评估并无脐带脱垂高危因素,一旦突然出现无法解释的胎心异常,应首先考虑脐带因素,而对胎心异常处理延迟则会极大地增加围产儿病死率。因脐带脱垂导致的胎心异常主要表现为胎心率变异减速、延长减速或胎心率过缓,建议若突然出现此类胎心率变化,立即行阴道检查。如宫口未开、胎膜未破或隐性脐带脱垂时,行阴道检查可能无异常发现,而仅能在分娩后或术中明确诊断。应该在积极行宫内复苏的同时做好急诊剖宫产准备,力争缩短 DDI 时间,改善围产儿结局。

(彭雪　姚强)

病例 5-3　胎动减少合并电子胎心监护异常——隐性脐带脱垂

【病史】

患者薛某,29 岁,因"停经 37^{+3} 周,电子胎心监护提示 NST 无反应型"急诊入院。

患者孕 13 周建档,规律产前检查。孕期检查无特殊。因自觉胎动减少半天在急诊室行电子胎心监护提示异常 NST(胎心率基线 150 次 /min,微小变异,30 分钟内有 2 次胎动后出现变异减速,持续约 30 秒,胎心率最低降至 100 次 /min)。

入院查体:T 36.5℃,HR 88 次 /min,R 19 次 /min,BP 117/70mmHg,心肺无异常。专科查体,宫高 33cm,腹围 99cm。胎心率 150 次 /min。腹软未扪及宫缩。骨盆出口径线 8$^+$cm。阴道检查,先露头、浮、S-3,宫颈居后、质硬、未消退,宫口未开,阴道内未见血迹及异常分泌物。

辅助检查:产科彩超提示宫内单活胎。头位,双顶径 9.10cm,头围 32.06cm,股骨长 6.86cm,腹围 33.60cm。羊水深度 4.6cm,羊水指数 11.8cm。胎盘附着于子宫前壁,厚度 3.9cm,成熟度 I$^+$ 级。脐带绕颈 1 周,脐动脉血流 S/D 值 =1.72。有胎心胎动,胎心率

145 次 /min,心律齐。

入院后嘱孕妇左侧卧位、吸氧后,复查电子胎心监护仍提示异常 NST(基线 150 次 /min,微小变异,无胎心加速,30 分钟内有 3 次胎动后出现变异减速,持续约 30 秒,胎心率最低降至 90 次 /min)。因可疑胎儿宫内窘迫,向孕妇及家属交代病情后,在腰硬联合麻醉下行急症剖宫产。术中发现羊水Ⅲ度粪染,胎儿脐带绕颈 1 周,部分脐带位于胎先露侧方,考虑为隐性脐带脱垂。新生儿 1 分钟、5 分钟、10 分钟 Apgar 评为分别为 9 分、10 分和 10 分,脐动脉血 pH 值为 7.26,出生体重 2 800g。随访新生儿预后良好,术后产妇宫缩好,出血较少,术后 3 天顺利出院。

 【诊治思路】

1. 诊断及诊断依据

(1)**隐性脐带脱垂**:患者因胎动减少、反复电子胎心监护提示异常,行急诊手术时发现部分脐带位于胎先露侧方。

(2)**异常 NST**:参照 2020 年 SOGC 指南对电子胎心监护的判读,电子胎心监护图纸提示基线 150 次 /min,微小变异,30 分钟内有 2~3 次胎动后出现自发变异减速,持续约 30 秒,胎心率最低降至 90~100 次 /min。经宫内复苏后复查仍不缓解,甚至有加重趋势。

(3)**脐带绕颈 1 周**:产科超声提示。

(4)G_1P_0,37^{+3} **周宫内孕,头位,单活胎,待产**:既往无妊娠史,核实孕周无误,超声提示宫内单活胎,无宫缩。

2. 处理

总原则:综合分析,尽快终止妊娠。

患者孕周已足月,有胎动减少主诉,电子胎心监护提示异常 NST,经宫内复苏后复查电子胎心监护无好转甚至加重,不排除胎儿宫内窘迫,经全面评估母胎状况,建议急诊剖宫产术。术中发现胎儿脐带绕颈 1 周,部分脐带位于胎先露侧方,考虑为隐性脐带脱垂。

【专家点评】

1. 隐性脐带脱垂时,脐带受压于胎先露与骨盆之间,若脐带受压时胎儿血液循环阻断7~8分钟可导致胎死宫内,是严重威胁胎儿生命的产科急症。隐性脐带脱垂诊断较为困难。在待产过程中,胎儿在宫内位置变动,胎先露与骨盆壁之间出现缝隙,所有孕妇均有可能发生隐性脐带脱垂,具有高危因素的患者发生率更高,且更易发展为显性脐带脱垂。妊娠晚期应密切注意胎先露与脐带之间的关系,因隐性脐带脱垂经阴道检查难以直接发现,有学者甚至建议把脐带与胎先露位置关系列为产科超声常规检查项目。但是因常规超声检查对脐带脱垂的诊断缺乏灵敏度及特异度,指南并不推荐。针对高危患者,孕晚期经阴道超声可以帮助提高隐性脐带脱垂的检出率。

2. 结合本病例,当出现下列情况时应警惕存在隐性脐带脱垂:胎心率于宫缩、胎动或体位变化后突然改变,主要表现为延长减速、反复早期减速、反复变异减速、晚期减速、变异减少,经宫内复苏后胎心率无改善。对于孕周较小、胎膜未破、无产兆的患者,胎先露与骨盆壁之间如缝隙较大,隐性脱垂的脐带可能恢复正常位置,且随着孕周增长,胎先露与骨盆间隙变小,使脐带不会再次发生脱垂。但如果隐性脐带脱垂持续存在,随着孕周增加,胎先露可使脐带受压加重甚至出现胎儿窘迫。孕37周前发现隐性脐带脱垂且胎心良好者可在严密监护下继续期待治疗,但需加强宣教,嘱患者认真计数胎动,定期复查彩超,如有任何异常及时就诊。此外,该病案还提示孕晚期胎动计数非常重要。要教会孕妇自数胎动,当胎动数异常时及时就诊,可显著改善胎儿结局。

(彭雪　姚强)

病例 6-1 低置胎盘的阴道试产

【病史】

患者王某,31 岁,$G_3P_0^{+2}$。因"停经 38 周,规律性下腹痛 3 小时"急诊入院。

患者平素月经规律,末次月经:2020 年 8 月 13 日。孕期定期产前检查。孕早期(12^{+2} 周)彩超提示胎盘下缘完全覆盖宫颈内口;孕 22^+ 周彩超提示胎盘下缘达宫颈内口,孕 36^{+5} 周阴道彩超提示胎盘下缘距宫颈内口约 1.7cm。入院前 3 小时出现规律下腹痛,30s/(5~6)min,伴有少许阴道血性分泌物,无阴道排液,胎动正常。

既往人工流产 2 次。

入院查体:生命体征平稳,内科查体无阳性发现,心肺无特殊。专科查体,宫高 32cm,腹围 93cm,胎心率 142 次/min,可扪及明显宫缩,宫缩间歇约 4~5 分钟,持续约 30~40 秒。阴道检查,头先露,S-3,宫颈管质软,居中,消退 100%,宫口容 1 指。

辅助检查：彩超提示，双顶径 9.3cm，股骨长 7.1cm，羊水指数 10.6cm，未见脐带绕颈，脐动脉 S/D 值 =2.8，宫内单活胎。孕 36^{+5} 周阴道彩超提示胎盘下缘距子宫颈内口约 1.7cm。

【诊治思路】

1. 诊断及诊断依据

（1）**低置胎盘：**患者孕晚期阴道超声提示胎盘下缘距宫颈内口约 1.7cm。

（2）$G_3P_0^{+2}$，**38 周宫内孕，头位，单活胎临产：**2 次人工流产史；此次妊娠超声提示宫内单活胎，头位；现有规律宫缩，宫缩间歇约 4~5 分钟，持续约 30~40 秒，伴有宫颈管进行性消退及宫口扩张。

2. 处理

总原则：与患者及家属充分沟通，严密监护下阴道试产。

（1）**明确诊断：**低置胎盘是前置胎盘的一种类型。低置胎盘是指胎盘附着于子宫下段，胎盘边缘距子宫颈内口的距离 <20mm。经阴道超声检查是诊断最主要及最佳的检查方法，检查的准确性明显高于腹部超声，且能更好地发现胎盘与子宫颈内口的关系，具有无创、可多次重复等特点，在临床广泛应用。对于妊娠 32 周仍为前置胎盘且无症状者，推荐妊娠 36 周左右经阴道超声复查，进一步明确胎盘下缘与宫颈内口的关系，以确定最佳的分娩方式和时机。我国前置胎盘的诊断与处理指南（2020）已明确指出：临床处理以最后 1 次检查为依据。该患者有 2 次人工流产史，可能是导致其发生低置胎盘的原因。

（2）**分娩时机及分娩方式的选择：**我国前置胎盘的诊断与处理指南（2020）明确指出，对于无症状的前置胎盘者，推荐妊娠 36~38 周终止妊娠。对于无症状、无头盆不称的低置胎盘者，尤其是妊娠 35 周后经阴道超声测量胎盘边缘距子宫颈内口 11~20mm 的孕妇可考虑自然分娩。该患者现孕 38 周,阴道超声提示胎盘下缘距宫颈内口约 1.7cm,胎儿估重 3 000g,无头盆不称,无胎儿宫内窘迫,阴道流血少,现已临产,可在严密监测下经阴道试产。

(3) 分娩前准备及分娩过程中的处理:首先,在阴道试产前,要充分评估是否具备阴道试产的条件(如胎儿大小、宫颈成熟度等),并与患者及家属沟通,取得其配合;其次,低置胎盘患者在进行阴道试产时,一定要交叉配血备用,并做好行紧急剖宫产术和输血的准备。备红细胞悬液 3U,建立 2 条静脉通道,在待产过程中,严密观察产程进展、阴道流血等情况。

国内外指南均提出在阴道试产的过程中,非常重要的步骤是协助胎先露下降,压迫止血。当宫口开大 3cm 及以上时行人工破膜,迫使胎头下降压迫胎盘前置部分止血。产程中需密切注意胎心变化,必要时采用连续电子胎心监护。若人工破膜后胎头下降不理想,仍有出血,或产程进展不顺利,应立即改行剖宫产术。

此患者入院后宫缩逐渐加强,宫口开大 2cm 时胎膜自破,羊水清亮,产程进展顺利,第一产程 8 小时。宫口开全 1.5 小时后胎儿顺利娩出。胎儿娩出后尽早使用麦角新碱,加强子宫下段收缩。胎盘自娩,检查胎盘、胎膜完整。产时及产后 2 小时失血量共计 310ml。

(4) 产后处理:由于低置胎盘患者胎盘位置位于子宫下段,而子宫下段肌纤维较少,子宫收缩力差,产后 24 小时内仍是发生产后出血的危险时期。故产后仍需严密观察产妇的子宫收缩、阴道流血等情况。可给予宫缩剂促进子宫收缩。一旦发现异常情况,及时处理。

【专家点评】

低置胎盘是前置胎盘中对母胎影响程度比较小的一种类型。发生低置胎盘或前置胎盘的危险因素包括多次宫腔操作史、高龄、双胎妊娠、副胎盘等。低置胎盘发生出血的孕周较晚,出血量较少。国内外的指南对此种类型的胎盘,均建议可在严密监测下经阴道分娩。对于低置胎盘阴道试产者,强调做好以下几点:①准备工作(如交叉配血备用、与患者及家属的沟通)。②在待产过程中,必须严密监测产程进展和阴道出血量,严密监测胎心。如产程进展不顺利或阴道出血多,需再次评估分娩方式。③仔细观察胎盘有无剥离征象,必要时人工剥离胎盘。如人工剥离胎盘困难,需警惕胎盘有无粘连或植入,必要时寻求上级医师的帮助和超声协助诊断。

(黄桂琼　王晓东)

病例 6-2　中央型前置胎盘

【病史】

患者陈某,32 岁,$G_5P_2^{+2}$,因"停经 35^{+5} 周,发现胎盘前置 2^+ 月"入院。

患者既往月经规律。孕期定期产前检查。妊娠 26^{+1} 周彩超提示胎盘下缘覆盖宫颈内口,妊娠 28^{+3} 周因阴道少量流血住院,给予硫酸镁静脉滴注后出血停止,后出院。孕晚期多次阴道超声显示胎盘下缘完全覆盖宫颈内口,胎盘后间隙显示清。

6 年前经腹输卵管异位妊娠病灶清除术;10 年前、7 年前各顺娩一活婴,均健在;8 年前因早孕胎停行清宫术。

入院查体:生命体征平稳,内科查体无异常。专科查体,宫高 30cm,腹围 97cm,头位,胎心率 142 次/min,未扪及宫缩,未行阴道检查。

辅助检查:产科超声提示,宫内单活胎;胎盘附着于子宫右侧壁及后壁,胎盘下缘完全覆盖宫颈内口,胎盘后间隙显示清。血常规、尿常规、肝肾功能无异常。

 【诊治思路】

1. 诊断及诊断依据

(1) **中央型前置胎盘**:孕中、晚期多次超声提示胎盘附着于子宫右侧壁及后壁,胎盘下缘完全覆盖宫颈内口,胎盘后间隙显示清。

(2) $G_5P_2^{+2}$,36^{+5}周宫内孕,头位,单活胎,待产:一次宫外孕手术史,两次足月顺产史,一次胎停清宫史。入院超声示宫内单活胎,查体未扪及宫缩、无阴道流血、排液。

2. 处理

总原则:择期剖宫产。

患者孕期病情平稳,加强监测,终止妊娠方式首选择期剖宫产,尽量避免急诊手术。参照我国《前置胎盘的诊断与处理指南(2020)》,列出注意点并给出参考意见。

(1) **前置胎盘的孕期监测及管理**:孕期应规律产前检查,及时发现并明确前置胎盘类型,明确有无胎盘植入可能。孕中期发现胎盘前置状态者需超声随访胎盘的变化情况,根据孕周大小、胎盘边缘距离子宫颈内口的距离及有无临床症状酌情安排超声随访的次数。胎盘 MRI 不能替代超声诊断和评估前置胎盘,但对可疑胎盘植入者,MRI 可用于协助评估植入的深度、与周围器官的关系等。该患者孕晚期反复超声检查均提示胎盘后间隙清晰,故推测胎盘植入的可能性小,未进一步行 MRI 检查。

(2) **孕期阴道流血的处理**:前置胎盘的出血是由于子宫收缩导致子宫与胎盘间血管错位断裂所致,而当子宫停止收缩后,断裂的血管端会有小血栓形成使出血停止。当子宫再次发生收缩后,血栓脱落出血就会再次发生。因此,前置胎盘的止血,主要是抑制子宫收缩,止血药是没有作用的。此外,前置胎盘的出血常常发生在夜间子宫有不自主的宫缩时,这是由于子宫的不自主宫缩常常发生于夜间。而中央型前置胎盘患者,往往阴道出血时间早于其他类型的前置胎盘(凶险性前置胎盘除外)。该患者孕 28^{+3} 周就曾出现无痛性少量阴道流血。

(3)分娩方式及分娩时机: 前置胎盘的类型、孕周、阴道出血量以及患者的全身情况等多种因素共同决定了前置胎盘的临床处理。中央型前置胎盘患者的终止妊娠方式首选择期剖宫产术,应避免急诊剖宫产。对于无临床症状的前置胎盘孕妇,指南推荐孕 36~38 周终止妊娠。该患者孕晚期无阴道流血、无明显宫缩、孕 36^{+5} 周择期收入院待产,并完善相关术前检查及准备,拟择期剖宫产终止妊娠。

(4)术前准备及术中方案制订: ①详细的病史采集,包括生育史、明确有无药物过敏史,明确有无强有力宫缩剂(麦角新碱、卡前列素氨丁三醇等)应用禁忌证,如青光眼、哮喘、高血压、心脏病等;充分的医患沟通,告知可能存在的风险(如术中术后大出血、有可能切除子宫等)及已经准备的抢救措施,让患者及家属积极配合,缓解其焦虑、担忧。②完善术前各项检查和准备(包括合血备用和自体血回输),联系相关科室(麻醉科、ICU、血库、检验科、手术室及新生儿科等),制订详细的救治方案。确保手术期间血液制品及相关抢救药物、物品准备到位。③手术过程中建议采用容量法和称重法准确估计出血量以指导补液输血。④由经验丰富的高年资医生主刀,熟练掌握各种术中止血方法;以及由高年资麻醉医生维持患者术中生命体征。

该患者入院 2 天后择期剖宫产,胎儿娩出后,予以强有力宫缩药物(缩宫素 10U 宫壁注射、卡贝缩宫素 100μg 静脉推注、麦角新碱 0.2mg 肌内注射)加强宫缩,胎盘娩出后子宫后壁下段胎盘剥离面及宫颈出血汹涌,予以"8 字"缝合胎盘剥离面并行宫颈内口提拉缝合止血。术中估计出血总量约 1 800ml,自体血回输 600ml,

输入纤维蛋白原 4g,术中术后多次查血常规、凝血功能,血红蛋白最低 86g/L,凝血功能无异常。术中术后未输入异体红细胞悬液、血浆等。

(5)**术后管理**:术后第一个 24 小时是非常关键的时期,需严密监测患者生命体征,子宫收缩及阴道流血情况。予以缩宫素 40U+平衡液 500ml 以 50ml/h 持续泵入,益母草肌内注射加强宫缩;使用抗生素预防感染;进行实验室检查,复查血常规、凝血功能等指标。如存在贫血或凝血功能障碍,则积极对症处理。

(6)**如何预防血栓**:该产妇具有发生 VTE 的两个高危因素(产后出血 + 剖宫产术)。术后鼓励患者主动活动(足背伸)、被动物理预防(穿弹力袜、按摩双下肢)及药物预防(术后 24 小时无大出血倾向,低分子量肝素 4 000IU 皮下注射,每天 1 次)直至出院。出院后鼓励适当活动并穿着弹力袜至产褥期结束。

【专家点评】

该患者的成功救治,得益于孕期准确诊断、恰好的入院时机、术前的充分准备、术中的精准处理和术后的严密监测。此外,需了解发生前置胎盘的高危因素,如流产、宫腔手术及多产等,对具有前置胎盘高危因素者,在孕期需关注是否存在前置胎盘及其类型。对妊娠 28 周前超声提示胎盘前置状态者需进行严密的超声随访,并关注有无阴道出血。可根据孕周、胎盘边缘与宫颈内口的关系及有无临床症状调整超声随访的次数。超声仍然是孕期发现以及诊断前置胎盘的首选检查。有胎盘植入高危因素者或超声可疑胎盘植入时,可进一步行 MRI 以明确有无胎盘植入,植入范围、深度及与周围器官的关系。择期剖宫产是绝大多数前置胎盘的终止妊娠方式,但需术前做好准备、术中术后做好监测,从而保障母胎安全。

(邓春艳　王晓东)

病例 6-3　术中发现的凶险性前置胎盘

【病史】

患者高某,30岁,$G_5P_1^{+3}$。因"停经 31^{+4} 周,阴道大量流血 1^+ 小时"急诊入院。

患者平素月经规律,孕期未建档,未规律产前检查,孕期无不适。妊娠 26^{+2} 周外院超声显示:胎盘前置状态,胎盘附着于子宫右侧壁及前壁,胎盘下缘部分覆盖宫颈内口。1^+ 小时前因"阴道流血"于急诊就诊,估计出血量 600ml,以"绿色通道"立即推入手术室。

10年前在外院因社会因素剖宫分娩一活婴,健在。既往人工流产3次。

入院查体: T 36.5℃,HR 105 次/min,R 20 次/min,BP 101/56mmHg。下腹部耻骨联合上两横指见一长约 10cm 的陈旧性瘢痕。专科查体,胎心率 141 次/min,扪及不规律宫缩,强度中,阴道口见活动性鲜红色血液流出,5 分钟估计出血总量约 500ml。

辅助检查: 急诊床旁 B 超提示,宫内单活胎,胎盘附着于右侧壁及前壁,胎盘下缘达宫颈内口,胎盘后间隙未见占位。急诊查 Hb 112g/L。

【诊治思路】

1. 诊断及诊断依据

(1)前置胎盘伴出血:孕中期外院 B 超提示胎盘前置状态,胎盘附着于子宫右侧壁及前壁,胎盘下缘达宫颈内口。急诊床旁 B 超提示胎盘附着于子宫右侧壁及前壁,胎盘下缘达宫颈内口,胎盘后间隙未见占位。1^+ 小时前开始出现阴道流血,到达手术室估计出血总量约 1 100ml。因患者既往有剖宫产史,部分胎盘附着在子宫前壁,应警惕凶险性前置胎盘的可能。

(2)瘢痕子宫:既往剖宫产一次。

(3)$G_5P_1^{+3}$,31^{+4}周宫内孕,头位,单活胎,先兆早产:既往剖宫产 1 次,人工流产 3 次;超声提示头位单活胎,1^+ 小时前出现阴道流血,查体扪及中等强度的不规律宫缩。

2. 处理

总原则:积极术前准备,紧急剖宫产。

因前置胎盘大出血,且阴道仍有活动性出血,不具备保守治疗的可能,应进行紧急剖宫产术终止妊娠。

(1)紧急支持治疗及手术准备:患者到达急诊科后,由于出血多(约 600ml),且仍有活动性出血,立即启动异常紧急绿色通道,心电监护实时监测患者生命体征,建立多个静脉通道以输液扩容,异常紧急交叉配血备用,通知检验科和超声科共同参与抢救,通知手术室做好手术准备,将患者立即推入手术室。

患者到达手术室后,①继续心电监护实时监测患者生命体征,确保多个静脉通道畅通,以备围手术期扩容之需;②留置尿管、监测尿量的同时避免术中膀胱损伤,且便于术中行膀胱灌注检查;③手术室接到急诊科电话后,立即通知麻醉科、新生儿科、手术室、护理部、血库、检验科、影像科做好相应应急血制品、药物、物品准备。④与患方进行病情沟通取得手术同意,并做好子宫切除预案,同时上报医院医务部备案。

(2)术中处理:①采用下腹部纵切口,以充分暴露手术视野,减少入腹时间;子宫切口位置需尽量避开胎盘位置,减少母胎失血。②全身麻醉为宜,采用自体血回输,建立多个有效静脉通道,必要时中心静脉置管,动态血气分析监测有无休克、有无电解质及酸碱平衡紊乱。③监测血常规、凝血功能指导成分输血,警惕 DIC 的发生。④胎盘娩出后采用药物及手术多种止血方法进行止血(如子宫修补、子宫颈内口提拉缝合术、双侧子宫动脉上行支结扎、宫腔填塞等),保守止血措施无效或短时间内大量失血时,应果断行子宫全切术。

该患者推入手术室前多科室医生已到场准备参与抢救,已做好紧急剖宫产的准备,推入手术室后评估出血总量约1 100ml,且有活动性阴道流血,立即予以生命支持、建立多个静脉大通道。术前予以葡萄糖酸钙1g静脉滴注,全麻下取下腹部纵切口入腹,入腹后见膀胱牵拉上移粘连于子宫前壁下段,且子宫下段菲薄,子宫下段血管重度怒张,取子宫体部切口取出胎儿,新生儿1分钟、5分钟、10分钟Apgar评分分别为7分、9分、9分,新生儿复苏后及时转新生儿科进一步治疗。胎儿娩出后立即捆绑子宫下段,予以卡前列素氨丁三醇250μg肌内注射、平衡液500ml+缩宫素40U(50ml/h泵入)加强宫缩,探及胎盘附着于子宫右侧壁及前壁下段,部分覆盖宫颈内口,子宫下段明显膨大呈桶状,人工剥离胎盘困难,根据术中发现诊断为凶险性前置胎盘伴胎盘植入,人工剥离胎盘后胎盘附着面活动性出血,再次肌内注射麦角新碱0.2mg加强宫缩,静脉滴注氨甲环酸1g止血,并多个"8"字缝合活动性出血点。术中行子宫修补、双侧子宫动脉上行支结扎、子宫颈内口成形术,松开子宫下段捆绑后,宫腔下段仍有活动性出血,且出血汹涌,向患者家属交代后果断行子宫切除术。术中监测血常规、凝血功能。术中失血量4 700ml,输入红细胞悬液7.5U,自体血回输642ml,新鲜冰冻血浆800ml,纤维蛋白原4g,冷沉淀8U;输液6 800ml,尿量1 800ml,尿色淡黄亮亮。胎盘及子宫送病检。根据术中情况及病检结果修正诊断为"凶险性前置胎盘伴植入"。

(3)术后处理:患者术后转入ICU观察,重点关注患者的生命体征、阴道出血量、尿管颜色及尿量、腹部引流量及性质以及VTE的预防等。复查血常规、凝血功能、肝肾功能、电解质等,术后用哌拉西林预防感染。根据引流量适时拔出引流管。由于该患者出血多,手术时间长,因此,鼓励患者清醒后在床上活动双下肢,穿弹力袜,术后24小时排除出血风险后开始药物抗凝(低分子量肝素400IU皮下注射,每天1次直至出院)。

【专家点评】

凶险性前置胎盘是指附着于子宫下段剖宫产瘢痕处的前置胎盘,可导致严重不良妊娠结局,对有剖宫产史者应尽早筛查和诊断,特别是在孕早期应明确有无切口妊娠。如诊断切口妊娠,则应和患者及家属充分沟通可能存在的风险,给出医学建议。对于孕早期忽略了孕囊与前次子宫切口的关系而继续妊娠者,一旦诊断凶险性前置胎盘,需尽早明确是否合并胎盘植入。其次,对诊断为凶险性前置胎盘的患者,应在具有一定抢救能力的医院进行产前检查,并根据凶险程度和是否合并胎盘植入提前入院。第三,凶险性前置胎盘终止妊娠的时机主要依据孕周、患者阴道流血量、生命体征及胎儿情况等综合因素评估,个体化精准处理。为降低急诊手术可能存在的人力、物力等方面的不足,国内前置胎盘的诊断与处理指南(2020)推荐在妊娠 34~37 周施行择期剖宫产。术前需与麻醉科、新生儿科、泌尿外科、ICU、血库、检验科、放射科等多学科充分讨论制订缜密的治疗方案,术中做好实时监测,术后仍然要做好生命体征、阴道出血量的监测。对于术中严重产后出血、生命体征不平稳或保守治疗无效者,可行全子宫或部分子宫切除。

(邓春艳　王晓东)

病例 6-4　胎盘穿透性植入导致肠管部分切除

【病史】

患者李某,34 岁,$G_4P_0^{+3}$。因"停经 31^{+2} 周,发现胎盘异常 2^+

月,下腹部坠胀感半天"急诊入院。

患者平素月经规律。孕期外院建档,定期产前检查。2⁺月前(孕22⁺周)行胎儿系统彩超检查,提示胎盘位于宫底部,不排除有胎盘植入的可能性,后转入我院门诊。半天前患者无明显诱因出现下腹部坠胀感,不伴阴道流血排液、胎动异常等不适,扪及明显宫缩。

既往人工流产2次。4年前患者孕8周时因"宫角妊娠"行腹腔镜下左侧宫角楔形切除术,术中发现宫角肌壁间突向浆膜下有一明显凸起,内可见绒毛组织。

入院查体:生命体征平稳。宫高29cm,腹围92cm,胎心率130次/min,扪及明显宫缩,未行阴道检查和肛查。

辅助检查:超声提示,宫内单活胎,胎盘位于宫底部,局部肌壁变薄,胎盘实质内见多个液性暗区,与宫底部分肌壁分界不清,该处胎盘后间隙查见较丰富的血流信号,可疑胎盘植入。血常规,Hb 132g/L。

 【诊治思路】

1. 诊断及诊断依据

(1)**胎盘植入**:患者既往子宫手术史,此次妊娠超声提示胎盘植入可能性大,需进一步检查以明确诊断及判断胎盘植入程度。

(2)**瘢痕子宫(宫角楔形切除术后)**:既往因"宫角妊娠"行腹腔镜下左侧宫角楔形切除术。

(3)$G_4P_0^{+3}$,31^{+2}**周宫内孕,单活胎,先兆早产**:人工流产2次,宫角妊娠1次,患者现停经31^{+2}周,根据孕早期彩超核实孕周无误。超声提示宫内单活胎,患者自觉下腹部坠胀感,查体扪及明显宫缩。

2. 处理

总原则:明确诊断,择期手术。

(1)**明确胎盘植入诊断及程度**:产前准确识别胎盘植入性疾

病,对患者制订个体化的多学科诊疗方案,可帮助产科医师避免术中意外,从而明显改善母胎结局。超声检查是胎盘植入性疾病的一线诊断手段,但是在准确评估胎盘植入性疾病类型和胎盘绒毛侵袭程度方面的价值有限,而 MRI 在检查判断胎盘绒毛侵袭深度及胎盘覆盖位置等方面,具有更高价值。因此将 MRI 用于胎盘植入性疾病术前诊断,对判断胎盘植入性疾病孕妇的胎盘绒毛侵袭程度和指导手术方案制订具有重要意义。

患者彩超提示胎盘植入可能性大,为进一步明确患者的胎盘绒毛侵袭程度行 MRI 检查,MRI 提示胎盘位于宫底部,局部膨隆,肌壁明显变薄,浆膜层似不连续,与周围肠管分界不清。考虑穿透性胎盘植入,不排除侵袭肠管的可能性。

(2) **先兆早产的保胎**:患者现孕 31^{+2} 周,有明显宫缩,目前无明显阴道流血,宜使用宫缩抑制剂,适当延长孕周防止即刻发生早产,为完成促胎肺成熟、进一步明确诊断及完善术前准备争取时间。患者系胎盘植入,抑制宫缩可以预防患者发生大出血而需行急诊手术。有文献报道计划分娩可减少出血量,降低子宫切除等其他并发症的发生率,缩短入住 ICU 的时间。

2012 年 ACOG 早产处理指南推荐:钙通道阻滞剂、前列腺素抑制剂和 β$_2$- 肾上腺素能受体激动剂为抑制早产宫缩的一线用药。该患者电子胎心监护提示不规律宫缩,宫缩强度 50~60mmHg,给予硝苯地平起始剂量为 20mg 口服,然后每次 10mg,每天 4 次(q.6h.),根据宫缩情况调整,持续 48 小时。48 小时后患者开始出现宫缩频繁,阴道少量流血,患者生命体征平稳,立即换用盐酸利托君抑制宫缩治疗。利托君起始剂量 50~100μg/min,静脉滴注,每10 分钟可增加剂量 50μg/min,至宫缩停止,最大剂量不超过350μg/min;维持剂量为 150μg/min,根据情况调整其剂量。

硝苯地平服药中注意观察血压,防止发生低血压。盐酸利托君使用过程中应密切观察心率和主诉,如心率超过 120 次 /min,或诉心前区疼痛则停止使用。

关于保胎过程中硫酸镁保护胎儿脑神经的作用、用法以及促胎肺成熟的用法,详见病例 2-2。

(3)保胎观察期间的重点:①密切观察患者宫缩及有无阴道流血;②每隔 3 天进行一次交叉配血,要保证患者随时有足够的血源;每周复查血常规、凝血功能、血电解质等,了解患者血红蛋白、纤维蛋白原等情况;③每天做好危重患者书面交接班,随时做好急诊手术的准备;④终止妊娠的时机:延长分娩孕周虽可改善围产儿结局,但增加产前出血、急症手术和手术损伤的风险,指南推荐妊娠 34~37 周、甚至孕 34~36 周分娩。

(4)术前准备及手术过程中的处理:因持续药物保胎过程中,下调药物患者仍有不规律宫缩,拟于孕 34 周终止妊娠。考虑患者为穿透性胎盘植入可能性大,分娩方式选择择期剖宫产。胎盘植入已经成为导致产后出血、围产期紧急子宫切除和孕产妇死亡的重要原因。在该患者的围手术期需要注意以下要点。

1)此患者行围产期紧急子宫切除和损伤肠管的可能性大,术前需嘱患者禁食、禁饮,需联系经验丰富的妇科医生和胃肠外科医生。

2)预防产后大出血:术前合红细胞悬液 6U 备用,并于手术开始前与血库进行核实确认。患者宫缩抑制剂持续泵入影响子宫收缩,术前给予葡萄糖酸钙 1g 静脉滴注;胎儿娩出后给予氨甲环酸 1g 静脉滴注、缩宫素 10U 宫壁注射,卡贝缩宫素 100μg 静脉推注或缩宫素 10U 静脉滴注等,必要时可给予麦角新碱或卡前列素氨丁三醇(排除药物禁忌证后),加强子宫收缩。

3)麻醉方式、切口的选择:胎盘植入患者往往发生产后大出血,因低血压及凝血功能障碍有增加脊椎硬膜外血肿的风险,此患者选择全身麻醉较为安全,且便于扩大手术范围和延长手术时间;腹壁切口宜选择腹部纵切口,方便腹腔探查与手术操作。子宫切口依胎盘附着位置而定,原则上应避开胎盘或胎盘主体部分。此患者胎盘位于宫底,术中常规选择子宫下段横切口顺利娩出胎儿。

4）胎儿娩出后胎盘的处理：胎盘原位保留的目的是保留子宫，减少产后出血量和手术并发症。但 20%~30% 的胎盘原位保留者在保守治疗过程中因感染、晚期产后出血仍须行子宫切除，胎盘原位保留这种处理方式仍有争议。此患者胎儿娩出后发现胎盘大部分植入宫底部，局部完全穿透肌壁，并与肠管分界不清。经产科、妇科及胃肠外科医生共同商量后，认为患者胎盘植入面广，且为穿透性胎盘植入，强行剥离胎盘将必然发生产后大出血及其相关并发症，若保留胎盘，宫底部局部肌层菲薄，仍可能发生晚期产后出血，且胎盘已侵及肠管，胎盘原位保留后胎盘机化或感染等并发症将影响肠管。向患者家属交代病情后，果断行子宫切除 + 部分肠管切除 + 肠吻合，手术顺利，术中患者生命体征平稳，出血约 1 200ml，出入量基本平衡。新生儿 1 分钟、5 分钟、10 分钟 Apgar 评分分别为 9 分、10 分、10 分，转入新生儿科观察。

（1）**如何预防血栓**：详见病例 18-5 及病例 18-7。

（2）**产后处理**：患者术后转入妇产科 ICU 进一步观察，抗生素预防应用 48 小时，按胃肠外科意见，维持出入量及电解质平衡，给予肠外营养至患者肛门排气，监测血常规及肝肾功能等，患者大便正常后，于术后第 6 天痊愈出院。

【专家点评】

该患者的成功处治，有三点可以借鉴。

第一，当临床高度怀疑胎盘植入但该医疗单位不具备胎盘植入处置条件时，应在保证患者安全的前提下及时将患者转运至有处置条件的医院进一步治疗，可降低胎盘植入患者不良结局发生率。

第二，对于高度怀疑胎盘植入的患者，术前需做好缜密的准备工作，包括患者的准备，如该患者肠道的准备；物资的准备，如交叉配血等；人员的准备，如高年资医生主刀、相关科室人员需要时台上会诊等。

　　三是该患者因宫外孕行子宫角楔形切除后局部薄弱可能是发生胎盘植入的原因,因此,对未生育的妇女,任何操作均应动作轻柔,尽量恢复其正常的解剖结构。

(黄桂琼　王晓东)

病例 6-5　胎盘前置状态的大出血

 【病史】

　　患者马某,33 岁,$G_3P_0^{+2}$。因"停经 14^{+5} 周,不规律下腹痛伴阴道流血半天"入院。

　　患者平素月经规律。孕 12 周超声示宫内单活胎,胎盘附着于子宫后壁,胎盘下缘达宫颈内口。半天前出现不规律下腹痛,伴阴道流血,量多于月经量。

　　既往人工流产 2 次。

　　入院查体:BP 112/65mmHg,HR 98 次/min。宫底位于耻骨联合上约 2 横指。窥阴器下见宫口扩张 2^+cm,羊膜囊突,宫口可见活动性流血,估计出血总量约 500ml。

　　辅助检查:B 超示,胎盘下缘达宫颈内口,胎儿大小与孕周相符,胎心率 60 次/min。血常规 Hb 128g/L,凝血功能正常。

【诊治思路】

1. 诊断及诊断依据

　　(1)胎盘前置状态伴出血:停经 14^{+5} 周,B 超提示胎盘下缘达宫颈内口,阴道流血半天,量多于月经量,入院后检查宫口见活动性流血。

(2)$G_3P_0^{+2}$,14^{+5}周宫内孕,单活胎,难免流产:既往人工流产2次,半天前出现不规律下腹痛,伴阴道流血,入院查体宫口扩张2^+cm,羊膜囊突,宫口可见活动性流血。B超示胎心率60次/min。

2. 处理

总原则:尽快钳夹出胎儿及附属物。

患者宫口已扩张2^+cm,羊膜囊突,伴有活动性阴道流血(量约500ml),B超提示胎心率60次/min。无保胎前景,应尽快终止妊娠,钳夹娩出胎儿及其附属物。

(1)一般准备:①立即行心电监护实时监测患者生命体征,交叉配血备用,同时建立有效静脉通道,以备产时产后大出血扩容之需,维持母体血流动力学稳定;②与患方进行病情沟通,取得钳夹手术同意,并做好大出血应急预案。

(2)手术治疗:该患者入院时估计阴道流血量约500ml,且入院后一直有活动性阴道流血,胎盘达宫颈内口,宫口开大2cm,羊膜囊突,因此,由高年资产科医师在超声监测下行钳夹术。术中出血约1 200ml,胎儿及附属物钳夹娩出后,予以缩宫素静脉滴注、麦角新碱0.2mg肌内注射加强宫缩,宫体部质地硬,子宫下段质地稍软,宫腔仍有少量持续出血,行宫腔球囊填塞,出血控制。术后复查血常规,Hb 85g/L,予以补铁纠正贫血。术后12~24小时取出宫腔球囊。产后复查超声提示宫内无妊娠物残留。术后用抗生素预防感染。

【专家点评】

1. 对于孕中期胎盘前置状态发生阴道流血者,需对母胎状态做出判断,若母体阴道流血量少、胎儿存活,可在严密监测母胎状况下延长孕周,提高胎儿成活率;若阴道流血较多危及母体生命,则应尽快终止妊娠。

2. 选择采用何种方法(钳夹术、子宫动脉栓塞、甚至子宫切除等)终止妊娠,取决于孕周、阴道出血量的多少、宫口的大小、胎盘位置以及患者是否存在失血性休克等全身状况。

3. 术前与患者及家属的沟通、术前准备、术中处理及术后观察等都非常重要。

(邓春艳　王晓东)

病例 6-6　孕 22 周中央型前置胎盘状态引产

【病史】

患者王某,37 岁,$G_6P_1^{+4}$,因"停经 22 周,发现胎儿发育异常 6 天"入院。

患者平素月经规则,末次月经:2021 年 8 月 7 日。孕期定期产前检查。无创产前检测(non-invasive prenatal testing,NIPT)提示低风险。6 天前患者常规行胎儿系统超声提示人鱼序列综合征(也称并腿畸形,sirenomelia)可能,胎盘下缘完全覆盖宫颈内口,子宫左侧肌壁查见 5.0cm×7.8cm 及 2.3cm×4.1cm 弱回声团,考虑子宫肌瘤。但患者拒绝进一步行羊水检查。要求终止妊娠。孕期体重增加 4kg。

7 年前因社会因素行剖宫产 1 次。之后因非计划妊娠先后行人工流产术 4 次。

入院查体:T 36.5℃,HR 97 次/min,R 20 次/min,BP 107/63mmHg,身高 155cm,体重 53kg,BMI 22.1kg/m²。心肺无特殊。宫高 22cm,腹围 83cm,胎心率 147 次/min。

辅助检查:血常规、尿常规、凝血功能、肝肾功均正常;白带常规示,清洁度Ⅱ度,未见线索细胞、滴虫、酵母菌。产科超声提示,胎位臀位,双顶径 5.18cm,股骨长 3.42cm,胎盘附着于子宫前壁(与子宫肌壁分界清晰,未附着于子宫瘢痕处),厚度 2.0cm,成熟度 0 级,胎盘下缘覆盖宫颈内口(胎盘覆盖宫颈内口处厚度约 0.8~1.0cm);羊水 5.2cm,胎儿颈部未见脐带绕颈,胎心 156 次/min,胎儿双下肢膝部以下融为一体,双足部显示不满意,胎儿胸椎呈角弯曲;孕妇子宫左侧肌壁间查见 6.0cm×7.5cm 及 2.9cm×4.7cm 的弱回声团,考虑子宫肌瘤。经阴道超声提示,孕妇宫颈管长 3cm,未见确切羊水嵌入征象,胎盘下缘覆盖宫颈内口。

 【诊治思路】

1. 诊断及诊断依据

(1)**中央型胎盘前置状态**:腹部及阴道超声均提示胎盘下缘覆盖宫颈内口。

(2)**瘢痕子宫**:患者有 1 次剖宫产史。

(3)**妊娠合并子宫肌瘤**:超声提示子宫左侧肌壁间查见弱回声团,考虑子宫肌瘤。

(4)**胎儿人鱼序列综合征(并腿畸形)?**:超声提示胎儿双下肢膝部以下融为一体,双足部显示不满意,胎儿胸椎呈角弯曲。

(5)$G_6P_1^{+4}$,**22 周宫内孕,臀位,单活胎,待产**:患者 6 次妊娠史,1 次剖宫产史,4 次人工流产史,根据末次月经核实孕周 22 周,无宫缩,超声提示胎位臀位,宫内单活胎。

2. 处理

总原则:选择对母体损伤最小的方法,尽快终止妊娠。

(1)**引产方式**:患者经阴道超声和腹部超声均提示胎盘完全覆盖宫颈内口,胎儿有畸形,且孕周只有 22 周,其引产方式原则上为阴道分娩,可采用超声监测下(尽量避开胎盘)给予依沙吖啶 100mg 羊膜腔注射 + 米非司酮(50mg p.o.,q.12h.,共计 200mg);或者米非司酮(50mg p.o.,q.12h.,共计 200mg)+ 第 3 天口服米索前列醇(600μg)引产。米非司酮使用时的注意事项详见病例4-3。

(2)引产前、引产中及产后注意事项

1)该患者曾剖宫产1次,且有子宫肌瘤,引产前需和患者及家属充分沟通引产方式和可能发生的风险(如出血、子宫破裂以及必要时急诊剖宫取胎等),取得患者和家属的理解和配合。

2)交叉配血备用,至少准备去白红细胞悬液3U;与放射科提前联系,做好引产过程中阴道大出血需行双侧子宫动脉栓塞的准备;宫口开大后及时评估是否需要钳夹,以缩短产程,减少出血。

3)死胎娩出后给予强有力的促宫缩剂,如缩宫素4U/h持续泵入、麦角新碱0.2mg肌内注射、卡前列素氨丁三醇250μg肌内注射等,根据病情可重复给药。

该患者采用米非司酮+米索前列醇引产。在第一次服用米索前列醇后出现规律宫缩,阴道出血400ml,床旁超声提示前置胎盘伴剥离,检查宫口未开,评估无法钳夹胎盘,急诊行双侧子宫动脉栓塞术,阴道出血控制,介入前阴道出血共计770ml,介入后患者宫缩不规律,阴道流血很少。给予第二次口服米索前列醇后患者出现宫缩规律,检查宫口开大1$^+$cm并扪及胎儿骶尾部,遂臀牵引娩出一死胎;因胎盘无剥离征象,超声监测下行胎盘钳夹清宫术,术中出血60ml。患者分娩后回奶,监测血常规及炎症指标变化情况,分娩后第1天查血常规,Hb 101g/L,WBC 26.6×10^9/L,N%91.6%,给予多糖铁复合物纠正贫血、头孢西丁钠抗感染3天后,复查Hb 101g/L,WBC 12.8×10^9/L,N% 79.7%;超声提示宫腔未见占位。术后2周复查Hb 117g/L,妇科超声提示子宫肌瘤,建议患者妇科门诊随诊。

【专家点评】

该患者的成功诊治,概括起来有以下三点值得学习和借鉴。

1. 前置胎盘是影响该患者引产方式的主要因素,也是大出血的重要原因。《前置胎盘的诊断与处理指南(2020)》建议,经阴道超声评估胎盘附着位置、胎盘与宫颈内口的关系、覆盖宫颈内口处胎盘厚度、宫颈管的长度,简称超声检查"四要素",以明确诊断前置胎盘,避免漏诊和误诊。

2. 引产方式。患者系经产妇,有再生育需求,终止妊娠方式以对母体损害最小者为宜,对该患者充分预估产前及产后出血风险,制订了防治预案;但也要告知患者有剖宫取胎、大量输血、切除子宫等的可能。

3. 本例患者主要围绕前置胎盘引产可能大出血的问题,给予积极的应对处理,如备血、急诊介入术、缩短分娩时间、加强宫缩、止血、纠正贫血、预防感染等,动态评估病情变化,最终为成功引产奠定了坚实的基础;引产后继续对患者病情给予相应处理和监测,患者最终顺利引产后病情稳定出院。

（周盛萍　周　容）

第七章 妊娠期高血压疾病

病例 7-1 慢性高血压并发子痫前期合并死胎

【病史】

患者李某,34 岁,因"停经 6$^+$ 月,颜面及下肢水肿 2$^+$ 天,发现胎死宫内 1 天"由外院急诊转入。

患者末次月经不详。孕期无明显不适,未产前检查。1$^+$ 月前感胎动,近 2$^+$ 天未感明显胎动。2$^+$ 天前无明显诱因出现颜面及双下肢水肿,于外院测血压 230/140mmHg,超声提示宫内死胎,给予"硝苯地平、硫酸镁、乌拉地尔"等治疗(具体剂量不详)。

5$^+$ 年前患者因"重度子痫前期"于外院行剖宫产术,3$^+$ 年前诊断为"慢性高血压",未服药,未监测血压。3$^+$ 年前因"孕中期死胎、重度子痫前期"于当地医院行引产术。

入院查体:T 36.6℃,HR 97 次 /min,R 22 次 /min,BP 189/120mmHg,双肺闻及散在少许湿啰音,全身水肿(4+)。宫底约平脐,下段无压痛。

辅助检查:血常规示,PLT 44×10^9/L;24 小时尿蛋白 3.77g,

尿常规可见病理管型；血生化示，ALT 85U/L，AST 109U/L，ALB 24.3g/L，乳酸脱氢酶（lactate dehydrogenase，LDH）3 330U/L，BU 8.85mmol/L，Cr 93μmol/L，血镁 3.82mmol/L。产科彩超提示，宫内单死胎（约孕 6 个月）。心脏彩超示，左心房稍大、主动脉瓣反流（轻度）。眼底检查示，小动脉痉挛，动静脉比 1∶2。胸腹部彩超提示，腹腔积液 3.4cm。双下肢静脉彩超及心电图未见明显异常。

 【诊治思路】

1. 诊断及诊断依据

（1）**高血压危象（急症）**：血压急剧持续升高（>180/120mmHg）；多个终末器官受损。

1）心脏，左心房稍大、主动脉瓣反流（轻度）。

2）肝脏，ALT 85U/L，AST 109U/L，ALB 24.3g/L，LDH 3 330U/L。

3）肾脏，尿常规可见病理管型，24 小时尿蛋白 3.77g。

4）眼底，小动脉痉挛，动静脉比 1∶2。

5）腹腔积液。

（2）**HELLP 综合征**：转氨酶升高（ALT 85U/L，AST 109U/L）；溶血（LDH 3 330U/L）；血小板减少（PLT 44×10^9/L）。

（3）**慢性高血压并发重度子痫前期**：慢性高血压病史；血压持续升高>160/110mmHg；24 小时尿蛋白 3.77g；重要脏器功能受损；胎死宫内等。

（4）**死胎**：超声提示胎死宫内。

（5）**瘢痕子宫**：既往剖宫产史。

（6）$G_3P_1^{+1}$，6^+ **月宫内孕，单死胎，待产**：一次足月剖宫产，一次孕中期引产史，此次超声提示宫内单死胎，无宫缩。

2. 处理

总原则：病情稳定后尽快终止妊娠。

在该患者的处理过程中（分娩前、分娩时及分娩后），存在较多需要特别关注的点,参照国内外指南,特别是我国《妊娠期高血压疾病诊治指南(2020)》,列出以下注意点并给出参考意见。

(1) **高血压如何降压**:降压的目的是预防心脑血管意外和胎盘早剥等严重母胎并发症,降压药物的选择和给药途径应优先于其他药物。①该患者血压超过 180/120mmHg,为高血压危象,应立即启动降压。②口服与静脉降压药同时使用。口服拉贝洛尔 100mg t.i.d.、拜新同 30mg q.d.,乌拉地尔 8mg/h 持续静脉泵入。③患者合并重要器官功能受损,目标血压应控制在 130~139/80~89mmHg,但患者有慢性高血压病史,其血压的控制目标可适当放宽。④降压过程力求平稳。经上述治疗后患者血压仍波动于 141~186/83~127mmHg,调整口服拉贝洛尔 200mg q.i.d.,拜新同 60mg q.d.,乌拉地尔逐渐上调至 16~20mg/h 静脉泵入;26 小时后患者血压控制在 130~140/80~90mmHg。⑤由于产时宫缩、疼痛可能诱发血压升高,因此产时应特别注意血压的控制,维持产前口服降压药物,根据产时血压及时、灵活调整乌拉地尔静脉用量。⑥产后患者血压控制平稳,逐步下调直至停用静脉降压药,继续口服拜新同 60mg q.d.、拉贝洛尔 200mg q.i.d.,控制血压在 120~139/80~96mmHg 直至出院。⑦在降压的同时,需注意镇静,让患者充分休息。可给予口服地西泮 2.5~5mg t.i.d.。

(2) **子痫前期解痉**:硫酸镁是重度子痫前期预防子痫发作的药物,也是治疗子痫和预防抽搐复发的一线药物,除非存在硫酸镁应用禁忌证或者硫酸镁治疗效果不佳,否则不推荐使用苯巴比妥和苯二氮䓬类药物(如地西泮)。

1)患者院外已使用硫酸镁解痉,入院时查血镁浓度 3.82mmol/L,高于治疗浓度,为避免镁离子中毒,暂不予硫酸镁输入。

2)患者无胸闷、乏力、呼吸困难等不适,腱反射存在,尿量正常(1 030ml/12h),无需给予钙通道阻滞剂。

3)动态监测血镁浓度:4 小时后复查血镁浓度下降至 1.98mmol/L,继续给予维持剂量 1.38g/h 持续解痉,并根据血镁浓度调整硫酸镁用量,使血镁浓度维持在有效治疗浓度。

4)产后继续应用硫酸镁 24~48 小时。

(3)低蛋白血症、水肿、腹腔积液的处理:①补充白蛋白或血浆,每日给予白蛋白 10~20g 静脉输入;②为减轻容量负荷,输入白蛋白后给予呋塞米 20mg 静脉推注利尿。

(4)HELLP 综合征和 / 或血小板减少的处理:该患者入院后血小板最低 44×10^9/L,符合 Martin 分类的血小板重度减少的标准。在此种情况下,可有指征地输注血小板和使用肾上腺皮质激素,故合血小板 1 个治疗量备用,给予地塞米松 10mg q.12h. 静脉输入治疗 3 天,复查血小板升至 64×10^9/L 后引产,产后复查血小板逐渐升高至 144×10^9/L。

(5)死胎的处理:①宫内死胎会增加凝血功能障碍、感染等风险;对已经发生胎死宫内者,在稳定病情后尽快终止妊娠。患者入院经降压、解痉、保肝、升血小板等综合治疗 3 天后,BP 波动在 130~140/80~90mmHg,各项实验室指标有所好转,血小板升至 64×10^9/L,ALT 40U/L,AST 50U/L,总胆红素(total bilirubin,TB)8.3μmol/L,白蛋白 25.4g/L,LDH 1 664U/L,BU 7.40mmol/L,Cr 81μmol/L。此时就是引产最佳时机。②该患者系孕中期死胎,终止妊娠时须选择对母体损害最小的分娩方式。虽为瘢痕子宫,但有过孕中期引产史,无阴道分娩禁忌,选择依沙吖啶(100mg)羊膜腔注射 + 米非司酮(口服 50mg q.12h.,共 200mg)引产。患者于依沙吖啶注射后 24⁺ 小时顺利娩出一死胎。

(6)分娩前准备及分娩过程中的处理:该患者在分娩前及分娩过程中需要注意:①预防产后大出血。患者高血压、硫酸镁持续泵入影响子宫收缩,发生产后出血的风险增加,分娩前给予合血 2U 及血小板 1U 备用;宫口开全后停用硫酸镁,给予葡萄糖酸钙 1g 静脉滴注;死胎娩出后氨甲环酸 1g 静脉滴注、缩宫素 40U+500ml 平衡液 50ml/h 持续泵入等;②产程中的血压控制。持续心电监护,5~30 分钟监测一次血压,口服降压药物用法同分娩前(拜新同

60mg q.d.,拉贝洛尔 200mg q.i.d.),根据产时血压调整静脉降压药乌拉地尔的用量,使血压控制在目标范围内;③建议在产程潜伏期使用镇静药物或分娩镇痛。

(7)预防血栓:孕产妇是静脉血栓栓塞症(venous thrombo-embolism,VTE)的高风险人群,分娩后应注意预防 VTE 的发生,包括运动、避免脱水、穿着弹力袜、双下肢气压治疗、预防性使用低分子量肝素等。根据四川大学华西第二医院制订的 VTE 评分标准(当时中国的专家共识尚未颁布),该患者评分 2 分(子痫前期 1 分 + 死胎 1 分),分娩 24 小时后无大出血倾向,给予物理预防(如穿弹力袜)和药物预防(低分子量肝素 4 000IU 皮下注射,每天 1 次)直至出院。出院后可继续穿弹力袜。

(8)产后处理

1)预防产后子痫:分娩后继续使用硫酸镁 0.69~1.38g/h 解痉直至产后 24~48 小时。

2)继续控制血压:口服拜新同 60mg q.d. 及拉贝洛尔 200mg q.i.d. 降压,继续使用乌拉地尔(3~16mg/h)静脉泵入,血压稳定后逐渐下调直至停止静脉使用乌拉地尔,监测血压波动范围在 120~139/80~95mmHg。

3)指导患者回奶。

4)监测重要脏器功能:产后复查 24 小时尿蛋白定量 0.944g/24h;血生化示,ALT 26 U/L,AST 38U/L,ALB 28.6g/L,LDH 520U/L,BU 6.1mmol/L,Cr 53μmol/L,镁 1.92mmol/L;血常规示,PLT 144×10^9/L;超声提示胸腹腔未见明显积液。

5)出院时机:产后 7 天是妊娠期高血压疾病患者产褥期血压波动明显的时期,故出院时间应晚于该时期。

【专家点评】

该患者的成功救治,概括起来有三点值得学习和借鉴。

1. 对该患者的诊治,紧紧围绕要解决的主要问题(死胎引产),同时针对存在的严重合并症(慢性高血压)及并发症(重度子痫前期、HELLP综合征等),给予精准处理,如降压、镇静、解痉、补充白蛋白、提升血小板计数等,并注意监测治疗过程中可能出现的不良反应(如硫酸镁治疗中患者呼吸、尿量、腱反射、血镁浓度等指标),以及为避免出现不良反应采取的积极措施(如避免加重心脏负荷,在输注白蛋白后给予利尿剂),动态评估病情的变化(血压、血小板计数等指标),为最终成功引产提供了有利条件。

2. 引产方式,充分考虑患者的特殊性,选择对母体影响最小的引产方法,且充分预估了分娩过程中可能出现的血压波动和产后出血,制订了防治预案。

3. 引产后继续对患者病情给予相应处理和监测,在病情稳定后(检查指标明显改善、血压稳定)方可出院。

(陈洪琴 周 容)

病例 7-2 以胸腔积液为首发表现的重度子痫前期

【病史】

患者夏某,36岁,$G_2P_0^{+1}$,因"停经34^{+5}周,胸闷1^+周"急诊入院。

既往月经规律,末次月经:2019年2月18日。孕期外院建档,定期产前检查,无特殊。入院前1^+周出现胸闷,超声提示胸腔积液,心脏未见明显异常。

2年前人工流产一次。

入院查体:T 36.3℃,HR 82次/min,R 21次/min,BP 132/80mmHg

(波动于 132~152/86~92mmHg)。心律齐,未闻及杂音,双肺呼吸音稍弱。宫高 30cm,腹围 96cm;偶有宫缩,子宫张力不高。

辅助检查:心脏彩超提示,LVEF 61%,FS 33%,心脏结构未见异常。胸腹部彩超提示胸腔积液 2.4cm;心电图未见异常。血常规示,WBC 9.6×10^9/L,N% 81.6%,Hb 119g/L,PLT 104×10^9/L;尿常规示,尿蛋白(+);肝肾功、血电解质、心肌损伤标志物(肌钙蛋白、BNP)等未见异常;双下肢静脉彩超未见血栓;免疫指标全套阴性。

【诊治思路】

1. 诊断及诊断依据

(1)**重度子痫前期:**多次血压升高超过 140/90mmHg,最高 152/92mmHg;胸腔积液;尿蛋白(+)。

(2)$G_2P_0^{+1}$,34^{+5} 周宫内孕,单活胎,待产:一次人工流产史;根据末次月经及孕早期超声核实孕周;此次超声提示宫内单活胎,无宫缩。

2. 处理

重度子痫前期患者处理总原则:解痉、降压、密切监测病情变化、监测胎儿宫内状况、适时终止妊娠等。

其具体的注意事项如解痉、降压、终止妊娠的时机/方式及产后处理等详见病例 7-1。对于该患者,需要注意以下几点。

(1)**重度子前期的首发症状:**子痫前期为多因素致病,可基于患者的各种基础病理生理状况,也受妊娠期间环境因素的影响,因此,子痫前期的临床表现呈现多样性和复杂性,个体的首发症状表现不一。血压升高或蛋白尿、胎儿生长受限及血小板下降,都可能是其首发症状,也有部分患者发病时并无高血压或蛋白尿,或仅存在实验室检查指标异常,如血小板计数 $<100 \times 10^9$/L、转氨酶水平异常、低蛋白血症等。

该患者孕晚期以"胸闷"为主诉,检查发现"胸腔积液",后续检查才发现尿蛋白阳性,进而监测血压发现血压升高,这在临床中比较少见。在临床工作中,需要高度警惕这类不以高血压或蛋白尿阳性为首发症状的患者,头脑中要始终想到每一位孕妇都有发生子痫前期的可能性,应仔细排查可能导致胸腔积液的原因。

(2)胸腔积液的原因及鉴别诊断:胸膜毛细血管内静水压增高(如充血性心力衰竭)、胸膜通透性增加(如胸膜炎症、肿瘤)、胸膜毛细血管内胶体渗透压降低(如低蛋白血症、肝硬化)、壁层胸膜淋巴回流障碍(如癌性淋巴管阻塞)以及胸部损伤等,均可引起胸腔积液,胸腔积液分为漏出性和渗出性两种。

充血性心力衰竭、缩窄性心包炎、肝硬化、上腔静脉综合征、肾病综合征、肾小球肾炎等引起的胸腔积液常为漏出性胸腔积液。

渗出性胸腔积液的病因包括:①胸膜恶性肿瘤,包括原发性间皮瘤和转移性胸膜瘤。②胸腔和肺部感染,如结核病和其他细菌、真菌等。③结缔组织疾病,如系统性红斑狼疮、多发性肌炎等。④淋巴细胞异常,如多发性骨髓瘤、淋巴瘤等。⑤药物性胸膜疾病,如米诺地尔、溴隐亭、二甲麦角新碱等。⑥消化系统疾病,如病毒性肝炎、肝脓肿、胰腺炎等。⑦其他,如血胸、乳糜胸、尿毒症等。

在妊娠期,孕妇出现胸腔积液的常见原因有重度子痫前期、结缔组织疾病、感染、心脏疾病、肝肾疾病等,特殊情况还见于镜像综合征等。

针对常见病因,我们对患者进行了一系列的检测,查免疫指标,心肌损伤标志物,肝肾功能,感染指标(C反应蛋白、降钙素原等)、心脏超声、腹部超声及胎儿超声等,排除了结缔组织疾病、感染、心脏疾病、肝肾疾病等,确定该患者的胸腔积液是由重度子痫前期所致,且为漏出性积液。

(3)胸腹腔积液的处理:重度子痫前期患者胸腹腔积液多因"低蛋白血症"引起,目前国内外指南均未提出通过胸腔穿刺或腹腔穿刺引流来减少胸腹腔积液,除非为缓解大量胸腔积液引发的呼吸困难。

根据我国妊娠期高血压疾病诊治指南(2020),对于严重的低蛋白血症伴胸、腹腔积液或心包积液者,应补充白蛋白或血浆,每日给予白蛋白 10~20g 静脉输液,为减轻容量负荷,输入白蛋白后给予呋塞米 20mg 静脉推注利尿。

该患者住院期间监测血浆白蛋白波动于 29.1~31.6g/L,胸腔积液未明显增加,患者无胸闷、呼吸困难等症状,故未给予静脉输注白蛋白,以防增加心脏负担,鼓励患者增加蛋白饮食。

(4)分娩时间及分娩方式的选择:子痫前期患者终止妊娠的时机取决于患者和胎儿的综合评估情况。患者入院时孕周已达 34 周,虽然国内外指南均建议孕 34 周后的重度子痫前期可终止妊娠,但患者一般情况良好,胎儿宫内状况稳定,因此,没有必要在 34 周就终止妊娠,可在严密监测母胎双方的情况下,尽量延长孕周,避免新生儿并发症及不良结局的发生。

在用硫酸镁解痉、拉贝洛尔降压等期待治疗过程中,患者血小板有下降(92×10^9/L),转氨酶升高(ALT 121U/L,AST 92U/L),考虑病情有所进展,患者此时孕 36^{+1} 周,已完成地塞米松促胎肺成熟,可考虑终止妊娠。因患者系初产妇,宫颈条件不成熟(Bishop评分 1 分),估计短时间无法经阴道分娩,与患者及家属充分沟通后行择期剖宫产终止妊娠。

【专家点评】

妊娠期高血压疾病的早期识别和规范化诊治是有效改善母胎结局的重要措施。对于本病例,我们需要特别注意以下内容。

1. 子痫前期存在多因素发病使临床表现呈现多样性和复杂性,个体的首发症状表现不一。在临床工作中应警惕"非典型"患者,关注患者的各种不同临床表现,重视妊娠期的临床预警信息,如病理性水肿、体重过度增加、血压处于正常高限(收缩压为

131~139mmHg 和 / 或舒张压 81~89mmHg)、血压波动(相对性血压升高)、胎儿生长受限趋势、血小板计数呈下降趋势及无原因的低蛋白血症等,提高早期识别和诊断能力,避免漏诊、误诊,延误治疗。

2. 本例患者以"胸腔积液"为首发症状,我们一定要熟悉胸腔积液的原因和鉴别诊断,对育龄期妇女胸腔积液的常见病因,进行仔细排查,探明病因。

3. 对于胸腔积液的治疗,要注意针对病因的治疗,原发疾病被控制后,积液通常可自行消失,切不可把胸腔穿刺作为治疗的常规手段。只有当大量积液导致明显临床症状时,才可通过胸腔穿刺引流等方法缓解症状。

4. 虽然指南建议重度子痫前期患者可在 34 周后终止妊娠,但对于母胎情况稳定者,可严密监测期待治疗,适当延长孕周,避免或减轻新生儿并发症及不良结局的发生。

(夏 伟　周 容)

病例 7-3　孕 29$^+$ 周突发腹痛—— HELLP 综合征

【病史】

患者陈某,27 岁,因"停经 29^{+2} 周,发现血压升高 1 天"由外院急诊转入。

孕期无明显不适,未定期产前检查。孕 4$^+$ 月始感胎动。1 天前无诱因出现双下肢水肿,于当地医院就诊测血压162/112mmHg,给予"拉贝洛尔口服、硫酸镁静脉泵入"等治疗(具体不详)后转入我院。

患者 2$^+$ 年前孕 33$^+$ 周因"重度子痫前期"在外院行剖宫产术（具体不详），分娩一活男婴，新生儿出生 2$^+$ 月死亡（原因不详）。

入院查体：T 36.6℃，HR 92 次/min，R 21 次/min，BP 158/108mmHg，双下肢水肿（+）；BMI 26.32kg/m^2。

辅助检查：血常规示，Hb 123g/L，PLT 155×10^9/L；凝血功能未见异常，尿蛋白（3+），24 小时尿蛋白 3.17g，尿常规可见病理管型；血生化示，ALT 39U/L（参考值<49U/L，余下同），AST 40U/L（<40U/L），TB 15.0μmol/L（5~23μmol/L），ALB 26.9g/L（34.0~55.0g/L），LDH 212U/L（120~246U/L），BU 6.55mmol/L（2.6~7.5mmol/L），Cr 68μmol/L（30.4~73μmol/L），血镁 1.84mmol/L。产科彩超提示，胎方位 LOA，BPD 7.20cm，HC 26.00cm，FL 5.28cm，AC 25.03cm，胎盘附着于宫底及右后壁，厚度 3.1cm，羊水深度 6.5cm，胎儿颈部未提示脐带绕颈，脐动脉血流 S/D 值=2.97。眼底动静脉比 1:2，未见出血、渗出等。胸腹部彩超提示，右侧胸腔积液 4.4cm，左侧胸腔积液 4.5cm，腹腔积液 4.1cm；心脏彩超、心电图、肝脏彩超及双下肢静脉彩超未见异常。

入院后给予硫酸镁 1.38g/h 持续静脉泵入，盐酸拉贝洛尔 100mg t.i.d. 联合拜新同 30mg b.i.d. 口服降压，血压波动于 127~137/79~90mmHg，地塞米松促胎肺成熟。入院后第 3 天患者无明显诱因出现右上腹疼痛，测血压 179/118mmHg，立即启用乌拉地尔静脉降压（用法参见病例 7-1）。急查血常规示，Hb 101g/L，PLT 57×10^9/L；凝血功能示，凝血酶时间 22.8 秒，纤维蛋白原 151mg/dl；血生化示，ALT 158U/L，AST 122U/L，TB 27.0μmol/L，ALB 24.9g/L，LDH 1803U/L，BU 7.55mmol/L，Cr 106μmol/L，血镁 1.89mmol/L；产科彩超示，胎方位 LOA，BPD 7.21cm，HC 26.10cm，FL 5.32cm，AC 25.22cm，胎盘附着于宫底（较局限），厚度 6.4cm，胎盘胎儿面查见范围 5.1cm×4.4cm×3.2cm 的弱回声，内探及细弱点状回声，羊水深度 6.3cm，胎儿颈部未见脐带绕颈。脐动脉血流 S/D 偶呈单峰。肝脏彩超未见明显异常。

该病例入院后的前 3 天内病情相对稳定,入院 3 天后病情迅速进展,发生严重并发症,故诊治思路分为两个阶段进行分析阐述。

 【诊治思路 1】(入院后前 3 天)

1. 诊断及诊断依据

(1)**复发性重度子痫前期**:血压持续性升高>160/110mmHg;重要脏器功能受损。①肾脏功能受损,尿常规示尿蛋白(3+),可见病理管型,24 小时尿蛋白 3.17g;②眼底,动静脉比 1∶2,提示小动脉痉挛;③低蛋白血症伴胸腹腔积液,ALB 26.9g/L,彩超提示双侧胸腔及腹腔积液。④患者既往有重度子痫前期病史。

(2)**瘢痕子宫**:既往剖宫产史。

(3)G_2P_1,29^{+2} **周宫内孕,头位,单活胎,待产**:一次剖宫产,根据末次月经推算孕周,彩超提示头位,无宫缩。

2. 处理

总原则:解痉、降压、纠正低蛋白血症,地塞米松促胎肺成熟,严密监测母胎情况,预防严重并发症,适时终止妊娠。

重度子痫前期处理的具体注意事项详见病例 7-1。

 【诊治思路 2】(入院 3 天以后)

1. 诊断及诊断依据　在前述诊断的基础上补充以下 3 个诊断。

(1)**HELLP 综合征**:转氨酶升高(ALT 158U/L,AST 122U/L);溶血(TB 27.0μmol/L,LDH 1803U/L);血小板减少(PLT 57×10^9/L)。

(2)**胎盘早剥**:①重度子痫前期是胎盘早剥发生的危险因素,尤其是血压波动大时;②彩超发现胎盘增厚(厚度 6.4cm,入院时厚度 3.1cm),胎儿面见范围 5.1cm×4.4cm×3.2cm 的弱回声,内探及细弱点状回声;③血红蛋白下降 20g,由 123g/L 降至 101g/L;

④凝血功能异常,凝血酶时间 22.8s,纤维蛋白原 151mg/dl。

(3)**胎儿脐血流频谱异常**:彩超发现脐动脉血流偶呈单峰。

2. 处理

总原则:控制病情的同时尽快终止妊娠。

(1)**HELLP 综合征的处理**:该患者转氨酶升高(ALT 158U/L,AST 122U/L)给予丁二磺酸腺苷蛋氨酸保肝对症治疗,产后查转氨酶降至 ALT 40U/L,AST 57U/L。血小板降低至 57×10^9/L,在 Martin 分类中系血小板中度减少,不推荐使用肾上腺皮质激素和预防性输注血小板,但可在剖宫产术前输注血小板,故合血小板 1 个治疗量备用,动态监测血小板,产后复查血小板升高至 127×10^9/L。

(2)**胎盘早剥的处理**:①患者入院经降压、解痉等综合治疗 3 天后,病情迅速进展(详见病史部分)导致胎盘早剥的发生。由于患者此胎较为珍贵且患者及家属期望值高,入院 3 天内已完成地塞米松疗程促胎肺成熟,现凝血功能出现异常,血红蛋白也进行性显著下降,故不宜再继续期待治疗,应尽快结束妊娠。②患者无产兆,宫颈不成熟(先露 S-3 以上,宫颈居中,质硬,消退 20%,宫口未开,Bishop 评分 1 分),预计短时间内无法自然分娩,且为瘢痕子宫,以剖宫产终止妊娠为宜。

(3)**重度子痫前期患者剖宫产的术前准备及术中处理**:该患者在剖宫产术前及术中需要注意以下内容。

1)预防术中、术后大出血。患者高血压、硫酸镁持续泵入影响子宫收缩、凝血功能异常、血小板减少等致使术中、术后大出血的风险增加。患者进入手术室后,建议停用硫酸镁,麻醉后给予葡萄糖酸钙 1g 静脉滴注;胎儿娩出后给予缩宫素 40U+500ml 平衡液以 50ml/h 持续静脉泵入等。

2)术中的血压控制。持续心电监护,胎儿娩出前后分别 1 分钟、3 分钟监测一次血压(由麻醉师具体监测血压并与产科医师沟通),根据血压及时调节乌拉地尔用量,使血压控制在目标范围内(患者合并肝肾等重要器官功能受损,目标血压控制在 130~139/80~89mmHg,且为保证子宫胎盘血流灌注不能低于130/80mmHg)。

(4)产后处理

1)预防产后子痫:继续给予硫酸镁 1.38g/h 持续泵入解痉至产后 24~48 小时。

2)术中、术后疼痛可能诱发血压升高,此期应特别注意血压的控制。口服拜新同 30mg b.i.d.、拉贝洛尔 100mg t.i.d. 联合乌拉地尔静脉降压,根据血压及时调整乌拉地尔静脉用量(3~16mg/h,目标血压控制在 130~139/80~89mmHg),术后给予布托啡诺 1mg 肌内注射镇痛,血压稳定后逐渐下调直至停止静脉使用乌拉地尔,继续口服拜新同 30mg b.i.d.、拉贝洛尔 100mg t.i.d.,控制血压在120~138/80~95mmHg 直至出院。

3)监测重要脏器功能:产后 2 天复查 24 小时尿蛋白定量1.3g;血常规示,Hb 82g/L,PLT 127×10^9/L;凝血功能示,纤维蛋白原 300mg/dl,凝血酶时间 15.8 秒;血生化示,ALT 41U/L,AST58U/L,ALB 29.6g/L,LDH 509U/L,BU 5.9mmol/L,Cr 53μmol/L;超声提示胸腹腔微量积液。

4)出院时机:产后 6 天是妊娠期高血压疾病患者产褥期血压波动明显的时期,故出院时间应晚于该时期。

(5)预防血栓:特殊的生理及解剖学改变致使妊娠期及产褥期静脉血栓栓塞症(venous thromboembolism,VTE)发生风险增加,分娩后应注意预防 VTE 的发生,包括运动、避免脱水、穿着弹力袜、双下肢气压治疗、预防性使用低分子量肝素等。根据 2021 年《妊娠期及产褥期静脉血栓栓塞症预防和诊治专家共识》,该患者有 2 项 VTE 风险因素(重度子痫前期 + 剖宫产),术后 24 小时复查 PLT 97×10^9/L,纤维蛋白原 267mg/dl,凝血酶时间 15.6 秒,排除出血倾向后,给予物理预防(如穿弹力袜)和药物预防(低分子量肝素 4 000IU 皮下注射,每天 1 次)直至产后 3 天。

【专家点评】

该患者的成功救治,概括起来有以下四点值得学习和借鉴。

1. 对该患者的诊治,从胎儿角度,应尽量延长孕周;从母体角度,结束妊娠是现今最为有效的治疗方式。入院后给予兼顾母胎双方的综合治疗,如降压、镇静、解痉、补充白蛋白、地塞米松促胎肺成熟等,并严密监测母胎情况。在出现新的严重并发症,且病情发生恶化时,迅速调整治疗方案,果断终止妊娠,为保障母胎平安赢得了宝贵时间。

2. 患者 2^+ 年前有重度子痫前期病史,此次妊娠又发生了重度子痫前期,即为"复发性重度子痫前期"。目前认为重度子痫前期的复发率可高达 50%,复发孕周早于前次发病孕周,病情程度也较前次严重,而且不规律产前检查是子痫前期复发的独立危险因素。该患者本次妊娠未定期产前检查,为此次复发重度子痫前期增加了风险,发病孕周也早于前次妊娠,且出现了严重并发症。

3. 子痫前期患者出院前应予以健康宣教,让其知晓再次妊娠时存在疾病复发的可能,提高其再次妊娠时的围产保健意识。此次妊娠初诊时,需详细询问病史,追踪上次疾病发病情况,尽量找寻上次发病的风险因素,排查本次妊娠是否存在高龄、肥胖、内科基础疾病等新增风险因素,并服用小剂量阿司匹林(50~150mg/d),从孕早中期(妊娠 12~16 周)开始,预防性应用到妊娠 26~28 周,甚至 34~36 周。

4. 复发性重度子痫前期更易发生严重不良母胎结局,表现为母体器官功能损害更重,严重并发症发生率增高,胎儿发病率及死亡率显著增加等。本例患者转至我院后经积极综合治疗,但仅过了 3 天就发生了胎盘早剥等严重并发症。因血红蛋白进行性显著下降、凝血功能发生异常,加之胎儿脐血流呈单峰,继续期待治疗虽可延长孕周,但病情随时可能进一步恶化(胎盘剥离面积进行性增大,可出现 DIC、胎儿窘迫、甚至胎死宫内等危及母胎生命的情况),故不宜保守治疗,应尽快结束妊娠。综合考虑患者无产兆,宫颈条件不成熟,短时间无法经阴道分娩,且系瘢痕子宫的特殊性,立即行剖宫产终止妊娠,临床决策合理正确。

(张燕萍　周　容)

病例 7-4　易被忽视的产后突发子痫

【病史】

患者赵某,33 岁,因"停经 40^{+3} 周,规律性下腹痛 3^+ 小时"急诊入院。

孕 12^{+5} 周我院建档,规律产前检查,未见明显异常。孕期体重增加 13.5kg。

入院查体: T 36.7℃,HR 90 次 /min,R 20 次 /min,BP 112/73mmHg;BMI 26.65kg/m^2。专科检查,宫高 33cm,腹围 93cm;坐骨结节间径 8^+cm。宫缩间隔 3~4 分钟,持续约 30~40 秒。阴道检查,头先露,S-3,宫颈管居中位,质软,消退 90%,宫口未开,内骨盆未扪及异常。

辅助检查: 血常规、凝血功能、肝肾功、电解质未见异常;尿常规示,尿蛋白(±),隐血(-)。产科彩超提示,胎方位 LOA,双顶径 9.42cm,头围 33.19cm,股骨长 7.18cm,腹围 34.64cm,羊水深度 5.2cm,羊水指数 17.8cm,脐动脉 S/D 值 =2.1。

患者产程进展顺利,入院后 13 小时分娩一活男婴,分娩过程中血压最高达 149/93mmHg,分娩失血量 320ml。产后患者极度疲乏,感头痛,持续不缓解。产后 2^+ 小时患者突发牙关紧闭、双眼凝视、四肢强直伴意识丧失、呼之不应,面色欠红润,口唇及甲床发绀,口角有少许白色黏液,测血压波动于 150~162/85~111mmHg,心率 110~128 次 /min,血氧饱和度 87%~92%,立即开放气道,保持呼吸道通畅,置压舌板防止舌根后坠、咬伤,氧流量调至 10L/min 持续面罩给氧,建立静脉通道,同时呼叫产科医生、麻醉科医生及 ICU 医生到场参与抢救,持续心电监护,并避免声、光、水等刺激,给予硫酸镁 4g 加入生理盐水 50ml 中以 8.28g/h 的速度静脉泵入解痉治疗。抽搐持续约 2 分钟后停止,患者意识逐渐恢复,对答切题,双侧瞳孔等大等圆,对光反射灵敏,四肢活动正常,稍烦躁,给予地西泮 10mg 静脉推注镇静等处理。急查血常规、凝血功能、血电解质、血气分析未见明显异常,白蛋白 30.2g/L;尿蛋白(3+),24 小时尿蛋白定量 2.12g;胸腹腔彩超未见积液;头颅 CT 未提示明显异常;脑电图未见异常;眼底检查见眼底动静脉比例 1:2。

 【诊治思路】

1. 诊断及诊断依据

(1)产后子痫:①分娩过程中有血压升高(超过 140/90mmHg);②有头痛且不能缓解等前驱症状;③抽搐昏迷期间测血压更高(150~162/85~111mmHg),抽搐后急查有低蛋白血症,24 小时尿蛋白 2.12g;否认癫痫病史及既往痫性发作史,脑电图及头颅 CT 未见异常。综上考虑为产后子痫,即发生不能用其他原因解释的强直性抽搐。

(2)重度子痫前期:①血压持续升高,最高达 162/111mmHg,超过了重度高血压(收缩压 ≥ 160mmHg 和 / 或舒张压 ≥ 110mmHg)的标准;②尿蛋白定量 2.12g/24h(也超过了诊断重度子痫前期的标准);③持续性头痛不缓解(提示中枢神经系统病变);④眼底检查示,动静脉比例 1:2,提示小动脉痉挛。

(3)G_1P_1,40^{+3} 周宫内孕,头位,阴道分娩一活女婴:初次妊娠,根据末次月经推算孕周,经头位阴道分娩。

2. 处理

总原则:控制子痫抽搐,预防抽搐复发及严重并发症。

(1)控制子痫抽搐:无论产前、产时还是产后子痫发作时的紧急处理都包括一般紧急处理、硫酸镁和降压药物的应用等。

1)一般紧急处理:本例患者产后于产房观察过程中发生抽搐,立即呼叫医护及麻醉急救团队,床挡保护,防止患者发生坠地、外伤;立即开放气道,置入压舌板防止舌根后坠、咬伤,给予面罩吸氧,建立有效静脉通道,留置尿管监测尿量,并持续心电监护。

2)硫酸镁是治疗子痫抽搐的首选药物,硫酸镁负荷量(硫酸镁4g 加入生理盐水 50ml 中)以 8.28g/h 静脉泵入,使血镁浓度快速达有效解痉浓度,然后以 1.03g/h 维持量(硫酸镁 20g 加入 500ml 平衡液中)持续泵入。

(2)预防子痫抽搐复发:预防子痫抽搐复发与控制子痫抽搐的处理基本相同。

1)避免声、光、水等刺激,以免诱发抽搐。该患者稍烦躁,给予地西泮 10mg 静脉推注镇静。

2)硫酸镁也是预防抽搐复发的首选药物,快速完成硫酸镁负荷量后,予以维持剂量 1.03g/h 持续静脉泵入,动态监测血镁浓度,4 小时后复查血镁浓度为 1.88mmol/L,继续给予硫酸镁维持剂量持续泵入,并根据血镁浓度调整硫酸镁用量,使血镁浓度维持在有效治疗浓度。持续应用硫酸镁维持剂量至抽搐后 48 小时,评估病情稳定后可停用。

(3)产后如何控制血压:脑血管意外是重度子痫前期的严重并发症,也是子痫孕产妇死亡的最常见原因。为预防心脑血管并发症,持续收缩压 ≥ 160mmHg、舒张压 ≥ 110mmHg 时应积极降压。

1)患者抽搐时血压升高达 160/111mmHg,立即启动静脉降压,先给予乌拉地尔 5ml(25mg)静脉注射(1 分钟内完成),再给予乌拉地尔 10ml(50mg)加入 0.9% 生理盐水 40ml 以 120ml/h

（2mg/min）的速度持续静脉泵入，5~15分钟监测一次血压，血压下降至142~148/88~91mmHg，调整乌拉地尔用量至9ml/h（9mg/h）持续泵入降压，使血压维持在130~136/80~88mmHg（患者出现中枢神经系统异常，目标血压控制在130~139/80~89mmHg）。

2）乌拉地尔持续泵入2⁺小时后患者血压波动于118~127/72~80mmHg，逐渐下调并停用乌拉地尔，2小时后患者血压再次升高至141/100mmHg，给予拉贝洛尔100mg b.i.d. 口服，28⁺小时血压控制在129~135/80~87mmHg直至出院（24~48小时内使血压达到稳定）。

(4) 产前、产时、产后处理：该患者在产前、产时及产后需要注意以下几点。

1）不能忽视无明显风险因素的所谓"健康"者：患者入院时已临产，尿常规隐血（−），尿蛋白（±），对此不应忽视，应积极予以复查，建议导尿再次复查尿常规。

2）产时、产后的血压监测：产时发现血压升高时应提高警惕，建议持续心电监护，5~30分钟监测一次血压。本例中产时血压达149/93mmHg，已高于140/90mmHg时未引起重视，未严密监测血压，错失了早发现疾病的机会；产后患者出现持续性头痛，结合存在产前尿蛋白可疑阳性及产时血压升高，应注意排查妊娠期高血压疾病（特别是子痫前期），加强血压监测频次，必要时需持续心电监护和给予口服降压药（如拉贝洛尔）。患者产后抽搐时血压升高达160/111mmHg，应立即启动静脉降压，并根据血压调整乌拉地尔用量至9mg/h持续静脉泵入降压，血压维持在130~136/80~88mmHg。患者病情稳定后逐步下调直至停用静脉降压药，当血压再次升高至141/100mmHg（我国指南建议当产后血压升高达≥150/100mmHg应继续给予降压治疗），遂予以拉贝洛尔100mg b.i.d. 口服，28⁺小时血压达到稳定，每4小时1次监测血压到产后1周，血压控制在129~135/80~87mmHg。

3）治疗子痫及预防抽搐复发：抽搐后继续使用维持量硫酸镁

解痉至抽搐后 48 小时,并根据血镁浓度调整硫酸镁用量;解痉 48 小时后再次评估患者病情,病情稳定后方可停药。

4)监测重要脏器功能:解痉治疗 48 小时后复查血常规,PLT 202×10^9/L;血生化,ALT 23U/L,AST 18U/L,ALB 31.6g/L,LDH 155U/L,BU 4.2mmol/L,Cr 44μmol/L,镁 1.25mmol/L;24 小时尿蛋白定量 0.648 g/24h。

5)出院时机:产后 1 周是子痫前期患者血压易波动的时期,故观察至产后 1 周血压稳定及重要脏器指标正常后出院。

【专家点评】

该患者的疾病演进及救治过程有以下几点值得大家注意和学习。

1. 并非每例子痫或子痫前期患者都存在所有的风险因素,子痫前期多发生于没有明显风险因素而易被忽视的所谓"健康"者。患者临产后入院,虽无明显的风险因素,但尿蛋白可疑,应给予重视,及时复查追踪结果,产程中出现了血压升高,更应严密监测血压,及时给予相应处理,有可能更早发现病情进展变化,避免子痫抽搐的发生。

2. 子痫可发生在产前、产时或产后任意时段,可见于有子痫前期临床表现者,也可发生于临床上尚未发现高血压和蛋白尿时。大部分子痫发作前会有头痛、视物改变、精神状态变化等不同的前驱症状,但部分患者也可无任何前驱症状或表现。该患者存在产前尿蛋白可疑阳性,产时血压高,产后持续性头痛等不适症状,仍没有引起重视,未加强警惕,故错失了预防子痫发生的又一次机会。

3. 子痫抽搐发生后对该患者的救治措施及时准确,迅速启动了急症处理,给予镇静、硫酸镁解痉控制抽搐和预防子痫复发,药物降压预防严重并发症,严密监测重要脏器功能,在病情稳定后(重要脏器检查指标明显改善、血压稳定)出院。

4. 重度高血压紧急降压时药物的选择主要是根据临床医师

对药物的经验、用药成本和药物的可获得性,故患者抽搐且血压升高达 160/111mmHg 时,立即应用在我院有丰富使用经验且药房常备的降压药物乌拉地尔来静脉降压。

(张燕萍 周 容)

病例 7-5 中央型前置胎盘伴重度子痫前期、眼底出血

 【病史】

患者李某,31 岁,因"停经 36^{+3} 周,中央型前置胎盘"入院待产。

孕期规律产前检查,孕 24 周超声提示胎盘前置状态(中央型),孕 32 周胎盘 MRI 提示中央型前置胎盘,胎盘植入? 孕期无阴道流血等不适。

生育史:G$_5$P$_1$$^{+3}$,12 年前足月顺产 1 次,人工流产 3 次。

入院查体:T 36.2℃,HR 88 次 /min,R 22 次 /min,BP 125/73mmHg。专科查体:宫高 33cm,腹围 92cm,胎心率 140 次 /min。左侧大腿内侧见曲张静脉,局部成团状,直径约 3cm,双下肢无水肿。

辅助检查: Hb 107g/L,PLT 78×10^9/L;尿蛋白(3+),查见病理管型;总蛋白(total protein,TP)52.1g/L(正常范围 57~85g/L),ALB 28g/L(正常范围 34~55g/L),球蛋白(globulin,GLB)21.7g/L(正常范围 24~30g/L);孕 32 周前以上检查结果均未见异常。彩超提示,胎盘附着于子宫前壁及后壁,胎盘下缘覆盖宫颈内口;宫颈内口上方胎盘实质内查见液性暗区,范围 3.8cm×1.4cm×2cm,内见"沸水征",该处胎盘后间隙欠连续,探及丰富血流信号。MRI 提示,胎盘完全覆盖宫颈内口,胎盘与子宫肌层交界面局部不清,肌层血管影增多,胎盘植入? 宫颈管未见缩短扩张。

【诊治思路】

1. 诊断及诊断依据

(1)胎盘植入性疾病：胎盘植入？中央型前置胎盘。彩超及胎盘MRI提示胎盘完全覆盖宫颈内口；胎盘与子宫肌层交界面局部不清。

(2)妊娠合并轻度贫血：血常规Hb 107g/L。

(3)妊娠合并左下肢静脉曲张：左侧大腿内侧见曲张静脉，局部成团状，直径约3cm。

(4)$G_5P_1^{+3}$，36^{+3}周宫内孕，头位，单活胎，待产：顺产1次，人工流产3次，此次彩超提示宫内单活胎，无宫缩及阴道流血。

2. 处理

总原则：地塞米松促胎肺成熟后择期剖宫产。

(1)中央型前置胎盘伴胎盘植入的术前准备：该患者孕36^{+3}周，中央型前置胎盘伴胎盘植入，无阴道流血，入院完善相关辅助检查，给予地塞米松（6mg i.m.，q.12h.×4次）促胎肺成熟，合血（红细胞悬液6U）备用，准备自体血回输（如有可能），安排择期手术。前置胎盘的处理等具体相关注意事项详见病例6-2。

(2)尿常规结果的分析及处理：入院随机尿常规提示尿蛋白(3+)，查见病理管型。为排除标本受污染的可能性，再次行导尿查清洁中段尿，结果尿蛋白仍然(2+)，查见病理管型。此时最应考虑的是，该患者是否出现了妊娠期高血压疾病？考虑到该患者整个孕期血压正常，无肾脏疾病史，因此，该患者最有可能是子痫前期。需要进行一系列相关检查以明确诊断。首先监测血压q.4h.（2次间隔4小时以上血压达到140~148/90~93mmHg），并行24小时动态血压监测（夜间平均血压128/85mmHg）；留24小时尿蛋白(0.673g)；超声检查有无胸腹水（超声提示左侧胸腔积液0.73cm），完善肝胆胰脾及泌尿系超声（未见异常）；D-二聚体2.92mg/L；眼底动静脉比约2:3。补充诊断：重度子痫前期。诊断依据：血压升高,尿蛋白>0.3g,低蛋白血症合并胸腔积液,PLT 下降。立即给予硫酸镁解痉(负荷量:硫酸镁 4g 加入 10% 葡萄糖溶液 20ml 静脉滴注,15~20 分钟;维持量:硫酸镁 1~2g/h 静脉滴注)、拉贝洛尔降压(100mg,p.o.,b.i.d.)治疗,血压控制在 130~139/80~89mmHg。

(3)终止妊娠的相关处理:该患者在硫酸镁解痉 24 小时后,因中央型前置胎盘于孕 37 周行择期剖宫产。术中发现胎盘完全覆盖宫颈内口,广泛植入,以后壁明显;行子宫创面修补术 + 宫颈提拉缝合术 + 双侧子宫动脉上行支结扎术。术中出血约 1 500ml,输入自体血 436ml,术中 Hb 71g/L,纤维蛋白原 142mg/dl,输入红细胞悬液 3U,纤维蛋白原 2g。术后予以镇痛泵镇痛,继续硫酸镁解痉(平衡液 500ml+ 硫酸镁 20g 以 20~40ml/h 泵入)、缩宫素促子宫收缩(平衡液 500ml+ 缩宫素 40U 以 40ml/h 持续泵入)、头孢西丁钠 2g q.8h. 静脉滴注预防感染、拉贝洛尔 100mg,p.o.,b.i.d. 控制血压等。根据 2021 年中国《妊娠期及产褥期静脉血栓栓塞症预防和诊治专家共识》,该患者有 3 个 VTE 危险因素:重度子痫前期、剖宫产术、严重产后出血;拟术后双下肢气压治疗及术后 24 小时启用药物抗凝预防深静脉血栓(低分子量肝素 4 000IU i.h.,q.d.)至产后 7 天。

(4)术后 VTE 预防:当 3 个 VTE 危险因素遇见眼底出血时,如何决策?

术后 6 小时,复查 Hb 108g/L,纤维蛋白原 193mg/dl,D- 二聚体 5.56mg/L。术后 11 小时,患者出现头晕、头痛、视物模糊、眼影遮挡,血压波动于 110~144/74~98mmHg,心率 90~105 次 /min。检查眼底查不清,考虑眼底出血。

术后 24 小时,纤维蛋白原 397mg/dl,D- 二聚体 3.21mg/L;考虑眼底活动性出血,D- 二聚体由 5.56mg/L 下降至 3.21mg/L,权衡利弊,暂不使用低分子量肝素,给予双下肢气压治疗。

术后 48 小时,患者精神较差,头晕、头痛及视物模糊有所好转,眼影遮挡症状无明显改变,腹泻 5 次(呈褐色稀糊状),量较多,无胸闷、呼吸困难等其他不适。血压波动于 106~139/67~89mmHg；D- 二聚体 14.28mg/L；术后尿蛋白 0.144g/24h；双下肢超声未见明显异常；再次评估眼底情况：对光反射较前迟钝，小瞳下模糊可见部分血管，血管周围未见明显出血，余部位窥视不清，眼科暂无特殊处理。眼底病变未见加重。结合 D- 二聚体较前明显上升，充分向患者及家属交代血栓与眼底出血风险后，使用依诺肝素 4 000IU i.h.，q.d.。因腹泻，查粪便常规及培养未见异常，加强补液，避免脱水，给予蒙脱石散 + 益生菌对症治疗。

术后 72 小时，D- 二聚体 45.26mg/L，与检验科核实，确认结果无误。查体：双下肢凹陷性水肿，不对称，左下肢肿胀较明显，左侧大腿内侧可见浅静脉扩张。启动 MDT（产科、血管外科、呼吸科、感染科）讨论并制订治疗方案。由于患者术后 D- 二聚体进行性升高，且出现了双下肢不对称，再次超声检查：左侧髂总静脉近段被长大的子宫压迫变细，左侧髂总静脉远端增粗，血流变慢，挤压远端可见血流充盈，腹部大静脉及下肢静脉未见血栓。结合病史及检查结果，考虑深静脉血栓形成（deep venous thrombosis，DVT）可能性极大，但目前尚缺乏 DVT 的客观证据，继续使用预防剂量依诺肝素，暂停下肢气压治疗，抬高下肢并行踝部运动，严密监测病情变化。

术后 96 小时，血压 108~137/63~91mmHg，稀便 4 次，每次量少，眼部症状好转；D- 二聚体 17.36mg/L，白蛋白 26g/L；B 超提示腹腔积液 4.7cm。术后 120 小时，血压 105~128/63~90mmHg，稀便 2 次，每次量少，眼部症状基本消失；D- 二聚体 8.61mg/L，白蛋白 34.3g/L；术后 168 小时，血压 109~115/74~83mmHg，精神明显好转，无头昏、目眩、腹泻等；D- 二聚体 2.68mg/L，Hb 97g/L，尿常规、肝肾功能、电解质未见异常。康复出院。

【专家点评】

该患者的诊治经过有惊无险，涉及的经验主要包括以下几点。

1. 该患者中央型前置胎盘伴胎盘植入,无阴道流血,孕 36^{+3} 周入院,入院时机合适。

2. 子痫前期的初发临床表现可能隐匿,而且多样化,该患者初发表现并非血压增高,而是蛋白尿合并病理管型。因外阴分泌物污染在临床中较为常见,易导致结果的假阳性。因此,需留清洁中段尿复查尿蛋白及管型,同时监测血压及进行相关检查,为最终明确诊断重度子痫前期提供证据。

3. 产后硫酸镁解痉与预防产后大出血的平衡:该患者重度子痫前期产后给予硫酸镁解痉 24~48 小时,需同时持续泵入缩宫素以减少产后出血风险。但硫酸镁、缩宫素及过多液体输入均会增加肺水肿风险,因此,改变硫酸镁及缩宫素浓度以减少液体总摄入量,根据血镁浓度及有无镁中毒症状调整泵入速度;缩宫素 24 小时总量不超过 60U。

4. 对孕产妇在住院期间以及产褥期的 VTE 风险因素进行分阶段化管理,并予以个体化精准处理。该患者存在 3 个 VTE 风险因素,在无相关禁忌证时,应于术后 24 小时开始使用药物(常用低分子量肝素)预防血栓。但该患者术后合并眼底出血,为低分子量肝素使用禁忌,此时,虽不能使用低分子量肝素,但仍须严密监测病情变化,可先选择其他物理疗法预防血栓。尽管不推荐非孕期 D- 二聚体作为孕期 / 产褥期 VTE 筛查、诊断、治疗及预防的标准,但针对该患者,术后 24 小时 D- 二聚体开始进行性显著升高,术后 72 小时达高峰,也应值得临床医生密切关注 D- 二聚体的变化。除手术本身导致的创伤以外,产褥期血液高凝状态、下肢静脉曲张、术后活动减少导致的血流缓慢,腹泻导致的血液浓缩等多因素均可导致或促进 VTE 的发生发展。由于 VTE 死亡率高,对 VTE 的处理重在预防,而眼底出血,又限制了抗凝药物的使用。在此种情况下,产科单独处理困难,就须多学科的讨论,权衡利弊制订适合患者的治疗方案,当眼底出血病情稳定时,及时给予低分子量肝素抗凝预防 VTE,有利于患者的康复。

5. 在抗凝和出血存在矛盾时,应抓主要问题,即对患者影响最大的问题,同时与患者及家属进行充分的沟通。

(陈洪琴 周 容)

病例 7-6 重度子痫前期合并 先天性多发性血管瘤

 【病史】

患者汪某,36 岁,G_1P_0。因"停经 35^{+6} 周,发现血压升高伴胸闷气紧 4^+ 天"由外院急诊转入。

患者平素月经周期规律,末次月经为 2021 年 4 月 9 日。孕期未建档、未正规产前检查。孕 27^{+4} 周当地医院产前检查,血 D- 二聚体 45.91mg/L,颈部彩超提示先天性多发性血管瘤,给予口服阿司匹林 75mg q.d. 至孕 34 周,皮下注射低分子量肝素 4 000IU q.d. 至今。孕 34^{+6} 周出现阴道少量流血伴不规律下腹痛,在当地医院给予硫酸镁抑制宫缩、地塞米松促胎肺成熟。住院期间发现血压升高伴胸闷气紧,24 小时动态血压波动在 105~167/68~107mmHg,全天平均动脉压 145/92mmHg,24 小时尿蛋白定量 3.76g,BNP 1 039pg/ml。患者自觉活动后胸闷气紧加重、不能平卧,但夜间无端坐呼吸。

自幼外院诊断为"先天性多发性血管瘤",病变部位涉及眼睑部、颜面部、颈部、肝脏、背部、四肢、下腹部及会阴部,未予治疗。

入院查体:T 36.8℃,HR 105 次 /min,R 20 次 /min,BP 155/105mmHg,SpO_2 99%,斜坡卧位,心肺无明显异常,眼睑部(大小约 2cm×1cm)、颜面部(约 4cm×3cm)、颈部(约 6cm×5cm 并覆盖气道)、背部(约 4cm×3cm)、阴阜部(约 8cm×3cm)均见血管瘤,双下肢水肿(+)。专科

检查,腹围 97cm,宫高 31cm,未扪及明显宫缩,胎心率 145 次 /min。阴道检查,头先露,高浮,宫颈管居后位,质中,消退 50%,宫口未开,内骨盆未见异常。

辅助检查:血常规、凝血功能、血生化未见异常;BNP 886pg/ml, D-二聚体 >40mg/L;尿常规示,尿蛋白(4+)、无病理管型,24 小时尿蛋白定量 3.98g。产科彩超提示,BPD 8.63cm,FL 6.43cm,HC 31.18cm,AC 29.28cm,估计胎儿体重(estimated fetal weight,EFW) 2 223±325g,羊水深度 7.2cm;羊水指数 16.8cm,脐动脉血流 S/D 值 =2.36。心脏超声未见明显异常。胸腹部彩超提示,坐位背侧探查,双侧胸腔查见游离液性暗区,双侧均深约 1.8cm,平卧位检查,腹腔积液深约 3.0cm。四肢血管彩超未见明显血栓。浅表器官彩超提示,会阴部皮下层内查见范围较广泛的管网状无回声区,边界不清,内探及丰富血流信号,其上缘位于脐下约 10cm 水平。眼底动静脉比约 2:5。

 【诊治思路】

1. 诊断及诊断依据

(1)**重度子痫前期**:① 24 小时动态血压波动在 105~167/68~107mmHg,全天平均动脉压 145/92mmhg;②尿蛋白(4+), 24 小时尿蛋白定量 3.98g;③彩超提示双侧胸腔积液和腹腔积液。

(2)**妊娠合并先天性多发性血管瘤**:①自幼外院诊断为"先天性多发性血管瘤";②眼睑部(约 2cm×1cm)、颜面部(约 4cm×3cm)、颈部(约 6cm×5cm 并覆盖气道)、背部(约 4cm×3cm)、阴阜部(约 8cm×3cm)均见血管瘤;③浅表器官彩超提示,会阴部皮下层内查见范围较广泛的管网状无回声区,边界不清,内探及丰富血流信号。

(3)G_1P_0,35^{+6} 周宫内孕,头位,单活胎,待产:患者系第一次妊娠,根据末次月经推算孕周为 35^{+6} 周,胎心率 145 次 /min,无腹痛及阴道流血排液。

2. 处理

总原则：积极完善相关检查后尽快终止妊娠。

重度子痫前期的处理，详见病例 7-1。重点讨论针对先天性多发性血管瘤的处理。

(1) 重度子痫前期合并先天性多发性血管瘤终止妊娠的时机和方式

1) 该患者孕周已过 34 周(35^{+6} 周)，系重度子痫前期，已完成地塞米松促胎肺成熟，已给予硫酸镁解痉，现口服拉贝洛尔和拜新同两联降压药，血压控制稳定，可考虑及时终止妊娠。

2) 患者系高龄初产妇，宫颈条件不成熟，又合并全身多发性血管瘤，阴阜部见大片血管瘤病灶，软产道有无血管瘤不能完全排除，阴道试产过程中，尤其是第二产程产妇用力屏气、腹压增加，盆腹腔内、软产道的血管瘤极有可能破裂，因此该患者分娩方式应以剖宫产为宜。

(2) 围手术期的处理和麻醉方式

1) 患者全身多发血管瘤，手术前需完善头颅血管、颈部及腰部 MRI，详细了解全身血管瘤情况，有助于麻醉方式的选择和手术操作区域尽可能地避开血管瘤。但患者颜面部、颈部血管瘤病变范围广，平卧位仅数分钟血管瘤会急剧增大，严重影响患者呼吸，而 MRI 检查过程平卧位时间较长，患者不能配合，尽最大努力也仅能完成腰椎 MRI，头颅和颈部改为 CT 检查。

2) 腰椎 MRI 结果示：椎管未见狭窄及占位病变，腰椎骨质未见异常；第 12 胸椎水平左后皮下软组织区混杂信号团块影，截面大小约 5.0cm×2.2cm，考虑血管瘤可能。头颅 CT：未见明显血管瘤病变。颈部 CT：颌面部、颈部和上纵隔区广泛多发血管瘤可能性大，累及双侧咽旁间隙和咽壁，咽腔局部变窄，口咽腔狭窄较明显，并提示累及软腭和会厌可能性大，食管上段左后壁软组织结节和高密度钙化，血管瘤可能；胸腹交界区前壁和左后壁(约第

11~12后肋水平）、食管下段前方、左侧腹膜后间歇（主要位于左侧肾门水平）、双侧髂窝腹膜后间隙多发血管瘤可能性大。颈部浅表器官彩超：左侧颈部皮肤及皮下层查见多个不均质稍强回声，较大者位于左侧颈总动脉及气管前方，大小为4.0cm×1.7cm×3.0cm，其左前方另查见大小约3.9cm×1.2cm×4.0cm的稍强回声，其内回声欠均匀，可探及血流信号。超声诊断：双侧颈部多发占位（血管瘤？）。

3）若选择全身麻醉，插管时由于患者口咽部、会厌部及颈前部均有血管瘤，血管瘤有破裂的风险，一旦发生破裂，无法保证气道安全，随时可能危及患者生命。患者腰椎MRI结果未提示有血管瘤，经麻醉医生全面评估后，患者取斜坡卧位，选择腰硬联合麻醉方式。

4）因患者阴阜部血管瘤病变范围广，为尽可能避开血管瘤，术前超声再次定位，距耻骨联合上方5cm处，取下腹部正中切口长约8cm，小心仔细逐层进腹，腹前壁见大片血管瘤病变，术中轻柔操作，手术顺利，患者术后颜面部、颈部、会阴部血管瘤病变范围明显缩小，术后1周出院。

（3）术后抗凝治疗方案

1）患者术前D-二聚体>40mg/L，因妊娠期及产褥早期血浆D-二聚体水平均高于正常人群，且产褥早期血浆D-二聚体水平较孕晚期显著升高，并随产后时间延长呈下降趋势，术后抗凝不应以单纯血浆D-二聚体水平升高作为VTE预防和治疗依据，该患者血浆D-二聚体显著升高，应在产后严密监测。

2）术后24小时患者子宫收缩好、阴道流血少，按照我国2021版《妊娠期及产褥期静脉血栓栓塞症预防和诊治专家共识》，VTE有3个危险因素（剖宫产、高龄、重度子痫前期），给予足背屈、按摩双下肢治疗，术后24小时启动药物抗凝（低分子量肝素4 000IU i.h.，q.d.预防血栓）。由于该患者术后多次复查血D-二聚体均高于40mg/L，且纤维蛋白原低于200mg/dl，故术后低分子量肝素用至产后4~6周。

【专家点评】

该患者的成功救治,概括起来有以下几点值得学习和借鉴。

1. 该患者重度子痫前期的诊断和治疗并不困难,按照我国《妊娠期高血压疾病诊治指南(2020)》,给予休息、镇静、降压、解痉、促胎肺成熟,及时终止妊娠。

2. 该患者重度子痫前期合并先天性多发性血管瘤,发病罕见,病情重,处理棘手的地方是全身多发性血管瘤,得益于入院后多学科(包括产科、ICU、血管外科、麻醉科、耳鼻喉科、心内科、新生儿科、医务部、法务部等)共同管理及诊治,为患者获得良好的妊娠结局做好了充分准备。

3. 患者全身多发性血管瘤,要考虑颅内也有血管瘤存在的风险,入院后积极完善头颅 MRI 或 CT 就显得非常重要。由于患者颈部有巨大的血管瘤,不能很好地配合 MRI 检查,故和患者及家属沟通后(主要是打消顾虑)做头部 CT 检查;同时,对颈部血管瘤采用彩超进行了仔细检查,为可能发生的异常情况下的紧急气管切开提供帮助。

4. 该患者为高龄初产妇,孕期未建档和正规产前检查,险些造成不良妊娠结局。因此,对此类不愿建档或产前检查的妇女,应加强宣传教育,让其明白产前检查的重要性。

5. 该患者存在发生 VTE 的 3 个高危因素,按照一般原则,术后预防性抗凝用至产后 7 天。但该患者具有特殊性,即产前和产后多次血 D- 二聚体均高于 40mg/L(虽然血 D- 二聚体不能作为是否抗凝的依据),且纤维蛋白原低于 200mg/dl,推测与患者存在多发性血管瘤导致广泛的血管壁损伤有关。故其预防性抗凝应用至产后 4~6 周,并且需随访复查血 D- 二聚体和纤维蛋白原水平。

(王琪琳　周　容)

第八章　妊娠合并糖尿病

病例 8-1　1 型糖尿病合并妊娠

【病史】

患者张某,28 岁,G_2P_1,因"停经 38^{+6} 周"入院。

患者平素月经周期规律,孕期我院建档,定期产前检查未发现明显异常。患者有 1 型糖尿病的病史。3 年前第一次妊娠,血糖控制不满意,孕 37 周突发胎死宫内,后给予"依沙吖啶"引产,产后予以饮食、运动及药物控制血糖,血糖控制不满意。2 年前遵医嘱停用口服降糖药,改为使用胰岛素泵治疗,血糖控制可,此次妊娠后,孕期正规监测血糖,血糖控制满意。

入院检查: 生命体征平稳,心肺检查未见异常,眼底检查无异常,腹部膨隆。专科查体,宫高 34cm,腹围 95cm,胎心率 146 次 /min,无明显宫缩,坐骨结节间径 8cm。阴道检查,宫颈后位,质中,宫颈管消退 90%,宫口未开,先露 S-2,宫颈 Bishop 评分 5 分。

辅助检查: B 超提示宫内单活胎,胎方位 LOA,BPD 9.3cm,HC 33.2cm,FL 7.2cm,AC 33.0cm,AFI 12.5cm,胎儿脐带绕颈一周;白带

常规、血常规、尿常规、凝血功能、血生化等检查均未见异常；电子胎心监护提示 NST 有反应型，无宫缩；泌尿系 B 超无异常。

【诊治思路】

1. 诊断及诊断依据

(1)**1 型糖尿病**：患者有 1 型糖尿病病史明确，一直给予降糖治疗，目前胰岛素泵治疗中，血糖控制满意，眼底检查无异常，肾功能及泌尿系 B 超检查无异常。

(2)G_2P_1，38^{+6} **周宫内孕，LOA，单活胎，待产**：患者此次妊娠为第 2 次。初次妊娠孕 37 周胎死宫内。现核实孕周为 38^{+6} 周，电子胎心监护提示无宫缩，B 超提示宫内单活胎，胎方位 LOA。

(3)**脐带绕颈 1 周**：B 超结果。

2. 处理

总原则：监测血糖及胎心胎动，完善相关检查后终止妊娠。

(1)**糖尿病合并妊娠的处理**：糖尿病合并妊娠属高危妊娠，孕 32 周开始应按指南要求每周行电子胎心监护检查和产前检查。患者为糖尿病合并妊娠，现使用胰岛泵素治疗血糖控制满意，按照指南规范，妊娠 39 周后可以考虑终止妊娠，且患者有死胎史，更应提前入院。根据宫高、腹围及 B 超估计胎儿体重约 3 400g，羊水量正常，因患者为经产妇，胎位为头位，宫颈 Bishop 评分 5 分，白带常规检查正常，有阴道试产意愿和条件，故行 OCT 阴性后，给予 COOK 球囊促宫颈成熟，球囊放置 12 小时后取出，继之静脉滴注缩宫素引产，产程发动，于入院第 2 天下午顺利分娩。

(2)**新生儿的处理**：妊娠合并糖尿病患者的新生儿出生后容易发生低血糖，新生儿应该按照高危儿处理，出生后给予保暖及吸氧；30 分钟内监测血糖水平，采用的方法是行末梢血的血糖检测，并要提早开奶，根据血糖水平与新生儿科医生共同决定进一步的处理。因糖尿病影响胎肺的发育，密切关注呼吸频率等相关指标，防止新生儿呼吸窘迫的发生。

【专家点评】

1型糖尿病的发生与自身免疫性相关,其中遗传因素和环境因素均参与了其发病过程。1型糖尿病的患者在疾病的进程中可能相继出现代谢紊乱、各种感染性疾病、全身的微血管病变、糖尿病肾病、糖尿病视网膜病变以及神经系统的并发症等;治疗方面,在确诊后指导患者正确的饮食、运动,同时按照指南推荐给予口服降糖药,在此方案的基础上,如果患者血糖控制不满意,则需改用注射胰岛素治疗。两年前患者在血糖控制不佳的情况下改用胰岛素泵控制血糖,血糖控制满意。妊娠前应完善糖尿病可能出现的相关并发症的检测(如肾脏、眼部等),血糖控制满意的情况下经过内分泌科医生及产科医生共同评估后再妊娠;妊娠后应做好糖尿病相关健康教育,严格控制血糖及能量的摄入,避免因血糖控制不佳影响胎肺的发育,甚至胎死宫内或巨大儿的发生,同时避免因担心血糖控制不满意过度控制能量摄入引起的胎儿生长受限。孕期血糖宜控制在空腹3.3~5.6mmol/L,餐后2小时4.4~7.1mmol/L。因妊娠期胎盘分泌的胰岛素抵抗因子等的影响,孕期可能出现血糖波动较大,如孕期血糖控制不满意,可考虑内分泌科及产科的联合门诊给予患者相应的治疗建议。胰岛素泵和普通胰岛素相比,存在以下的优点:第一,普通的胰岛素在同一个体上吸收率存在较大的差异,同时因为是多次皮下注射,故更容易出现血糖水平的波动,导致血糖控制不满意;胰岛素泵比普通胰岛素在吸收率上更稳定,可减少血糖波动水平,使血糖控制更平稳;第二,胰岛素泵使用方便,不需要每次饭前或睡前皮下注射,减少了注射的次数,增加了患者的依从性。1型糖尿病属于胰岛素泵使用的适应证。1型糖尿病在孕期血糖控制满意及严密监测的情况下,39周后可考虑终止妊娠。1型糖尿病不是剖宫产的指征,应根据产科的情况、是否合并其他内外科合并症及病情的程度共同评估剖宫产的指征。若无剖宫产指征应做好健康教育,建议患者阴道试产,根据宫颈的 Bishop 评分决定促宫颈成熟的方法,产程中应严格按照规范及指南的要求每1~2 小时监测血糖,根据患者血糖的水平调整胰岛素的用量,避免低血糖或酮症酸中毒。同时新生儿出生后按照高危儿处理,做好预防新生儿低血糖及呼吸窘迫综合征的准备。

（张倩雯　龚云辉）

病例 8-2　妊娠期糖尿病 反复尿酮体阳性

 【病史】

患者刘某,24 岁,G_1P_0,因"停经 31^{+4} 周,反复检查提示尿酮体阳性 3^+ 周"入院。

患者平素月经周期规律。孕期我院建档,孕前体重指数 $20.5kg/m^2$,建档时综合评估未发现糖尿病相关高危因素。孕 26 周行 OGTT 提示空腹血糖 5.0mmol/L,餐后 1 小时血糖 10.5mmol/L,餐后 2 小时血糖 8.7mmol/L,诊断妊娠期糖尿病,给予饮食、运动控制血糖,空腹血糖波动在 5.2~6.0mmol/L,餐后 2 小时血糖波动在 5.4~7.5mmol/L。尿常规提示尿糖(±),尿酮体(2+),多次复查尿常规均提示尿糖(−),尿酮体(2+)。

入院查体:生命体征平稳,心肺及眼底检查未见异常,腹部膨隆;产科检查,宫高 29cm,腹围 86cm,胎心率 146 次/min。

辅助检查:B 超提示宫内单活胎,胎心率 146 次/min,ROA位,BPD 7.8cm,HC 27.8 cm,FL 5.7cm,AC 22.9 cm,AFI 16.8cm。

【诊治思路】

1. 诊断及诊断依据

(1) **妊娠期糖尿病(A1 级):** 患者 26 周行 OGTT 提示空腹血糖 5.0mmol/L,餐后 1 小时血糖 10.5mmol/L,餐后 2 小时血糖 8.7mmol/L,OGTT 结果中 1 小时,2 小时血糖两项值均高于参考值。患者经过饮食、运动,目前血糖控制满意,故为 A1 级。

(2) G_1P_0,31^{+4} 周宫内孕,ROA,单活胎,待产:患者 G_1P_0,核实孕周为 31^{+4} 周,无宫缩。

2. 处理

总原则:给予健康指导,监测血糖水平、尿酮体及胎儿宫内的生长发育情况。

(1) **妊娠期糖尿病的诊断:** 对于在妊娠前未进行孕前检查,特别是未进行血糖检查的孕妇,尤其是对存在肥胖、一级亲属患 2 型糖尿病、GDM 史或巨大胎儿分娩史、多囊卵巢综合征、孕早期反复尿糖阳性等糖尿病高危因素者,在首次产前检查的时候应行 75g OGTT 明确是否存在糖尿病。若达到 PGDM 或 GDM 的诊断标准应诊断 PGDM 或 GDM。对于没有诊断 PGDM 或 GDM 的孕妇在孕 24~28 周或 28 周后首次产前检查的时候应该行 75g OGTT,结果中任何一项达到或高于参考值诊断为 GDM。

(2) **妊娠期糖尿病控制血糖:** 一旦确诊 GDM 后,应建议患者于营养门诊就诊,医生应告知患者妊娠期糖尿病对母亲及胎儿的危害,给予饮食指导及运动方面的健康指导,同时教会患者孕期血糖控制的范围及如何进行血糖监测,并根据妊娠前的体重指数制订能量摄入总量及每周体重增加范围。该患者孕前体重指数 $20.2kg/m^2$,能量摄入按照 30~35kcal/kg,目前患者体重 60kg,每日能量按照 1 800~2 100kcal 摄入。在总的能量里应对碳水化合物、蛋白质、脂肪的比例进行合理的分配,碳水化合物摄入量占总能量的 50%~60%,

蛋白质 15%~20%,脂肪 25%~30%,其中每日应摄入 25~30g 膳食纤维、适量的维生素及矿物质以保证营养的均衡。其次在排除运动治疗的相关禁忌证后每餐后 30 分钟可进行 30 分钟的中等强度的运动,每周进行 3~4 次,运动时应注意避免低血糖的发生。如果为了控制血糖降低碳水化合物的摄入比例,则可能导致孕妇尿酮体的产生,此患者在正确运动的前提下因担心摄入主食后血糖控制不满意三餐均未进食主食,碳水化合物摄入不足,进而出现反复尿酮体阳性,说明患者能量摄入不足。入院后严格按照总能量及碳水化合物、蛋白质、脂肪的比例来制订饮食计划。空腹血糖 ≤5.3mmol/L,餐后 2 小时血糖宜 ≤6.7mmol/L。若患者在尿酮体纠正后饮食、运动控制 3~5 天后血糖控制不满意,可考虑使用胰岛素控制血糖。该患者入院后给予健康指导后,严格按照指南规范进食及运动,两天后尿酮转为阴性。

(3)妊娠期糖尿病患者治疗期间应监测的指标:妊娠期糖尿病患者孕期除了监测血糖水平、糖化血红蛋白(HbA1c)水平以及尿酮体外,其发生妊娠期高血压疾病、羊水过多、巨大胎儿以及阴道炎的风险增加;因此,母体方面还需监测妊娠期高血压疾病、羊水量以及酮症酸中毒等相关的症状和体征,必要时还可行眼底、肾功能检查以排除糖尿病眼病及糖尿病肾病;胎儿方面主要监测指标有生长发育及宫内状况,包括宫高、腹围,超声检查了解胎儿的大小及生长发育情况,胎儿电子监护以及教会患者数胎动。更重要的是要教会患者自行监测血糖,根据不同情况决定血糖监测的频率。HbA1c 的意义在于它反映的是采血前 2~3 个月患者的平均血糖水平,可以作为一个指标来了解患者血糖的长期控制情况。尿酮体的情况有助于及时发现患者碳水化合物或能量摄入是否存在不足。本病案中的患者反复出现尿酮体阳性,提示患者碳水化合物摄入量不足,因此,应增加碳水化合物的摄入。

(4)酮体原因的查找和处理:当机体没有糖的来源作为能量的主要来源,需要动用脂肪来分解,在肝脏完成分解后产生酮体,酮体过多聚集就会产生酮症。引起酮症的原因主要有体内胰岛素的缺乏、摄入不足导致的饥饿和过量饮酒引起的酒精中毒。该患者妊娠前无反复出现酮体的情况,结合患者未饮酒,诊断妊娠期糖尿病后为控制血糖,严格控制饮食,考虑酮体的原因为饥饿。患者目前尿酮体(2+),无酮症相关症状,治疗方面再次做好健康宣教,制订科学的食谱,结合运动,2 天后酮体转阴。

【专家点评】

　　该患者在首次产前检查时全面询问病史后未发现妊娠期糖尿病的相关高危因素,在妊娠 24~28 周进行 OGTT 发现异常故而诊断为妊娠期糖尿病。医生对患者进行了包括饮食及运动指导在内的健康教育,虽然患者按照医生的指导进行饮食控制和运动,但因担心血糖控制不满意,三餐均未进食主食,未按照规范摄入足够能量及合理的碳水化合物比例,故反复出现尿酮体的阳性。同时根据宫高、腹围及 B 超检查提示胎儿生长发育稍小于孕周,故入院后制订合理的饮食计划,包括总的能量摄入量的控制,碳水化合物、蛋白质及脂肪的合理比例组成,并继续进行运动治疗。在此基础上若患者因为增加碳水化合物后血糖控制不满意可考虑胰岛素治疗。避免胎儿宫内生长受限以及患者酮症酸中毒的发生。

(张倩雯　龚云辉)

病例 8-3　妊娠期糖尿病合并
胎儿宫内生长受限

【病史】

　　患者张某,26 岁,因"停经 32^{+5} 周,发现胎儿小于孕周 3$^+$ 周"

入院。

　　孕 12 周,我院建档,定期产前检查,首次产前检查时因一级亲属(母亲)患 2 型糖尿病,行 OGTT 结果提示空腹血糖 4.3mmol/L,餐后 1 小时血糖 7.5mmol/L,餐后 2 小时血糖 6.4mmol/L。孕 25^{+5} 周再次行 OGTT 结果提示空腹血糖 5.1mmol/L,餐后 1 小时血糖 11.0mmol/L,餐后 2 小时血糖 9.1mmol/L,诊断妊娠期糖尿病。孕 29^{+5} 周测宫高 26cm,腹围 82cm,胎心正常,胎儿 B 超检查提示 BPD 7.14cm,HC 25.96cm,FL 5.22cm,AC 23.69cm,胎儿稍小于孕周,尿常规检查尿酮体(2+),再次详细告知血糖控制的方法。入院前 1 天(孕 32^{+5} 周)测宫高 28cm,腹围 84cm,胎心正常,查尿酮体(2+),胎儿 B 超检查提示 BPD 7.6cm,HC 27.21cm,FL5.6cm,AC 25.79cm,EFW(1 289 ± 201)g。

 【诊治思路】

　　1. 诊断及诊断依据

　　(1)**胎儿生长受限**(fetal growth restriction,FGR):孕 32^{+5} 周彩超检查提示 BPD 7.6cm,HC 27.21cm,FL5.6cm,AC 25.79cm,EFW(1 289 ± 201)g,各生长指标及胎儿估重均低于相应孕龄胎儿第 10 百分位数。

　　(2)**妊娠期糖尿病(A1 级):**患者孕前无糖尿病史;孕期 OGTT 提示测值高于参考值,且餐后 2 小时血糖不超过 11.1mmol/L;医学营养饮食、运动控制血糖,未使用胰岛素。

　　(3)G_1P_0,32^{+5} **周宫内孕,头位,单活胎,待产:**初次妊娠,彩超提示头位,无宫缩。

　　2. 处理

　　总原则:寻找病因,加强营养,严密胎儿监护,适时终止妊娠。

　　在该患者的处理过程中,寻找病因是关键,排查相关因素,并做好积极的处理及严密的胎儿监护。

(1)胎儿生长受限的诊断

1)诊断 FGR 的首要前提是准确核实孕周:患者平素月经规律,据末次月经及早期彩超核实孕周均为 32^{+5} 周。

2)超声评估胎儿生长:孕 32^{+5} 周彩超检查提示 BPD 7.6cm,HC 27.21cm,FL5.6cm,AC 25.79cm,EFW(1 289 ± 201)g,各生长指标及胎儿估重均低于相应孕龄胎儿的第 10 百分位数。

3)寻找病因:FGR 病因包括母体因素(营养不良、妊娠期各种并发症和合并症),胎儿因素,胎盘脐带因素,其他因素(宫内感染)等;入院后查免疫全套、TORCH 筛查等未见异常。该患者因 GDM 担心使用胰岛素,严格控制饮食摄入,饮食营养结构不合理,碳水化合物及蛋白质摄入均不足,考虑营养不良可能性大。

(2)胎儿生长受限的孕期处理

1)加强营养,改善饮食结构:该患者 FGR 考虑系营养不良可能性大,入院后请营养科会诊,制订个体化营养餐,保障每日总能量摄入、适宜的碳水化合物、脂肪及蛋白质等能量占比及合理的餐次安排。

2)注重孕期监护方法(包括计数胎动、超声和电子胎心监护):患者坚持每日 3 次(早、中、晚固定时间)计数胎动,胎动次数、幅度如常;每日电子胎心监护 2 次均提示 NST 反应型;每周复查彩超了解各生长指标及胎儿估重[孕 34^{+5} 周复查彩超 BPD 8.53cm,HC 30.29cm,FL6.45cm,AC 29.36cm,EFW(1 977 ± 132)g],并行超声多普勒血流检测评估脐动脉、大脑中动脉及静脉导管血流均未见异常后出院。

(3)妊娠期糖尿病的筛查与管理

1)妊娠期糖尿病筛查:该患者具有 GDM 高危因素(一级亲属患 2 型糖尿病),首次产前检查时需明确是否存在糖尿病,行 OGTT 未见异常;因系 GDM 高危人群,孕 25^{+5} 周再次行 OGTT 提示空腹血糖 5.1mmol/L,餐后 1 小时血糖 11.0mmol/L,餐后 2 小时血糖 9.1mmol/L,诊断妊娠期糖尿病。

2）确诊后给予糖尿病管理，即首选医学营养饮食及运动指导，监测空腹及三餐后 2 小时血糖（空腹血糖波动于 4.2~5.1mmol/L，餐后 2 小时血糖波动于 5.6~6.5mmol/L）。

3）注重尿酮体的监测：该患者 29^{+5} 周门诊产前检查，发现胎儿稍小于孕周，尿常规示尿酮体（2+），详细询问患者得知其碳水化合物及能量摄入不足，再次指导患者调整饮食结构。

4）入院后患者食用营养餐，运动 2 天，无饥饿感，监测空腹血糖 5.6~5.8mmol/L，午餐后 2 小时血糖 6.9~7.5mmol/L，早餐、晚餐后 2 小时血糖 5.9~6.7mmo/L，给予午餐前、睡前分别启用短效胰岛素 4U 及中效胰岛素 4U 皮下注射，据血糖值调整胰岛素用量至午餐前短效胰岛素 6U、睡前中效胰岛素 8U，空腹及餐后 2 小时血糖均在目标值范围（空腹及餐后 2 小时血糖分别 ≤ 5.3mmol/L、6.7mmol/L），多次查尿酮体阴性。

【专家点评】

该患者的诊治过程有以下几点值得注意和学习。

1. 对具有 GDM 高危因素的孕妇，首次产前检查时就需筛查是否存在糖尿病，首次 OGTT 结果未提示 GDM，需在孕 24~28 周重复 OGTT。该患者一级亲属患 2 型糖尿病，虽首次产前检查 OGTT 正常，孕 24~28 周再次行 OGTT 诊断妊娠期糖尿病，随即纳入糖尿病管理，因此对具有 GDM 高危因素的患者（特别是首次产前检查 OGTT 正常者），孕中晚期应重复 OGTT，以免导致疾病漏诊。

2. GDM 孕期血糖监测不应仅仅关注空腹及餐后 2 小时血糖值，还应注重尿酮体的监测，评估碳水化合物及能量摄入，避免酮症酸中毒等严重并发症。此外，还应加强知识宣教，普及孕期胰岛素用药安全性问题，排除患者用药顾虑。该患者仅从血糖监测值来看，血糖控制满意，但结合尿酮体（2+）及胎儿生长等指标，详细追问才得知患者营养饮食存在问题,在门诊诊疗过程中极易被忽视,故 GDM 患者胎儿生长指标及尿酮体等的监测尤其重要且必要。

3. GDM 患者孕期管理还应强调胎儿监测,特别是胎儿生长速度、宫内发育情况等的监测。该患者孕 29^{+5} 周及孕 32^{+5} 周连续 2 次超声提示胎儿生长趋势不满意(诊断 FGR)。结合尿酮体(2+)及病史,考虑导致 FGR 系营养摄入不足可能性大,给予医学饮食、运动指导,加强营养,根据血糖加用胰岛素控制血糖,严密监测胎儿宫内情况等处理。因此,对 GDM 患者围产期保健应兼顾血糖控制及营养摄入的平衡,才能避免 FGR 或巨大胎儿等母胎不良围产结局的发生。

（张倩雯　龚云辉）

第九章　妊娠合并肝胆系统疾病

病例 9-1　妊娠期急性脂肪肝合并胎儿宫内窘迫

 【病史】

患者唐某,30岁,G_1P_0,因"停经 31^{+6} 周,电子胎心监护示 NST 无反应型 10^+ 小时"由外院急诊转入。

孕期外院建档,定期产前检查。孕期 OGTT 示空腹血糖 5.1mmol/L,餐后 1 小时血糖 10.5mmol/L,餐后 2 小时血糖 8.8mmol/L,诊断妊娠期糖尿病,予以饮食及运动控制血糖可。2 周前因皮肤瘙痒查血总胆汁酸(total bile acid,TBA)11.0μmol/L,ALT 132U/L,AST 128U/L,肝胆胰脾 B 超、EB 病毒、巨细胞病毒、肝炎标志物、自身免疫性肝炎标志物均未见异常,诊断妊娠期肝内胆汁淤积症,给予口服熊去氧胆酸 250mg q.i.d.、丁二磺酸腺苷蛋氨酸肠溶片 0.5g b.i.d. 治疗。3 天前偶有恶心、呕吐,伴全身皮肤轻度黄染,皮肤瘙痒较前无明显加重。10^+ 小时前恶心、呕吐症状较前加重,伴上腹胀痛,患者自觉胎动消失。复查肝功 ALT

197

334U/L,AST 297U/L,TBA 15.1μmol/L,总胆红素 33.6μmol/L,Cr 230μmol/L,血糖 3.4mmol/L;电子胎心监护 NST 无反应型。

入院查体:T 36.5℃,HR 88 次 /min,R 20 次 /min,BP 122/80mmHg,SpO₂ 98%,全身皮肤黄染,右上腹轻压痛,无反跳痛;专科检查,宫高 28cm,腹围 86cm,胎心率 140 次 /min,宫体质软,未扪及宫缩。

辅助检查:WBC 17.1×10⁹/L,N% 82.4%,Hb 114g/L,PLT 222×10⁹/L;PT 19.6 秒(参考范围 9.0~15.0 秒),APTT 39 秒(参考范围 16.9~36.9 秒),纤维蛋白原 86mg/dl;ALT 350U/L,AST 302U/L,总胆红素 39.6μmol/L,Cr 236μmol/L,血糖 2.7mmol/L,血氨 22μmol/L。产科彩超提示宫内单活胎(约 32⁺¹ 周孕大)。肝胆胰脾 B 超未见明显异常。电子胎心监护示反复自发性减速。

 【诊治思路】

1. 诊断及诊断依据

(1)妊娠期急性脂肪肝:目前妊娠期急性脂肪肝(acute fatty liver of pregnancy,AFLP)诊断推荐国际上公认的 Swansea 标准,符合该标准 6 条以上即可诊断 AFLP。具体见表 9-1。本例患者出现恶心呕吐、上腹疼痛症状,实验室检查示 ALT 350U/L、AST 302U/L、总胆红素 39.6μmol/L、Cr 236μmol/L、WBC 17.1×10⁹/L、PT 19.6 秒、APTT 39 秒、血糖 2.7mmol/L。该患者符合 Swansea 标准中的 8 条,故诊断 AFLP 明确。

AFLP 多在妊娠晚期起病,以孕 28~40 周(平均 35 周)为多。初产妇、多胎妊娠、男性胎儿、肝脏疾病、AFLP 病史、子痫前期是 AFLP 的高危因素。该患者孕晚期起病,高危因素有初产妇、男性胎儿(剖宫产后证实)、肝脏疾病(ICP)。AFLP 的早期诊断、及时干预与结局密切相关。需要特别指出的是该患者在发病前诊断为 ICP,出现消化道症状后未及时行凝血功能检查,对肝肾功能指标的异常未能及时识别,导致病情延误。

表 9-1　**Swansea 标准**

指标	特征
呕吐	阳性
腹痛	阳性
烦渴 / 多尿	阳性
脑病	阳性
胆红素	>14μmol/L
血糖	<4mmol/L
尿酸	>340μmol/L
白细胞	>11 × 10^6/L
肝脏超声图像	弥漫性肝实质回声增强,呈现"亮肝"特征或腹水
AST 和 ALT	>42U/L
血氨	>47μmol/L
血肌酐	>150μmol/L
凝血功能	PT>14 秒或活化部分凝血活酶时间>34 秒
肝脏活检	微小的胞质空泡或弥漫性细胞质气球样变

注:ALT. 谷丙转氨酶;AST. 谷草转氨酶;PT. 凝血酶原时间。

(2) **妊娠期肝内胆汁淤积症**:TBA>10mmol/L,已排除病毒性肝炎、自身免疫性肝炎、巨细胞病毒、EB 病毒、肝胆器质性疾病等。

(3) **胎儿宫内窘迫**:患者自觉胎动消失,电子胎心监护提示频发自发性减速。

(4) **妊娠期糖尿病(A1 级)**:孕期 OGTT 示空腹血糖 5.1mmol/L,餐后 1 小时血糖 10.5mmol/L,餐后 2 小时血糖 8.8mmol/L,予以饮食指导及运动控制,血糖监测基本正常。

(5) G_1P_0,31^{+6} **周宫内孕,单活胎,待产**:初产妇,此次超声提示宫内单活胎,无宫缩。

2. 处理

总原则:积极纠正凝血功能,尽早终止妊娠,最大限度地予以对症支持治疗。

AFLP 是妊娠期较少见的严重并发症,可导致急性肝衰竭、急性肾损伤、肝性脑病,如不及时治疗母胎死亡率极高。列出以下注意点并给出参考意见,以期早期识别并正确诊治 AFLP。

(1) **分娩方式的选择**:多项研究发现,剖宫产可有效降低 AFLP 患者的母胎死亡率,但 AFLP 非剖宫产的绝对指征,在母胎状态良好且短时间内可经阴道分娩时,可选择严密监测下经阴道分娩。本例患者无产兆,且已出现胎儿宫内窘迫征象,短时间内无法经阴道分娩,故在积极纠正凝血功能的同时行剖宫产终止妊娠。术前请儿科医生到场参与新生儿抢救。1 分钟、5 分钟、10 分钟新生儿 Apgar 评分分别为 6 分、8 分、9 分,转儿科治疗。产妇术后转 ICU 继续治疗。

(2) **纠正凝血功能障碍**:AFLP 患者因严重肝功受损导致凝血功能异常,剖宫产术中及术后出血风险明显增加,故应在准备急诊手术的同时积极输注新鲜冰冻血浆、纤维蛋白原、冷沉淀、血小板等血液制品纠正凝血功能障碍。①该患者术前查凝血功能 PT 19.6 秒、APTT 39.0 秒、纤维蛋白原 86mg/dl,故积极准备手术的同时予以输注纤维蛋白原 4g、新鲜冰冻血浆 600ml 纠正凝血功能;②术后 12 小时复查凝血功能 PT 16.0 秒、APTT 37.0 秒、纤维蛋白原 190mg/dl,患者子宫收缩好,无明显阴道出血;③术后 48 小时内每 12 小时复查凝血功能,之后每天复查凝血功能,PT、APTT 延长时间逐渐缩短,纤维蛋白原逐渐恢复正常。术后第 5 天,患者凝血功能恢复正常。

(3) **如何预防产后出血及腹壁血肿**:AFLP 伴有凝血功能障碍的患者除术前积极输注血液制品纠正凝血功能障碍外,术中可行子宫动脉上行支结扎、B-Lynch 缝合等手术方式预防或治疗产后出血,排除相关禁忌证后积极使用强有力的宫缩剂,术后需严密观察患者子宫收缩、阴道出血、腹壁切口情况。该患者采取的措施有:①胎儿娩出后子宫收缩稍差,使用卡前列素氨丁三醇 250μg

肌内注射、缩宫素持续泵入加强宫缩;②术中行预防性双侧子宫动脉结扎术;③仔细检查腹直肌、腹直肌与前鞘之间血管断端及出血点并仔细止血;④术后腹壁切口处压沙袋8小时。本例患者术中共计出血600ml。术后子宫收缩好,术后24小时共计出血120ml。腹壁切口无红肿、流血、硬结等异常。

(4)产后对症支持治疗:AFLP患者发生产后出血、DIC、急性肾损伤、肝性脑病的风险高,故产后需动态监测血常规、凝血功能、肝肾功能、血糖及血氨的变化。原则上术后48小时内每12小时复查,之后每天复查。该患者术后转入ICU,根据检验结果对症支持处理如下:①术后第1天WBC 16.1×10^9/L,予以头孢西丁钠预防感染,术后患者体温均正常,术后第3天WBC 9.1×10^9/L,停用抗生素;②术后予以丁二磺酸腺苷蛋氨酸注射液1.0g q.d.、注射用还原性谷胱甘肽1.2g q.d.静脉滴注,术后24小时复查肝功能示ALT 230U/L、AST 202U/L、总胆红素 30.6μmol/L、TBA 9.8mmol/L、Cr 136μmol/L,各指标较前均有所下降,术后第5天肝功能示ALT 98U/L、AST 79U/L,胆红素及肾功均恢复正常;③术前测血糖2.7mmol/L,予以静脉滴注5%葡萄糖液纠正低血糖,每小时监测血糖直至血糖>4.0mmol/L改为每4小时1次监测血糖;④术后监测血氨均在正常范围之内,未发生急性肝衰竭、脑病等严重并发症,故未予以特殊处理。

【专家点评】

妊娠期急性脂肪肝是妊娠期急性肝衰竭最常见的原因。严重病例母亲酸中毒,可导致胎儿酸血症,甚至胎儿死亡。因此,对疾病的早期识别、及时干预及术后母亲的支持治疗是改善母胎结局的关键。结合该病例,以下两点值得注意。

1. 急性脂肪肝的早期诊断　急性脂肪肝是发生在孕晚期的严重的肝功能障碍。以明显的消化道症状、肝功能异常及凝血功能障碍为特征。临床表现有不同的严重程度,从未被注意或归因于子痫前期的较轻病例(据报道约一半的病例有高血压、蛋白尿和水肿,提示子痫前期),到伴有脑病的明显肝衰竭。严重病例的症状通常会持续几天,表现为持续恶心和呕吐、厌食、上腹疼痛和进行性黄疸。中度至重度肝功能障碍表现为低纤维蛋白原血症、低蛋白血症、低胆固醇血症,血清转氨酶水平中度升高(通常<1 000U/L)。凝血功能障碍是由肝脏促凝血剂合成减少引起的,其程度也各不相同,可严重危及生命,特别是在进行手术分娩时。该综合征通常在诊断后继续恶化,如低血糖明显的肝性脑病、严重的凝血功能障碍和一定程度的肾衰竭等均严重威胁母胎生命。幸运的是,分娩能阻止肝功能恶化。因此,临床上急性脂肪肝一经诊断建议积极终止妊娠。有报道,超过1周以上的病程明显增加孕产妇入住ICU及死亡的风险。

该病例2周前诊断为ICP,并给予相应的治疗。但需强调的是,ICP虽然增加了围产儿的风险,但对妊娠母亲往往是一个良性过程,虽然肝功能异常是ICP最主要的临床表现,但临床上发现严重肝功能损害、凝血功能障碍时需首先考虑其他肝脏疾病,如重型肝炎、急性脂肪肝等。该病例在治疗的过程中应该每周复查肝功能,当出现明显消化道症状、黄疸时,应该同时检测凝血功能,及早意识到可能患有急性脂肪肝等严重肝脏疾病的可能,以避免延误治疗。

2. 急性脂肪肝终止妊娠的选择　原则上,诊断急性脂肪肝后无论孕周多少均需积极终止妊娠。严重拖延分娩可能会增加母体和胎儿的风险。虽然急性脂肪肝不是剖宫产指征,对于死胎、孕妇短期内能进入产程分娩者,推荐采用密切监测胎儿的引产方法。

需要强调的是,凝血功能异常者手术的风险很大,在胎儿情况允许的条件下,尽量积极纠正凝血功能后再行手术;如果情况紧急,可在手术同时积极纠正凝血功能障碍,同时注意加强缩宫药物和其他止血措施(如子宫捆绑、动脉结扎、宫腔填塞等)的使用。如果出血难以控制或医疗机构抢救条件有限,积极的子宫全切术也是保全产妇生命的措施。

(乌守恒　邢爱耘)

病例 9-2　重度妊娠期肝内胆汁淤积症

【病史】

患者王某,32 岁,G_1P_0。因"停经 34^{+3} 周,皮肤瘙痒 1^+ 周,不规律腹痛 3 天"急诊入院。

患者末次月经为 2019 年 3 月 15 日。孕期于外院定期产前检查,无异常。查乙型肝炎及丙型肝炎病毒阴性,转氨酶正常。1^+ 周前出现皮肤瘙痒,以手掌及脚掌明显,无明显消化道症状。血液生化检查:ALT(265U/L)及 AST(100U/L)升高,TBA 49μmol/L,给予熊去氧胆酸 250mg p.o.,q.i.d.、丁二磺酸腺苷蛋氨酸 0.5g p.o.,b.i.d. 治疗。3 天前患者出现不规律下腹坠胀,无阴道流血、排液。

入院查体:生命体征正常,心肺无异常。皮肤无黄疸,腹部皮肤及双下肢可见抓痕。专科检查,腹部膨隆,宫高、腹围同孕周大,胎心率 140 次 /min;阴道检查,宫颈管无明显缩短。胎儿监护 NST 有反应型、无宫缩。

辅助检查:ALT 305U/L,AST 109U/L,TBA 103μmol/L,总胆红素(TB)26.3μmol/L,直接胆红素(DBil)6.1μmol/L;复查甲、乙、丙、丁、戊型肝炎标志物均为阴性;自身免疫性肝病相关抗体检测均为阴性;EB 病毒、巨细胞病毒检测为阴性;血常规、凝血功能正常;肝胆彩超未发现异常;产科彩超提示宫内单活胎、胎儿大小及羊水量正常。身高 158cm,体重 73kg。

【诊治思路】

1. 诊断及诊断依据

(1)**妊娠期肝内胆汁淤积症(重度)**:患者妊娠中晚期出现皮肤瘙痒,肝炎标志物、自身免疫性肝病相关抗体检测均为阴性,EB病毒、巨细胞病毒检测为阴性,肝胆彩超未发现异常,转氨酶升高,血清总胆汁酸 $\geqslant 40\mu mol/L$。

(2)G_1P_0,34^{+3} 周宫内孕,单活胎,待产:患者为初次妊娠,超声提示宫内单活胎,胎儿发育同孕周大,无宫缩,宫颈管无明显缩短。

2. 处理

除少数因严重瘙痒影响孕妇的睡眠、情绪外,大多数妊娠期肝内胆汁淤积症(ICP)母亲的预后好,但该病可引起胎儿宫内窘迫、羊水粪染、早产、死胎等不良围产儿结局。因此,ICP的治疗总原则是使用药物缓解孕妇瘙痒症状,降低血胆汁酸水平、改善肝功能;加强胎儿监护,适时终止妊娠、降低围产儿不良结局风险。

(1)**降低胆汁酸**:熊去氧胆酸(ursodeoxycholic acid,UDCA)是治疗ICP首选的药物。建议按照 15mg/(kg·d)的剂量分3~4次口服,常规剂量疗效不佳,而又未出现明显副作用时,可加大剂量为1.5~2.0g/d,最大剂量可使用 21mg/(kg·d);一般服用UDCA 2周后患者血清胆汁酸水平下降。无法耐受UDCA或UDCA最大剂量无效者可加用S-腺苷蛋氨酸或考来烯胺。该患者给予熊去氧胆酸 250mg p.o.,q.i.d. 治疗 1^+ 周后胆汁酸水平进一步上升。入院时该患者体重为73kg,遂将熊去氧胆酸调整为 500mg p.o.,q.8h.,3天后复查血清总胆汁酸下降至 96μmol/L,继续给予熊去氧胆酸 500mg p.o.,q.8h.、丁二磺酸腺苷蛋氨酸 1g 每日静脉滴注,1周后再次复查患者肝功能和总胆汁酸明显下降,分娩前(孕 37^{+2} 周)复查肝功能示 ALT 105U/L,AST 79U/L,血清总胆汁酸 40.2μmol/L。

(2)**瘙痒的处理**:约80%的ICP患者可出现瘙痒症状,一般表现为手掌及脚掌瘙痒,逐渐向肢体近端延伸。瘙痒严重者可导致夜间睡眠障碍。约 60% 的女性在服用熊去氧胆酸后瘙痒症状得到改善,约 40% 的女性瘙痒症状完全消失。49% 的患者症状通常在 1~2 周内得到改善,该患者入院时已使用熊去氧胆酸 1 周,瘙痒仍明显并且腹部皮肤及双下肢可见抓痕,遂给予炉甘石洗剂外用,且加大熊去氧胆酸的用药量,患者瘙痒症状缓解,但仍入睡困难,给予地西泮 5mg 睡前口服助眠后,症状缓解。

(3) **孕期加强母儿监测**:一旦诊断为 ICP,需加强孕妇血 TBA、肝功能等的监测。目前胆汁酸监测的建议各不相同。包括 RCOG 在内的许多协会都主张每周进行一次肝功能检查,直至分娩。在临床工作中,对于病情严重者,可适当缩短监测间隔。该患者为重度 ICP,入院时已孕 34^{+3} 周,给予地塞米松 6mg i.m.,q.12h.×2 天促胎肺成熟,每 3 天复查肝功能及总胆汁酸,胆汁酸下降之后调整为每周复查直至分娩。

胎儿的监测:ICP 孕妇最严重的并发症为围产儿死亡,但尚不能准确预测围产儿死亡的指标。除自数胎动,电子胎心监护和超声检查是临床上常用评估胎儿宫内情况的方法。该患者为重度 ICP,胎死宫内及胎儿宫内窘迫风险增加,需加强监护,入院后除自数胎动外,每日行胎儿电子监护直至分娩。

(4) **确定 ICP 孕妇终止妊娠的时机**:ICP 胎儿宫内窘迫为急性缺氧,胎儿死亡常常是突然发生,常规产前监护无法预测,这就造成对 ICP 分娩时机选择的分歧。我国指南认为:轻度 ICP,孕 38~39 周终止妊娠;重度 ICP,孕 34~37 周终止妊娠,根据治疗反应、有无胎儿窘迫、双胎或合并其他母体并发症等因素综合考虑。该患者经过积极治疗后肝功能及总胆汁酸均明显下降,按照我国指南重度 ICP 为剖宫产指征,但根据国外指南及我院经验,重度 ICP 只要没有产科禁忌证仍可以选择阴道分娩,但需产程中加强监护。该患者有阴道试产意愿及阴道分娩条件,我们遂于孕 37^{+2} 周查白带常规正常,宫颈 Bishop 评分 5 分(先露 S-3,宫颈后位,质软,消退 80%,宫口未开),行 OCT 阴性后,给予 Cook 双球囊促宫颈成熟,次日早晨取球囊后行人工破膜、羊水清亮,给予小剂量缩宫素静脉滴注引产、抗生素预防感染,产程中加强电子胎心监护次数,患者于引产后 18 小时顺利阴道分娩一活女婴,体重 2 850g,1 分钟、5 分钟、10 分钟 Apgar 评分分别为 10 分、10 分、10 分。产后当晚产妇即感瘙痒症状消失,产后 1 周复查肝功能、总胆汁酸正常。

【专家点评】

目前国内对 ICP 的诊治欠规范,主要表现在较高的医源性早产率及剖宫产率,以及对疾病分度的混乱。参考 2021 年美国母胎医学学会(SMFM)妊娠期肝内胆汁淤积症的专家共识,强调以下两点。

1. 与 ICP 围产儿不良结局相关的生化指标及临床分度 一系列的基础试验研究及几项前瞻性大样本队列研究的结果证实,ICP 围产儿不良结局与母胎体内胆汁淤积相关。孕妇血总胆汁酸(TBA)≥40mmol/L,早产、胎儿窒息、羊水粪染的风险增加;TBA≥100mmol/L,死胎风险明显增加。因此,ICP 的实验室诊断标准为 TBA>40mmol/L 为重度 ICP。而有既往 ICP 病史、家族史、高龄、多胎妊娠及肝胆疾病史(病毒性肝炎、胆道疾病如胆囊炎、胰腺炎)为发生 ICP 的高危因素,但不作为诊断重度 ICP 的依据。

2. 避免过度干预,降低 ICP 医源性早产及剖宫产率 ICP 的处理原则:首选口服熊去氧胆酸缓解孕妇瘙痒症状,降低血胆汁酸水平,改善肝功能;同时加强母胎监护,适时终止妊娠。在胎儿宫内状况良好的情况下,避免医源性早产。SMFM 专家共识对终止妊娠时机的建议:① TBA≥100mmol/L,37 周终止妊娠;② TBA<100mmol/L,参考是否 TBA>40mmol/L,个性化地于 37~39 周终止妊娠;③当 TBA≥100mmol/L,同时出现下列任一项,可考虑 34~36 周终止妊娠,持续、痛苦的瘙痒,药物无法缓解;既往 36 周前 ICP 死胎史;或肝脏疾病加重、恶化。另外,ICP 无论轻重度都不是剖宫产指征。英国国家卫生统计数据显示,重度 ICP 的剖宫产率为 25%,相对应的正常对照组剖宫产率为 23%。但需在引产及产程中加强胎儿监护,该重度 ICP 病例,选择机械性球囊加小剂量缩宫素引产,避免其他引产方式可能造成的过强宫缩对胎儿的危害,产程中加强胎儿监护,宫颈条件成熟后可人工破膜了解羊水形状;这些都是可以借鉴的促进 ICP 患者阴道分娩的措施。

（战 军　邢爱耘）

病例 9-3　妊娠期急性胆源性胰腺炎

 【病史】

患者李某,30 岁,因"停经 34⁺⁴ 周,下腹阵痛 2 小时"急诊入院。

患者孕期于外院建档,定期产前检查,孕中期因胆囊炎急性发作保守治疗,余无明显不适,入院当日中午进食火锅及冰激凌,2 小时前患者出现下腹阵发性绞痛,无里急后重,无腹泻,宫缩不规律,无阴道流血、排液。BMI 30.2kg/m²,孕期体重增加 25kg。

既往足月剖宫产一次。

入院查体:T 38.0℃,HR 110 次/min,R 24 次/min,BP 110/60mmHg。急性病容,皮肤黏膜无明显黄染。心肺无异常;腹部膨隆,上腹轻压痛,反跳痛(-)。胎心率 170 次/min,宫高 32cm,腹围 95cm,有不规律宫缩;宫口未开,宫颈 Bishop 评分 4 分;骨盆外测量正常。

辅助检查:B 超提示胆囊息肉伴结石,因肠管胀气明显,胰腺显示不清,余未见异常。产科彩超提示宫内单活胎(约 35 周孕)。肝肾功能示,ALT、AST、LDH 及肾功能正常;总胆红素 30.3μmol/L,直接胆红素 10μmol/L,间接胆红素正常;血甘油三酯 8.24mmol/L。血常规示,WBC 15.9×10⁹/L,N% 89.1%,Hb 108g/L。凝血功能正常。血淀粉酶 210IU/L(正常 30~118IU/L),血脂肪酶 165U/L(正常 12~53U/L),尿淀粉酶 1 890IU/L(正常 200~600IU/L)。电子胎心监护提示 NST 有反应型。

 【诊治思路】

1. 诊断及诊断依据

(1)妊娠期急性胆源性胰腺炎:①患者处于妊娠期;②符合急性胰腺炎诊断标准包括:a. 急性腹痛(暴饮暴食后);b. 血清脂肪酶和 / 或淀粉酶水平大于正常值上限的 3 倍;c. 影像学发现合并胆囊息肉伴结石。

妊娠期急性胰腺炎(acute pancreatitis in pregnancy,APIP)的诊断标准同非妊娠期。根据 2021 版《急性胰腺炎急诊诊断及治疗专家共识》,临床上符合下述 3 项标准中的 2 项,即可诊断:①急性、突发、持续、剧烈的上腹部疼痛,可向背部放射;②血清淀粉酶和 / 或脂肪酶活性至少高于正常上限值 3 倍;③增强 CT/MRI 呈APIP 典型影像学改变(胰腺水肿或胰周渗出积液)。

临床上按病情的严重程度将 APIP 分为三类。①轻症 APIP:具备急性胰腺炎的临床表现和生化改变,不伴有器官功能衰竭及局部或全身并发症,通常在 1~2 周内可恢复,不需反复的胰腺影像学检查,病死率极低;②中度重症 APIP:具备急性胰腺炎的临床表现和生化改变,伴有一过性的器官衰竭(48 小时内可以恢复),或伴有局部或全身并发症;③重症 APIP:具备急性胰腺炎的临床表现和生化改变,同时伴有持续(>48 小时)的器官功能衰竭,包括血尿素氮>8.9mmol/L、精神异常、存在全身炎症反应综合征、影像检查提示胸腔积液。如果后期合并感染则病死率极高。

(2)**肥胖症**:BMI>30kg/m^2。

(3)**高脂血症**:血甘油三酯8.24mmol/L。

(4)**瘢痕子宫**:既往剖宫产手术史。

(5)**G_2P_1,34^{+4}周宫内孕,活胎,先兆早产**:足月分娩1次,超声检查核实孕周34^{+4}周,有不规律宫缩。

2. 处理

总原则:妊娠期间出现的急性胰腺炎需根据孕妇全身情况、胎儿成熟度、急性胰腺炎的严重程度,采取综合治疗措施。

(1)**处理原则及终止妊娠的时机**:该患者入院后给予禁食、胃肠减压、奥美拉唑抑酸(40mg i.v.gtt.)、补液、阿托品0.5mg肌内注射解痉、抗生素(头孢西丁钠2g静脉滴注)预防感染、地塞米松促胎肺成熟,给予我院自制的胰腺炎灌肠液灌肠处理;同时加强胎儿监护。

入院后36小时,患者腹痛症状无明显改善,腹胀加重。复查血淀粉酶899IU/L,血脂肪酶965U/L,尿淀粉酶8 250IU/L。因病情加重,行急诊剖宫产术,娩出一男活婴,1分钟、5分钟、10分钟Apgar评分分别为8分、9分、10分。术中发现血液呈乳糜样,伴切口渗血明显,止血困难,给予缩宫素、卡前列素氨丁三醇加强子宫收缩,并行子宫捆绑术、结扎双侧子宫动脉上行支止血等措施。

(2)**外科手术干预**:对于胆源性胰腺炎患者,孕早期根据病情,原则上尽量保守治疗。在孕中期,建议尽早手术解除胆道梗阻。妊娠期腹腔镜手术治疗是安全可靠的,但需遵循患者意愿。

该患者孕中期出现胆囊炎,彩超提示胆囊结石,因无胆道梗阻的临床症状未予以处理。但在孕期保健过程中医师应该向孕妇强调胆石症的潜在危害,避免因不当饮食诱发的急性胰腺炎。该患者不伴有器官功能衰竭及局部或全身并发症,为轻症急性胰腺炎。虽然有总胆红素、直接胆红素的升高,但尚无胆道梗阻的临床表现,孕周已接近足月。因此,在抗感染、解痉的同时积极行产科处理。

患者术后恢复良好。术后第三日腹部 CT 提示胰腺水肿、胰周渗出积液、胰头囊肿、胆总管下段囊状扩张并结石,并再次出现右上腹部隐痛,向腰背部放射,伴恶心,呕吐(为胃内容物),呈非喷射状,皮肤、巩膜黄染。查体麦氏点压痛明显,总胆红素 124μmol/L,直接胆红素 88μmol/L,血淀粉酶 657IU/L,血脂肪酶 800U/L,尿淀粉酶 1 890IU/L,故转外科给予持续胃肠减压、生长抑素抑酶、抗感染、洛伐他汀降血脂等对症治疗,并行腹腔镜下胆囊切除术,术后第 10 天出院。

(3)选择镇痛药:缓解孕产妇疼痛是治疗 APIP 的重要辅助措施,但选择药物必须谨慎。一般推荐盐酸哌替啶 50~100mg,肌内注射。该患者腹痛以右上腹痛为主,无胃肠道相关症状,入院后即给予阿托品解痉,但是忽略了阿托品等胆碱能受体拮抗剂(山莨菪碱等)可能加重肠麻痹,吗啡会收缩 Oddi 括约肌,这两类止痛药物一般不做推荐使用。

(4)孕期血脂监测及对高血脂的处理:妊娠期受多种激素影响,血清甘油三酯浓度升高至正常水平的 2~3 倍,胆固醇可升高 30%,并于妊娠晚期达到高峰。血脂在胰腺中被脂肪酶分解后,大量的游离脂肪酸会对胰腺毛细血管造成损伤,导致胰腺微循环障碍,这可能是高脂血症诱发 APIP 的原因。

2021 版《急性胰腺炎急诊诊断及治疗专家共识》中指出,对于高脂血症性 APIP,应需要短时间降低甘油三酯水平,尽量降至 5.65mmol/L 以下。目前降血脂的药物包括贝特类、他汀类等,但妊娠期使用的安全性均亟待检验。贝特类药物可以降低甘油三酯水平 40%~60%,被认为是治疗高甘油三酯血症的首选药物,有研究指出在孕妇中使用此类药物,并未发现致畸性,然而考虑到此类药物运用于孕妇的相关研究较少,仍有待进一步研究论证其安全性,因此临床中是否运用于孕妇需酌情考虑。他汀类药物因具有潜在的致畸作用,目前仍不能排除其对胎儿发育的影响,在妊娠早期使用应慎重。此外,研究显示 ω-3 脂肪酸用于降低孕妇甘油三酯相对安全,且起效迅速,但作用效果欠佳。该患者肥胖,孕期应每 3 个月进行 1 次血脂检测,日常需低脂饮食。

【专家点评】

1. 妊娠期急性胰腺炎的特点　　妊娠合并急性胰腺炎特别是重症 APIP 若不及时诊治可能威胁母胎生命,是导致孕产妇死亡的非产科原因之一。此病在妊娠各个阶段皆可发生,以中晚期多见。近年报道产后短期内发生的急性胰腺炎逐渐增多,需引起产科医生的重视。妊娠期 APIP 的危险因素与普通人群类似,胆道疾病和高脂血症是两大主要因素,其中前者所占比例尤为突出,可能是由于妊娠期松弛胆囊平滑肌的孕激素水平明显增加,从而导致胆汁淤积和胆石形成。妊娠期血脂代谢的改变,高脂血症的发生率增加,而高脂血症性 APIP 更易重症化。该患者同时有肥胖、胆结石,是 APIP 的高危人群,孕期体重增加 25kg,提示产前保健的质量有待提高。

妊娠晚期子宫的上抬使得腹腔内解剖位置等发生改变,加上炎症刺激诱发宫缩、临产前宫缩等因素影响,孕妇腹痛的部位、性质以及腹膜炎体征往往不典型,容易造成误诊。孕期因子宫增大覆盖胰腺,且胰腺位置相对较深,查体时体征可能并不典型。因此,对于与临床诊断(如先兆早产、临产)不相符的上腹痛,需同时检测血清淀粉酶和脂肪酶,二者联合测定可提高诊断的敏感性及准确率,避免漏诊 APIP。血清标志物包括 C 反应蛋白、尿素氮、肌酐、血钙和降钙素原等可反映 APIP 病情的严重程度。

2. 妊娠合并胰腺炎终止妊娠的时机、方式的选择　　APIP 不是终止妊娠的指征,终止妊娠的时机及方式取决于孕周的大小及治疗的效果。若出现以下情况,建议及时终止妊娠:①伴明显流产、早产症状;②胎儿窘迫或胎死宫内;③重症 APIP 孕妇或病情经治疗无明显好转；④胎儿已足月。关于终止妊娠的方式,对非重症孕妇如胎死宫内、已临产、宫颈已成熟或短期内能经阴道分娩者可阴道试产,除此以外,一般建议剖宫产尽快终止妊娠。

3. 妊娠期抑制胃酸、胰液及胰酶的药物　抑酸抑酶是胰腺炎治疗的主要药物。有关妊娠期使用的研究较少,因部分药物能经过胎盘屏障,病情危重时必须权衡利弊使用。奥美拉唑可以通过抑制胃酸分泌间接抑制胰液分泌,是美国食品药品管理局(Food and Drug Administration,FDA)妊娠分级为 C 类的药品;奥曲肽为人工合成的生长抑素的类似物,是 FDA 分级为 B 类药品,这两个药物妊娠期使用的数据多一些,可权衡利弊后在妊娠期使用。生长抑素是抑制胰酶分泌治疗胰腺炎的常用药物,为垂体激素释放抑制类药,可通过直接抑制胰腺外分泌而发挥作用,药物说明书为孕妇禁用,建议用于分娩后的患者。

目前国内中医中药对急性胰腺炎的保守治疗很有成效。

(战　军　邢爱耘)

病例 9-4　妊娠合并慢性乙型肝炎

【病史】

患者杨某,34 岁,因"停经 38^{+4} 周,下腹疼痛半天"入院。

患者孕期我院建档,规律产前检查。孕早期查肝功正常,乙型肝炎表面抗原(hepatitis B surface antigen,HbsAg)(+)、乙型肝炎 e 抗原(hepatitis B e antigen,HbeAg)(+),消化道超声未见异常,排除其他肝炎病毒感染、自身免疫性肝病,无特殊用药史,本次妊娠期间无消化道不适。孕期定期监测肝功能、乙型肝炎病毒(hepatitis B virus,HBV)DNA 及处理如表 9-2。

表 9-2　孕期定期监测肝功能、HBV DNA 及对应处理

孕周	肝炎指标					处理		
	ALT/ $(U \cdot L^{-1})$	AST/ $(U \cdot L^{-1})$	TB/ $(\mu mol \cdot L^{-1})$	TBA/ $(\mu mol \cdot L^{-1})$	HBV DNA/ $(IU \cdot ml^{-1})$	替诺福韦酯	多烯磷脂酰胆碱	随访肝功能频率
12	32	11	5.3	0.9	<100	无	无	2~3个月
26	172	84	6.1	1.1	9.97×10^5	无	465mg b.i.d.	1~2周
28	243	178	6	3.2	1.54×10^7	300mg q.d.	465mg b.i.d.	1周
32	108	72	5.8	2.5	1.14×10^4	300mg q.d.	无	2周
36	88	64	6.4	5.8	1.02×10^4	300mg q.d.	无	2周
38	56	43	7.9	8.9	2.33×10^3	300mg q.d.	无	1周

注:ALT. 谷丙转氨酶;AST. 谷草转氨酶;TB. 总胆红素;TBA. 总胆汁酸;HBV DNA. 乙型肝炎病毒 DNA;q.d. 每天 1 次;b.i.d.. 每天 2 次。

其余产前检查无特殊,半天前出现下腹规律性疼痛,约4~5分钟1次,每次持续30~40秒,无阴道流血、排液。

15年前体检发现HBsAg(+)、HBeAg(+),转氨酶正常,10年前口服拉米夫定、替诺福韦酯治疗后HBeAg转阴,8年前自行停用抗病毒药物,后未复查。

入院查体: 一般内科查体无特殊,专科查体:宫高腹围同孕周大小,胎心率150次/min;阴道检查:宫颈居中,质软,颈管消退90%,宫口未开,头先露,S-3。

辅助检查: 电子胎心监护提示规律宫缩。产科超声及血、尿常规等相关辅助检查无特殊。

 【诊治思路】

1. 诊断及诊断依据

(1)**妊娠合并慢性乙型肝炎**(chronic hepatitis B,CHB):患者15年前发现HBsAg(+);孕期查HBsAg(+)、HBeAg(+),伴肝功能异常。

(2)G_1P_0,38^{+4}周宫内孕,头位,单活胎临产:停经38^{+4}周,规律下腹疼痛,宫颈管消退90%,头先露。

2. 处理

总原则: 根据产妇情况决定分娩方式,做好新生儿出生后HBV阻断并随访。

患者于入院后9小时顺产一健康男婴,体重3 750g,1分钟、5分钟、10分钟Apgar评分均为10分;出生后立即注射乙型肝炎免疫球蛋白(hepatitis b immunoglobulin,HBIG)100IU,同时肌内注射第1针乙肝疫苗10μg;并于1月和6月龄分别接种第2针和第3针乙肝疫苗。

(1)**慢性乙型肝炎病毒携带孕妇抗病毒治疗的时机及药物选择:** 根据中华医学会肝病学分会发布的《阻断乙型肝炎病毒母婴传播临床管理流程(2021年)》:若HBV DNA阳性,出现ALT显著异常≥5×ULN(正常值上限),排除导致 ALT 升高的其他相关因素(如药物影响和脂肪肝等),或诊断为肝硬化者,经感染科或肝病专科医师评估及患者知情同意后,建议给予富马酸替诺福韦二吡呋酯(tenofovir disoproxil fumarate,TDF,简称替诺福韦酯)抗病毒治疗。

根据中华医学会围产医学分会发布的《乙型肝炎病毒母婴传播预防临床指南(2020)》,推荐对 HBV DNA>2×10⁵IU/ml 或 HBeAg(+)孕妇在妊娠晚期(妊娠 28~32 周)开始服用抗病毒药物,使孕妇分娩时 HBV 水平降低,同时新生儿正规免疫接种预防,几乎可完全阻断 HBV 垂直传播(又称母婴传播)。

替诺福韦酯、替比夫定和拉米夫定(lamivudine Tablets,LDT)均能有效降低孕妇病毒水平,三种药物效果相当,妊娠期均可选择,但不能联合用药。建议首选不易产生耐药的替诺福韦酯;妊娠合并肾功能损害或骨质疏松时,可选用替比夫定或拉米夫定。

本例患者于妊娠 26 周开始出现转氨酶升高<5×ULN,HBV DNA 9.97×10⁵IU/ml,给予口服多烯磷脂酰胆碱 465mg b.i.d. 保肝治疗效果不佳,转氨酶及 HBV DNA 持续升高,于 28 周开始 TDF 抗病毒治疗,孕晚期监测肝功能明显好转,HBV DNA 持续下降。

(2)阻断新生儿 HBV 垂直传播:围产期感染是 HBV 的重要传播途径,围产期感染占全球 HBV 感染的 50%。与成人 HBV 感染相比,围产期 HBV 感染更容易导致慢性感染以及长期疾病风险。规范化管理慢性乙型肝炎孕妇及其分娩的婴儿,是切断 HBV 围产期感染的有效措施。

对于 HBsAg(+)母亲分娩的足月新生儿,出生后应尽早(12 小时内)接种重组酵母乙肝疫苗 10μg 和 HBIG 100IU,并于 1 月龄和 6 月龄各注射 1 针重组酵母乙肝疫苗 10μg。

(3)乙型肝炎患者的母乳喂养:母乳喂养不增加 HBV 垂直传播风险。无论产妇 HBeAg 是否阳性,也无须检测乳汁 HBV DNA 水平,在注射乙肝免疫球蛋白和乙肝疫苗前就可以开始母乳喂养。

本例患者产后母乳喂养,其子正规预防接种,并于 7 月龄时查肝功正常,HBsAg(-)、乙型肝炎表面抗体(hepatitis B surface antibody,HbsAb)(+),提示未感染乙肝病毒,免疫预防成功。

(4)产后是否停用抗乙肝病毒药物: 根据中华医学会肝病学分会发布的《阻断乙型肝炎病毒母婴传播临床管理流程(2021年)》,妊娠期服用抗病毒药物的母亲的停药时机取决于妊娠期抗病毒治疗的目的:①以阻断HBV垂直传播为目的而服用抗病毒药物的孕妇,如果HBsAg和/或HBeAg水平显著下降,提示抗病毒治疗效果良好,可继续抗病毒治疗。如果HBsAg和/或HBeAg水平下降不明显,产后立即停药。②以治疗CHB为目的而服用抗病毒药物的孕妇,产后不能停药,应长期抗病毒治疗。本例患者,孕晚期开始进行抗病毒治疗后,HBV病毒及转氨酶水平显著下降,产后2周产妇复查转氨酶正常,HBV DNA<100IU/ml。产后定期于肝炎门诊随访,继续服用替诺福韦酯。

【专家点评】

我国是乙型肝炎的中高流行区,一般人群中HBsAg阳性率约为6.1%,孕产妇中HBsAg阳性率约为6.3%,垂直传播是HBV的重要传播途径,阻断HBV垂直传播是消除乙肝的关键。

1. 慢性HBV感染妇女计划妊娠前,最好由肝病科医师评估其肝功能和全身状况。已经发生肝硬化者,不建议妊娠。处于肝炎活动期时,建议避孕,注意休息、给予保肝治疗3个月,若肝功能无好转,需要开始抗病毒治疗,首选TDF;待肝功能正常3个月后再考虑妊娠。已经发生肝纤维化的患者,若肝功能正常,可考虑妊娠,但孕期和产后需抗病毒治疗。慢性HBV感染妇女妊娠后,须定期监测肝功能,尤其在妊娠早期和妊娠晚期。

2. 虽然中华医学会围产医学分会发布的《乙型肝炎病毒母婴传播预防临床指南(2020)》推荐对HBV DNA>2×10^5IU/ml或HBeAg(+)的孕妇在妊娠28~32周才开始服用抗病毒药物,但该例患者妊娠 26 周检测 HBV 病毒载量转阳（9.97×10^5IU/ml），转氨酶已轻度升高，结合 2021 年中华医学会肝病学分会发布的《阻断乙型肝炎病毒母婴传播临床管理流程》建议 HBV DNA 阳性、妊娠 24 周以上、ALT 在 $(2\sim<5) \times$ ULN 的孕妇，在充分沟通和知情同意的情况下，可给予 TDF 或 LDT 进行抗病毒治疗。因此，该患者孕 26 周即可给予抗病毒治疗，无须等待至 28 周才开始。

3. 剖宫产术并不降低 HBV 垂直传播率。因此，不推荐以预防 HBV 垂直传播为目的而选择剖宫产术。

4. 抗乙肝病毒药物说明书不建议服药期间哺乳，但婴儿经母乳而吸收的替诺福韦酯和拉米夫定的血药浓度为孕妇血药浓度的 2%~27%；这类药物均可通过胎盘，通常认为，胎儿宫内暴露于这些药物，不增加胎儿 / 新生儿的不良事件发生率。结合母乳喂养的益处和胎儿孕期宫内暴露于药物未产生严重不良影响，可考虑母乳喂养，但须密切观察新生儿情况，儿科随访。

（谭　曦　邢爱耘）

病例 9-5　妊娠合并戊型肝炎病毒感染

 【病史】

徐某，32 岁，G_1P_0，因"停经 35^{+5} 周，发热 3 天，呕吐 1 天"由外院急诊转入。

患者末次月经为 2020 年 8 月 13 日。孕期当地医院建档、产前检查，无特殊。3 天前无明显诱因发热，体温 36.5~37.8℃，伴上腹不适、食欲缺乏、厌油腻，自行服用头孢类抗生素无明显缓解。1 天前出现乏力、上腹痛，伴呕吐 4 次胃内容物，尿色发黄。无牙龈出血、皮下瘀斑等出血表现。近 2 日胎动幅度较前减弱，次数无明显减少。偶有宫缩,无阴道流血、排液。患者平素体健,经常外出饮食。妊娠早期、中期查肝功能正常,HBV标记物阴性。否认饮酒史,否认既往病毒性肝炎病史,否认特殊药物及毒物接触史。

入院查体:T 37.6℃,HR 90次/min,R 22次/min,BP 110/60mmHg,BMI 29.3kg/m^2,孕期体重增加22kg。患者神志淡漠,基本能配合回答问题;皮肤、巩膜可见黄染;颈抵抗阴性,肝颈静脉回流征阴性;心肺无异常;腹部膨隆,上腹轻压痛,反跳痛可疑;下肢水肿(2+)。胎心率148次/min。可扪及不规律宫缩,无阴道流血、排液,骨盆外测量正常,宫颈Bishop评分3分。

辅助检查:血常规示,PLT 82×10^9/L。尿常规示,尿蛋白(+),尿胆红素(2+),尿胆原(2+)。凝血功能示,PT 18.6秒,APTT 52.2秒,纤维蛋白原1.59g/L,D-二聚体6.3g/L。血气分析示,pH值7.348,BE-2.8mmol/L,血糖3.1mmol/L。肝肾功能示,ALT 975U/L,AST 884U/L,LDH 857U/L(正常值100~230U/L),总胆红素189.3μmol/L(3.4~20.5μmol/L),肌酐127μmol/L,血氨107μmol/L(18~72μmol/L)。输血免疫全套检查阴性。腹部超声提示肝胆胰脾未见异常。电子胎心监护,胎心率基线135次/min,基线变异正常,无有效加速,未见减速,NST无反应型,有不规律宫缩。

 【诊治思路】

1. 诊断及诊断依据

(1)**妊娠期急性脂肪肝(AFLP):**根据Swansea诊断标准,符合14项中的6项或以上,并排除其他疾病即可诊断AFLP。Swansea的诊断标准见表9-1。本例患者满足其中的8项。但需进一步筛查其他可能引起急性肝损伤的病因,如肝炎病毒感染、药物性及毒物性肝损伤、肝胆疾病等。

(2)**胎儿宫内窘迫?**:孕母肝肾功能损害,病情危重;电子胎心监护示NST无反应型;需警惕胎儿宫内缺氧。

(3) G_1P_0, 35^{+5} 周宫内孕，头位，单活胎，先兆早产：根据末次月经推算孕周，腹部检查和电子胎心监护均提示不规律宫缩。

2. 处理

总原则：在纠正凝血功能的基础上，积极终止妊娠。

(1)**终止妊娠的时机、方式，预防产时产后出血的方法**：妊娠期急性脂肪肝终止妊娠的时机及方式详见病例9-1。

本例患者入院后立即给予输注血浆、纤维蛋白原纠正凝血功能障碍，补液维持内循环稳定，同时复查电子胎心监护提示基线变异消失型，刺激胎头后胎心无加速，有一次胎心晚期减速(late deceleration，LD)，考虑胎儿窘迫，入院后 3^+ 小时行急诊剖宫产术。术中给予卡贝缩宫素 100mg 静脉滴注、卡前列素氨丁三醇 250μg 肌内注射加强子宫收缩，术中出血约 600ml，预防性实施子宫背式捆绑术和双侧子宫动脉结扎术。新生儿体重 2 750g，1 分钟、5 分钟、10 分钟 Apgar 评分分别为 9 分、10 分、10 分。术后持续泵入缩宫素加强子宫收缩。产后出血量 200ml，术后复查凝血功能正常。

患者术后 1 天，术前检查结果回报：戊型肝炎病毒(hepatitis E virus，HEV)抗体 IgM(+)，余肝炎标志物、EB 病毒和巨细胞病毒、自身抗体、自身免疫性肝炎抗体均阴性。修正诊断：妊娠合并急性 HEV 感染、重型肝炎。立即给予床旁隔离，经感染科会诊后，给予谷胱甘肽静脉滴注 1.2g q.d.、腺苷蛋氨酸静脉滴注 1g q.d.、异甘草酸镁静脉滴注 0.2g q.d. 保肝治疗；复方氨基酸(3AA)静脉滴注 250ml q.d.、门冬氨酸鸟氨酸口服 3g t.i.d. 预防肝性脑病，乳果糖口服 15ml t.i.d. 减少肠道氨吸收等对症支持治疗。术后每日复查肝肾功能、凝血功能、电解质、血气分析。术后第 3 天，因肝肾功能进行性恶化，总胆红素高达 479μmol/L、ALT 1 044U/L，AST 942U/L，肌酐 129μmol/L，血氨水平持续升高达 137μmol/L，转入感染科行人工肝治疗。2 周后痊愈出院。

(2)**妊娠期严重肝功能损害的鉴别诊断**：妊娠期急性脂肪肝和重型肝炎均是产科和内科的急危重症，二者均可表现为消化道症状、严重肝功能损害及凝血功能障碍。本例患者虽满足 Swansea 诊断标准 14 项中的 8 项,但急性脂肪肝是一个排除性诊断。需进一步筛查其他可能引起急性肝损伤的病因,如肝炎病毒感染、药物性及毒物性肝损伤、肝胆疾病等。该患者戊肝病毒感染筛查阳性,是二者鉴别诊断的重要依据。

(3) **妊娠期戊型肝炎病毒感染的诊断**:妊娠期 HEV 感染的诊断可以采用与普通人群相同的流程。间接检测(血液血清学)或直接检测(血液或粪便中的 HEV RNA 检测)可用于诊断。急性 HEV 感染的诊断指标包括:抗 HEV IgM 阳性;抗 HEV IgG 阳转或含量有 4 倍及以上升高;血清和 / 或粪便 HEV RNA 阳性。一般情况下,这 3 项指标的任何一项阳性都可作为急性 HEV 感染的临床诊断依据,如同时有 2 项指标阳性则可确诊。血液或粪便中的 HEV RNA 的检测是诊断戊型肝炎的金标准。若 HEV RNA 水平很低时,HEV RNA 阳性的窗口可能很窄。因此,HEV RNA 阴性结果不能排除 HEV 感染的可能性。HEV 感染大多具有自限性,但妊娠期可能发生暴发性肝衰竭和死亡,尤其是在晚期妊娠;此外可导致流产、死胎或新生儿死亡风险增加。

(4) **妊娠期戊型肝炎病毒感染的消化道隔离**:HEV 主要通过饮用水的污染出现粪 - 口传播,患者确诊戊型肝炎,即行消化道隔离,住单人病房;医护人员、陪伴人员接触患者后,要彻底洗净双手,防止院内感染的发生。教会患者及陪护人员正确的洗手方法,饭前、便后洗净双手,大便用含氯消毒剂消毒 15 分钟后冲入下水道,防止污染水源;患者餐具专人使用,使用后用 0.2%~0.5% 含氯消毒剂将用物浸泡 15 分钟再用清水洗净。

(5) **戊型肝炎患者的母乳喂养**:初乳中存在少量 HEV 抗体和 HEV RNA。根据急性肝炎阶段母乳中能分离出 HEV 得出结论,母乳喂养可能是 HEV 传播的潜在途径。因此,如果母亲患有急性肝炎或具有高病毒载量,则不建议母乳喂养,因为母乳或乳头上的任何病变都可能发生传播。回奶不应选择雌激素,以避免对肝脏进一步损害。妊娠期还有垂直传播的风险,对于戊型肝炎孕妇分娩的新生儿应加强监护,注意监测婴儿生命体征、肝功能、血糖等情况。

【专家点评】

1. 妊娠期肝脏负担增加,随着妊娠的进展可发生妊娠并发症或合并症,导致严重肝功能损害,威胁母胎生命。前者包括妊娠期肝内胆汁淤积症、HELLP 综合征、妊娠期急性脂肪肝等;后者主要为肝炎病毒感染发展为重型肝炎,对照详见表 9-3。因此,产前保健时需定期检测肝功能。我国 2018 年《孕前和孕期保健指南》要求孕早期(建档时)常规检测肝肾功能及 HBV 筛查;建议 32~34 周复查肝脏功能。对有消化道症状或肝病高危因素(如肝炎病毒携带者、皮肤瘙痒、高血压、既往异常妊娠史等)者,应加强对肝功能监测的频度。

表 9-3　妊娠期常见肝脏疾病的鉴别诊断

项目	HELLP 综合征	急性脂肪肝	重型肝炎	ICP
发病时间	孕中晚期	孕晚期	整个妊娠期	孕晚期
高血压	有	无	无	无
转氨酶	↑,LDH ↑	↑↑	↑↑/酶胆分离	↑
胆红素	↑,间接胆红素为主	↑,直接胆红素为主	↑↑	-/↑
血小板	减少	正常/减少	正常/减少	正常
PT/APTT	正常	延长	延长	正常
纤维蛋白原	正常	减少	减少	正常
血糖	正常	降低	正常	正常
血氨	正常	↑↑	↑↑	正常
HBV 标志物	阴性	阴性	阳性	阴性

注:ICP. 妊娠期肝内胆汁淤积症;PT. 凝血酶原时间;APTT. 活化部分凝血活酶时间。

2. 妊娠期肝病的发生率约 3%。单纯的轻度转氨酶(ALT、AST)增高(4 倍以内)往往不需对妊娠进行干预;当出现严重肝功能损害、凝血功能障碍时需首先考虑严重肝脏疾病,如重型肝炎、急性脂肪肝、HELLP 综合征等。常规产前检查时往往筛查乙型肝炎病毒和丙型肝炎病毒,对不明原因的肝功能损害,还需筛查甲型肝炎病毒、戊型肝炎病毒、EB 病毒、巨细胞病毒等病毒感染的可能性,否则会漏诊,影响传染病的隔离及延误对重型肝炎的救治。

3. 无论是急性脂肪肝还是重型肝炎,均应在积极支持治疗后尽早终止妊娠,有利于改善母胎结局。严重肝功能损害往往导致凝血功能障碍,为了避免严重产后出血,原则上应该在积极补充凝血因子纠正凝血功能后尽早终止妊娠。该病例考虑胎儿宫内窘迫,可以边纠正凝血功能边实施急诊手术,同时建议术中加强促宫缩剂的使用以及实施一些预防产后出血的措施(如子宫背式捆绑术和双侧子宫动脉结扎术)。

(谭 曦 邢爱耘)

第十章 妊娠合并心脏病

病例 10-1 孕晚期发现的重度肺动脉高压

【病史】

患者李某,33 岁,因"停经 30^{+6} 周,活动后呼吸困难、气喘 3$^+$ 天"由外院急诊转入。

末次月经为 2020 年 11 月 15 日。孕期仅产前检查 2 次(孕 18 周、24 周),NIPT 低风险,胎儿系统彩超、心脏彩超、OGTT 未见异常。孕早、中期可平卧,孕晚期夜间需垫两个枕头入睡。3$^+$ 天前出现轻微活动后呼吸困难、气喘,当地医院心脏彩超示先天性心脏病,法洛四联症。室间隔缺损 18mm,重度肺动脉高压 81mmHg。

20$^+$ 年前外院诊断先天性心脏病(室间隔缺损),未定期随访和治疗。

入院查体:T 36.6℃,HR 82 次 /min,R 20 次 /min,BP 121/72mmHg,SpO$_2$ 82%(鼻导管吸氧 3L/min),口唇发绀,杵状指。心界稍大,心律齐,胸骨左缘Ⅲ~Ⅳ肋间闻及粗糙喷射样收缩期杂音,肺动脉瓣区第二心音亢进。专科检查,宫高腹围同孕周大,未扪及明显宫缩,胎心率 158 次/min。阴道检查,先露头,高浮,宫颈质硬、居后、未消退,宫口未开,内骨盆未见异常。

辅助检查: 血常规示,WBC 13.5×10^9/L,N% 92.1%。心肌标志物未见异常,N 端-脑钠肽(NT-BNP)<50pg/ml。心电图提示窦性心律,右心室肥大,间壁 T 波异常。心脏彩超示左心功能测量,FS=35%,LVEF=68%,右心房稍大,余房室大小基本正常[左心房(left atrium,LA)=30mm,右心房(right atrium,RA)=50mm,左心室(left ventricle,LV)=46mm,右心室(right ventricle,RV)=21mm]。主动脉(ascending aorta,AAO)增宽(AAO=40mm),肺动脉明显增宽,最宽处约 46mm。室间隔上部连续性中断约 18mm,主动脉骑跨于室间隔上,骑跨率约 60%。大血管水平未见明显异常管道。室间隔(interventricular septum,IVS)与右心室前壁(right ventricular anterior wall,RVAW)增厚(IVS=12mm,RVAW=11mm)。室水平探及双向分流;肺动脉瓣下探及中量反流,V_{max}=4.7m/s,压力阶差(pressure gradient,PG)=88mmHg,据此估测肺动脉平均压为 93mmHg;二、三尖瓣上探及微量反流。超声诊断为先天性心脏病,室间隔缺损(对位不良型),室水平双向分流,主、肺动脉增宽,肺动脉瓣反流(中度),肺动脉高压(重度),左心室收缩功能测值正常。

 【诊治思路】

1. 诊断及诊断依据

(1)妊娠合并先天性心脏病,室间隔缺损,艾森门格综合征,窦性心律齐,心功能Ⅲ级:①患者有室间隔缺损先天性心脏病病史。②该患者有口唇发绀、杵状指的体征,提示在室间隔缺损的基础上出现了心脏血流从右向左分流,心脏彩超示室水平探及双向分流、肺动脉高压(肺动脉平均压为 93mmHg),患者心脏病病情进展,达到艾森门格综合征的诊断。③心电图提示窦性心律。④患者出现轻微活动后呼吸困难、气喘,孕晚期夜间需垫两个枕头入睡的症状。按照美国纽约心脏病协会(New York Heart Association,NYHA)心功能分级评定,心功能Ⅲ级,心脏代偿能力已减退。⑤按照我国《妊娠合并心脏病的诊治专家共识(2016)》中的心脏病妊娠风险分级,患者系未手术的发绀型心脏病且血氧饱和度为82%,肺动脉平均压为93mmHg,妊娠风险分级Ⅴ级。

(2)G_1P_0,30^{+6}周宫内孕,头位,单活胎,待产:患者系第一次妊娠,根据末次月经推算孕周为30^{+6},胎心率158次/min,无产兆。

2. 处理

总原则:病情稳定后尽快终止妊娠。

在该患者的处理过程中(分娩前、分娩时及分娩后),存在较多需要特别关注的点,参照国内外指南,特别是我国《妊娠合并心脏病的诊治专家共识(2016)》,列出以下注意点并给出参考意见。

(1)**肺动脉高压的处理**:①该患者系先天性心脏病室间隔缺损的基础上发展到艾森门格综合征,病情极其危重,现孕30^{+6}周,心脏负荷明显加重,出现重度肺动脉高压,需警惕肺动脉高压危象,围产期随时可能出现心源性猝死。需联合心内科,制订诊治方案,尽快控制肺动脉高压,为分娩做好充分的准备。②前列环素类药物可有效控制肺动脉高压,该患者术前使用曲前列尼尔[1.25ng/(kg·min)]静脉持续泵入48~72小时控制肺动脉高压,手术后根据具体情况可将曲前列尼尔静脉用药改为皮下泵入。③分娩后产科病情稳定后到心内科专科就诊,评估心导管检查指征及制订后续先天性心脏病治疗方案。

(2)**妊娠合并心脏病终止妊娠时机**:患者系未手术的发绀型心脏病,且血氧饱和度为82%,肺动脉高压重度(93mmHg),妊娠风险分级为Ⅴ级,属妊娠禁忌证,无论孕周大小,一旦诊断需要尽快终止妊娠。若基层医院处理此类患者棘手,建议尽快将患者转诊至有综合救治实力的综合性医院,以免耽误救治。患者现孕30^{+6}

周,分娩前需使用曲前列尼尔静脉持续泵入 48~72 小时,同时为患者争取到使用地塞米松(6mg q.12h.×4 次)促胎肺成熟的时机。患者病情极其危重,应尽量避免急诊手术,以择期手术为宜。

(3)妊娠合并心脏病终止妊娠的方式及麻醉方式:心脏病孕妇可经阴道试产的前提条件是妊娠风险分级 Ⅰ~Ⅱ级且心功能Ⅰ级者,但应尽可能缩短第二产程,必要时阴道助产;该患者妊娠风险分级为Ⅴ级,且心功能为Ⅲ级,无法耐受阴道分娩,建议剖宫产终止妊娠。

麻醉方式选择需由有经验的麻醉医生综合评估。椎管内麻醉尤以硬膜外阻滞麻醉为首选,镇痛效果好,又可扩张容量血管,减轻心脏负荷;脊椎麻醉起效迅速、药物用量小,通过胎盘循环的药量少,但外周血管阻力下降容易导致血压骤然下降,不利于维持血流动力学的稳定;全身麻醉适用于有椎管内麻醉禁忌证者或术中需抢救保证气道安全的情况。针对肺动脉高压的患者,应优先选择对患者血流动力学影响最小的椎管内麻醉,该患者经麻醉医生全面评估后,选择硬膜外阻滞麻醉方式。

(4)围手术期注意事项

1)术前注意事项:①详细告知患者及家属可能存在的风险及相应的处理措施,充分沟通,要让家属理解病情的严重性,并明白医院会竭尽全力救治。② MDT 多学科(包括产科、ICU、心内科、麻醉科、新生儿科、医务部、法务部等)讨论共同制订最适宜的诊治方案。③抗生素的应用。患者系室间隔缺损,终止妊娠前需提前 1~2 天预防性使用抗生素。该患者入院时查血常规 WBC 13.5 × 10^9/L,N%92.1%,选用半衰期长的第三代头孢类抗菌药物头孢曲松 1g q.d. 静脉滴注,又可减少因用其他抗菌药物需多次输入所致的液体入量增加,减轻心脏负荷。④该患者术前应完善所有的准备工作,包括交叉配血备用等。⑤术前给予中心静脉置管和动脉血气监测,实时监控患者血流动力学情况。

2)术中注意事项:①积极预防术中术后出血。该患者系严重心脏病,宫缩剂使用受限(缩宫素不仅收缩子宫,同时收缩肺血管平滑肌,进一步诱发肺动脉压力升高;此外,前列腺素类缩宫药物更不能使用),但仍需预防产后出血,手术开始前给予葡萄糖酸钙 1g 静脉滴注,胎儿娩出后给予缩宫素 5U 加入 500ml 平衡液以50ml/h 的速度泵入,同时给予益母草 2ml 宫壁注射,等待子宫收缩后胎盘自然剥离,术中结扎双侧子宫动脉上行支。②娩出胎儿后于患者腹部放置沙袋,防止腹压骤降而导致的回心血量急剧增加。③因患者术后不宜再次妊娠,建议手术同时结扎双侧输卵管。

术后注意事项:①肺动脉高压患者术后应转入 ICU 监护。持续心电监护,记出入量监测,严密观察宫底位置和阴道流血情况。②控制静脉输液速度和限制每天液体入量(产后胎盘循环终止,大量的外周血液及组织间液回流入心脏,加重心脏负担)。该患者术后液体以 150ml/h 泵入,手术当天补液 1 000ml 左右,术后第 1 天补液 500~1 000ml,保持每天出入量负平衡,术后 72 小时病情稳定逐渐过渡到出入量平衡。在负平衡下应注意维持电解质及酸碱平衡。③术后应加强抗生素应用预防感染 5~10 天,该患者使用头孢曲松至术后 7 天改为口服抗生素 3 天。④术后 24 小时患者产后出血风险明显较小,有 2 个静脉血栓栓塞症(VTE)的危险因素(早产、剖宫产)(基于笔者医院的妊娠期和产褥期 VTE 评分标准,当时中国的妊娠期及产褥期静脉血栓栓塞症预防和诊治专家共识尚未颁布),给予气压治疗和术后 24 小时启动药物抗凝(低分子量肝素 4 000IU i.h., q.d. 预防血栓)直至出院。⑤术后继续使用曲前列尼尔[1.25ng/(kg·min)]静脉持续泵入 72 小时后逐渐换为皮下泵入维持至术后 1 个月,控制肺动脉高压。⑥分娩后 72 小时仍是发生严重心脏并发症的关键时期,术后需管理好疼痛,以减轻疼痛刺激引起的应激反应。术毕给予患者羟考酮持续泵入镇痛。⑦出院前患者复查心脏彩超,肺动脉压降为 55mmHg,呼吸困难、气喘症状已明显缓解。

(5)产后哺乳指导:心脏病产妇允许母乳喂养的前提条件是妊

娠风险分级Ⅰ~Ⅱ级且心功能Ⅰ级者。该患者妊娠风险分级为Ⅴ级，心功能为Ⅲ级，母乳喂养的高代谢需求和不能很好休息均会加重心脏负担诱发心力衰竭的发生，故术后指导患者回奶，给予人工喂养。

【专家点评】

该患者的成功救治，得益于入院后多学科团队的共同管理及诊治，概括起来有四点值得学习和借鉴。

1. 对该患者的诊治，紧紧围绕要解决的主要问题（复杂性心脏病终止妊娠时机、方式及围产期管理），同时针对患者本身即存在的严重合并症（妊娠合并先天性心脏病，室间隔缺损，艾森门格综合征，窦性心律齐，心功能Ⅲ级），给予精准处理，如曲前列尼尔静脉泵入控制肺动脉高压，警惕肺动脉高压危象；预防性抗生素的使用；地塞米松促胎肺成熟；及时剖宫产终止妊娠、硬膜外麻醉方式的选择以及充分的医患沟通，为患者取得良好妊娠结局做好了充分准备。

2. 围手术期精密布控，缩宫素的使用，产后出血的预防，术后心电监护，血氧饱和度、血气分析和出入量监测，电解质、酸碱平衡的维持，术后疼痛的管理以及抗凝预防血栓的处理，制订了完善的防治预案，为该名患者最终可以安全、顺利出院提供了有利条件。

3. 终止妊娠后继续对患者病情给予严密监护和恰当的相应处理，并在患者出院前再次评估病情，并为其制订出院后的诊治方案。在患者病情稳定后（检查指标明显改善、症状明显缓解）方可出院。

4. 特别需要强调的是首诊负责制，该患者孕期首次就诊时应详细询问病史，特别是既往史，以及查体（包括心脏）的重要性。

（王琪琳　周　容）

病例 10-2　孕晚期首次发现的主动脉瓣畸形

 【病史】

患者杨某某,35 岁,G_1P_0。因"停经 33^{+5} 周,胸闷、呼吸困难、气喘 5 天"由外院急诊转入。

患者末次月经为 2020 年 10 月 5 日。孕 12 周外院建档,定期产前检查,无不适。5 天前无明显诱因出现上楼后胸闷、呼吸困难、气喘,休息后可缓解,近 2 天自觉胸闷、心悸明显加重,伴夜间憋醒,当地医院心脏超声提示"先天性心脏病,二叶式主动脉瓣畸形"。

既往多次体检均未提示先天性心脏病,二叶式主动脉瓣畸形。

入院查体:T 36.6℃,HR 115 次/min,R 22 次/min,BP108/62mmHg,SpO_2 100%。胸骨左缘第Ⅲ肋间闻及收缩期杂音;双肺底可闻及细小湿啰音,咳嗽后湿啰音未消失;双下肢水肿(+)。专科检查,宫高腹围同孕周大,未扪及明显宫缩,胎心率 152 次/min。阴道检查,头先露,高浮,宫颈管居后位,质中,消退 30%,宫口未开,内骨盆未见异常。

辅助检查:超声心动图提示,左心功能测量 LVEF=70%,FS=40%,主动脉瓣二叶式,呈左右排列,开放稍受限,关闭尚可;余瓣膜形态、结构及活动未见异常。主动脉瓣前向血流加速,V_{max}=3.1m/s,PG=39mmHg;余瓣口未见异常血流信号。超声诊断为先天性心脏病,二叶式主动脉瓣畸形伴轻度狭窄,左心室收缩功能测值正常。心电图未见异常。血常规、尿常规、凝血功能、血生化、血气分析、心肌酶谱、NT-BNP 均未见异常。

【诊治思路】

1. 诊断及诊断依据

(1)**妊娠合并先天性心脏病,二叶式主动脉瓣畸形伴轻度狭窄,心功能Ⅱ级:**①心脏听诊,胸骨左缘第Ⅲ肋间闻及收缩期杂音;②超声心动图示,主动脉瓣二叶式,呈左右排列,开放稍受限,关闭尚可;③心电图未见异常;④患者出现上楼后胸闷、呼吸困难、气喘,休息后可缓解的症状,按照 NYHA 心功能分级评定,心功能Ⅱ级,心脏代偿能力已开始减退;⑤按照我国《妊娠合并心脏病的诊治专家共识(2016)》中心脏病妊娠风险分级,患者系二叶式主动脉瓣疾病,妊娠风险分级Ⅲ级。

(2)**早期心力衰竭:**①患者系结构异常性心脏病;②该患者出现上楼后胸闷、呼吸困难、气喘,休息后可缓解;③近 2 天有夜间憋醒的症状。④安静休息状态下患者心率 115 次 /min,呼吸 22 次 /min;⑤胸骨左缘第Ⅲ肋间闻及收缩期杂音,双肺底可闻及细小湿啰音,咳嗽后湿啰音未消失。符合早期心力衰竭的临床表现。

(3)G_1P_0,33^{+5} **周宫内孕,头位,单活胎,待产:**患者系第一次妊娠,根据末次月经推算孕周为 33^{+5} 周,胎心率 152 次 /min,未扪及明显宫缩。

2. 处理

总原则:病情稳定后尽快终止妊娠。

(1)**重视早期心力衰竭的临床表现:**妊娠合并心脏病最常见也是最严重并发症是心力衰竭,也是导致心脏病孕产妇死亡的主要原因,最容易发生在妊娠 32~34 周、分娩期及分娩后 72 小时内,应尽可能地早期识别和干预心力衰竭的发生。早期心力衰竭的表现有四点。①轻微活动后即出现胸闷、心悸、气短;②休息时,心率超过 110 次 /min,呼吸超过 20 次 /min;③夜间常因胸闷而坐起呼吸;④肺底出现少量持续性湿啰音,咳嗽后湿啰音没有消失。该患者 5 天前(孕 33 周)出现上楼后胸闷、呼吸困难、气喘,休息后可缓解,近 2 天出现夜间憋醒的症状,安静休息状态下心率 115 次 /min,呼吸 22 次 /min;心肺听诊胸骨左缘第Ⅲ肋间闻及收缩期杂音,双肺底闻及少许湿啰音,咳嗽后湿啰音不消失。结合患者入院后超声心动图示二叶式主动脉瓣疾病,患者已在先天性心脏病的基础上出现早期心力衰竭的临床表现,应引起高度重视,立即入院治疗,若不能及早识别或视而不见,病情必将进一步发展到心力衰竭,导致严重并发症,威胁母胎生命。对所有妊娠合并心脏病者,特别是妊娠风险级别高的患者,都要时刻警惕是否有早期心力衰竭的发生。

(2)**警惕急性左心衰竭**:急性左心衰竭常起病急骤,患者可出现极度呼吸困难、端坐呼吸,伴窒息感、烦躁不安、大汗淋漓、面色青灰、口唇发绀、呼吸频速、咳粉红色泡沫痰。该患者入院时已有早期心力衰竭表现,收治入院后需严密观察患者临床表现,寻找有无急性左心衰竭的症状,给予持续心电监护、严格控制液体入量、严密监测生命体征,同时重视心脏听诊,若出现心尖区舒张期奔马律、肺动脉瓣区第二心音亢进、两肺底部散在的湿啰音的体征,提示急性左心衰竭发作,需立即多学科联合救治,根据孕周、疾病的严重程度及母胎情况综合评估终止妊娠的时机和方法。

(3)**妊娠合并心脏病终止妊娠的时机**:终止妊娠时机的选择原则详见病例 10-1。该患者孕 33^{+5} 周,入院时已有早期心力衰竭表现,心脏代偿能力已开始减退,给予地塞米松(6mg q.12h. × 4 次)促胎肺成熟后尽快终止妊娠。

(4)**妊娠合并心脏病终止妊娠的方式及麻醉方式**:终止妊娠的方式和麻醉方式的选择原则参见病例 10-1。该患者妊娠风险分级为Ⅲ级,且心功能为Ⅱ级,无法耐受阴道分娩,给予择期剖宫产终止妊娠。该患者虽有早期心力衰竭表现,但还未出现急慢性心力衰竭,经麻醉医生全面评估后,选择腰硬联合麻醉方式,该方式麻醉效果起效快且孕妇全身血流动力学相对稳定。

(5)围手术期注意事项：术前、术中及术后注意事项详见病例10-1。

(6)产后哺乳指导：根据我国专家共识，心脏病产妇允许母乳喂养的前提条件是妊娠风险分级Ⅰ～Ⅱ级且心功能Ⅰ级者。该患者终止妊娠前妊娠风险分级为Ⅲ级，心功能为Ⅱ级，但患者终止妊娠后，胸闷、呼吸困难、气喘和夜间憋醒的症状迅速缓解，休息状态下心率85次/min，呼吸18次/min，双肺底湿啰音消失，术后心功能为Ⅰ级，患者又有强烈的母乳喂养需求，予以混合喂养指导，保证夜间充分休息，避免诱发心力衰竭。

【专家点评】

该患者的成功救治，概括起来有三点值得学习和借鉴。

1. 对妊娠合并心脏病者的诊治，需要特别关注患者的临床症状和体征，如遇到患者的临床表现和实验室检查结果不相符时，尤其需要重视患者的自觉症状，不能完全依赖实验室辅助检查。

2. 对所有妊娠合并心脏病患者，需随时注意患者是否有早期心力衰竭的发生。针对早期心力衰竭，应尽可能地早识别和早处理，避免病情进展到急性心力衰竭阶段，尽可能避免诱发急慢性心力衰竭。

3. 该患者虽未发生急性心力衰竭，但存在早期心力衰竭表现，应高度重视患者的临床症状，积极处理，同时需高度警惕急性心力衰竭的发生发展。若急性左心衰竭发作，需立即多学科联合救治，根据孕周、疾病的严重程度及母胎情况综合评估终止妊娠的时机和方法。妊娠晚期出现心力衰竭，原则是待心力衰竭控制后再行产科处理，若为严重心力衰竭，经内科积极治疗无效，继续发展必将威胁母胎生命时，可控制心力衰竭的同时行紧急剖宫产，挽救患者生命。

（王琪琳　周　容）

病例 10-3　孕早期重度肺动脉高压的美声幼师

【病史】

患者张某,26 岁,美声幼师,末次月经为 2021 年 3 月 8 日,G_1P_0。因"停经 12^{+6} 周,发现肺动脉高压 1^+ 天"入院。

患者停经 40^+ 天,外院超声发现宫内早孕,可见胎心搏动。患者因工作需要,每日练习声乐 2~3 小时,3 周前美声练习后感疲劳、乏力、胸闷、呼吸不畅,休息后稍有缓解,未予重视。1 天前到我院常规建档、产前检查,心脏彩超提示重度肺动脉高压 89mmHg。

入院查体: T 37℃,HR 95 次 /min,R 18 次 /min,BP 118/78mmHg,SpO_2 99%,心律齐,胸骨左缘第 Ⅱ 肋间闻及第二心音亢进,余各瓣膜区未闻及明显杂音。专科检查,腹围 82cm,宫高 12cm,胎心率 145 次 /min。

辅助检查: 超声心动图示,左心功能测量 LVEF=72%,FS=39%,各房室大小基本正常。肺动脉增宽(35mm),主动脉内径正常。心内未见分流,三尖瓣上探及少量反流,V_{max}=4.2m/s,PG=84mmHg,据此估测肺动脉收缩压约 89mmHg;余瓣口未见异常血流信号。超声诊断为肺动脉增宽,重度肺动脉高压,左心室收缩功能测值正常。心电图未见异常。产科彩超示冠 - 臀长(crown-rump length,CRL)6.2cm,胎儿颈后透明层厚度(nuchal translucency,NT)0.16cm,胎盘附着于宫底及后壁,厚 1.6cm,羊水深度 4.0cm,有胎心胎动,胎心率 165 次 /min。

【诊治思路】

1. 诊断及诊断依据

(1)**妊娠合并心脏病,重度肺动脉高压,心功能Ⅱ级:**①追问病史,患者3周前美声练习后出现疲劳、乏力、胸闷、呼吸不畅症状,休息后稍有缓解;②心脏听诊,胸骨左缘第Ⅱ肋间闻及第二心音亢进;③超声心动图示,肺动脉收缩压约89mmHg(肺动脉压≥80mmHg即为重度肺动脉高压);④心电图提示窦性心律;⑤患者在美声练习后感疲劳、乏力、胸闷,休息后可缓解,按照心功能分级评定为心功能Ⅱ级,属轻度心力衰竭,心脏代偿能力已开始减退;⑥按照我国《妊娠合并心脏病的诊治专家共识(2016)》中心脏病妊娠风险分级,患者系重度肺动脉高压,妊娠风险为Ⅴ级。

(2)G_1P_0,12^{+6}周宫内孕,单活胎,待产:患者系第一次妊娠,根据末次月经推算孕周为12^{+6}周,胎心率145次/min,无产兆。

2. 处理

总原则:明确诊断后尽快终止妊娠。

(1)**肺动脉高压的处理:**①肺动脉高压处理的原则详见病例10-1。②肺动脉高压合并妊娠者,在孕早期可完全没有任何症状,但患者病情实属危重,肺动脉高压的病情可随妊娠孕周的增加而加重,甚至危及母胎生命,应高度重视。我国《妊娠合并心脏病的诊治专家共识(2016)》强调凡是重度肺动脉高压患者,一经诊断,无论孕周大小,均建议终止妊娠。而2018年ESC指南也强调任何原因导致的肺动脉高压,无论压力高低均属于最高分级Ⅳ级,一旦妊娠需讨论终止妊娠。该患者入院后立即启动多学科救治团队(产科、ICU、心内科、心外科、呼吸科、血管外科、麻醉科、超声科等)制订最适宜的诊疗方案,商讨了终止妊娠的时机和方式。③引起肺动脉高压的原因很多,如动脉性肺动脉高压、左心疾病所致肺动脉高压、肺部疾病引起的肺动脉高压、慢性血栓栓塞性肺动脉高压和原发性肺动脉高压等,应积极寻找病因,治疗原发疾病。该患者出现肺动脉高压的病因尚不明确,需待妊娠终止后进一步排查。该患者入院后完善血常规、凝血功能、尿常规、血生化、血气分析、心肌酶谱、NT-BNP、血浆 D- 二聚体、免疫全套、自身抗体、四肢血管彩超等检查,同时根据 MDT 讨论意见,在终止妊娠前口服枸橼酸西地那非片 100mg b.i.d. 和安立生坦片 5mg q.d. 控制肺动脉高压,限制每日液体入量和控制输液速度,维持血钾 4~4.5mmol/L。

(2)**妊娠合并心脏病终止妊娠时机**:妊娠合并心脏病终止妊娠时机的选择原则详见病例 10-1。该患者孕 12^{+6} 周建档产前检查时即诊断重度肺动脉高压,按照妊娠风险分级为 V 级,属妊娠禁忌证,确诊后应尽快终止妊娠。与患者及家属充分沟通后,均理解病情的严重性,愿意终止妊娠。

(3)**妊娠合并心脏病终止妊娠方式**:①该患者妊娠风险分级为 V 级,且心功能为 II 级,原则上终止妊娠方式应以剖宫取胎为宜,但剖宫取胎手术对患者损害大、恢复时间长、围手术期风险高,考虑到患者孕周小,依沙吖啶羊膜腔注射引产可快速经阴道分娩。②患者血常规、凝血功能、肝肾功能无明显异常,给予依沙吖啶(100mg)羊膜腔注射 + 米非司酮(口服 50mg q.12h.,共 200mg)引产。③患者无分娩镇痛禁忌证,引产发作后给予硬膜外麻醉充分镇静镇痛,减轻疼痛刺激诱发肺动脉高压危象和心力衰竭的风险,于依沙吖啶羊膜腔注射后 24^+ 小时顺利娩出一死胎。

【专家点评】

该患者的成功救治,概括起来有三点值得学习和借鉴。

1. 妊娠合并心脏病除见于既往心脏病在妊娠期加重外,也可见于妊娠期或产褥期新出现的心脏病。这类孕妇出现的症状与正常妊娠时的症状存在重叠,常延误诊断及治疗,因此,应重视孕期心脏检查的重要性。

2. 孕早期建档时应询问患者是否有心累、气紧、胸闷、乏力、呼吸困难、头晕、黑矇等症状,尤其应对所有妊娠妇女在孕早期产前检查时常规评估心脏风险,注重病史采集、心肺查体和完善心电图、超声心动图检查,可及时发现无症状的先天性心脏病或孕期新发的心脏病。

3. 一旦确诊妊娠合并心脏病者,应及时评估妊娠风险分级,妊娠风险分级高者,经多学科讨论共同制订诊治方案,尽早告知相关风险,不宜继续妊娠者根据心脏病类型和心功能分级制订合适的终止妊娠时机和方式。对于心脏病情严重,而患方有继续妊娠的强烈意愿时,需充分沟通(特别需要多学科及医务部或法务部参与沟通),明确指出其存在的风险和对母胎生命安全的严重威胁,尽早转诊至有综合实力救治的上级医院,尽量避免不良结局的发生。虽然国内专家共识建议对重度肺动脉高压患者剖宫产终止妊娠或孕早期无痛人工流产,但对该患者,无痛人工流产不合适(孕周偏大),剖宫取胎也并非最佳选择,因此,选择的是依沙吖啶羊膜腔注射 + 口服米非司酮引产,分娩启动后给予良好镇痛,最大程度减轻对患者的损害。该患者终止妊娠后,可尽快到心脏专科进一步检查,待病情稳定后,经心脏专科和产科共同评估后再选择恰当的妊娠时机。

(王琪琳　周　容)

病例 10-4　妊娠合并三度房室传导阻滞

【病史】

患者任某,27 岁,G_1P_0,因"停经 37^{+5} 周,不规则腹痛伴阴道流血半天"由急诊入院。

患者平素月经规则,末次月经为 2020 年 6 月 10 日。孕 16 周建档时,因心率 48 次/min 行心电图检查发现"三度房室传导阻滞",因患者当时无明显症状,未予特殊处理。患者定期产前检查,无异常,孕期无心慌、胸闷等不适。孕 33 周活动后出现气促、胸闷、乏力,于心脏内科就诊,心脏彩超提示心脏形态结构及瓣膜活动未见异常,心电图示三度房室传导阻滞,遂入住心内科,建议安置"人工起搏器"后终止妊娠。患者因担心起搏器及安置过程对胎儿有影响未安置;因担心早产儿风险,拒绝终止妊娠。入院观察 3 天后自觉气促、乏力好转出院。此后患者偶有上 3 楼时出现气促,经休息后可缓解,余无不适。

　　患者既往体健,日常活动及轻度体育活动均无不适。

　　入院查体:T 36.3℃,HR 44 次 /min,R 20 次 /min,BP 113/69mmHg。心肺无异常,双下肢无水肿。专科查体,宫高 33cm,腹围 96cm。胎位头位,胎心率 128 次 /min。阴道检查,头先露,S-3,宫颈居中,质硬,消退 20%,宫口未开。

　　辅助检查:心电图(图 10-1)示,窦性心律,心房率 101/min,心室率 41/min,QRS 时间 0.09s,QT 间期 0.486s,提示三度房室传

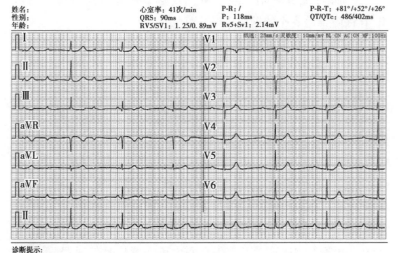

姓名:　　　　　　　心室率:　41次/min　　　P-R:　/　　　　　　　　P-R-T:　+81°/+52°/+26°
性别:　　　　　　　QRS:　90ms　　　　　　P:　118ms　　　　　　　QT/QTc:　486/402ms
年龄:　　　　　　　RV5/SV1:　1.25/0.89mV　　Rv5+Sv1:　2.14mV

诊断提示:
1. 窦性心律
2. 电轴不偏
3. 三度房室传导阻滞
4. 交界性逸搏心律

图 10-1　妊娠合并三度房室传导阻滞心电图

导阻滞；心脏彩超提示心脏形态结构及瓣膜活动未见异常；产科彩超提示宫内单活胎；电子胎心监护NST有反应型，宫缩(10~15)s/(7~8)min，强度弱。

 【诊治思路】

1. 诊断及诊断依据

(1)**窦性心律，三度房室传导阻滞，心功能Ⅱ级：**心电图表现窦性心律，心房率101次/min，心室率41次/min，QRS时间0.09秒，QT间期0.486秒，提示三度房室传导阻滞。患者33周出现活动后气促、胸闷、乏力，此后偶有上3楼时出现气促，经休息后可缓解，符合心功能Ⅱ级。

(2)G_1P_0，37^{+5}周宫内孕，头位，单活胎，先兆临产：根据末次月经推算孕周，彩超提示宫内单活胎，电子胎心监护提示有不规律宫缩。

2. 处理

总原则：充分评估患者心脏三度房室传导阻滞对母胎的影响，在保障母胎安全的前提下终止妊娠。

(1)**评估心脏三度房室传导阻滞对母胎的影响：**患者既往体健，日常活动及轻度体育活动均无不适，孕33周出现气促、胸闷、乏力，为保证孕妇安全，建议安置"人工起搏器"，患者拒绝。现患者已出现先兆临产症状，且心率仅44次/min，此阶段容易发生心功能显著下降、心力衰竭、阿-斯综合征，甚至猝死，故需尽快安置起搏器提高患者心输出量，改善心功能，以便顺利度过围产期。起搏器通过电极导线采用特定频率的电脉冲刺激心肌，使心脏搏动，维持正常的心输出量。如果对安装永久起搏器有顾虑者，可于分娩前安装临时起搏器，时间应维持48~72小时，以保证围产期的安全性。患者入院后第2天上午在心内科安置临时起搏器，手术过程顺利，术后患者心率维持在65~73次/min，无心慌、胸闷、气促等不适。

(2) **分娩时机及分娩方式的选择**：在2016年《妊娠合并心脏病的诊治专家共识》中，根据心脏病妊娠风险分级及心功能分级对于终止妊娠的时机做出了相应的建议，该患者属于妊娠风险分级Ⅳ级（严重心律失常中完全性房室传导阻滞）、心功能Ⅱ级，根据专家共识的建议，应在妊娠32~34周终止妊娠。该患者33周活动后出现气促、胸闷、乏力，属于心功能下降，应及时安置起搏器后终止妊娠，但患者对于该疾病的认识不够，拒绝了上述处理。所幸未酿成悲剧。因此对于该类依从性差的患者，应重视及加强沟通，使其认识并明确疾病的严重后果，从而增强患者的依从性，避免母胎不良妊娠结局的发生。

根据《妊娠合并心脏病的诊治专家共识(2016)》中建议心脏病妊娠风险分级≥Ⅲ级且心功能≥Ⅱ级者建议剖宫产终止妊娠。该患者系初产妇，37^{+5}周先兆临产，宫缩不规律，宫颈Bishop评分1分，宫颈不成熟，短时间内无法经阴道分娩；且阴道试产难以估计产程长短，尤其第二产程难以预测，频繁宫缩造成大量血液回流心脏，加重心脏负担；同时大量回心血流易导致起搏器电极脱落，引起心脏停搏、阿-斯综合征及休克等严重并发症，因此分娩方式以选择性剖宫产为宜，除非能短时间内阴道分娩。于安置起搏器当天下午在腰硬联合麻醉下行剖宫产，手术顺利，分娩一活婴，体重2 800g，身长47cm，1分钟及5分钟新生儿Apgar评分均为10分，术中患者心率、血压稳定，术后31小时撤除起搏器，患者无不适。

(3) **产后处理**

1) 术后常规监测：此类患者术后可入妇产科ICU观察。术后可给予低流量吸氧，持续心电监护监测患者心率、血压、呼吸频率、宫缩及阴道出血情况，必要时监测血常规、尿常规、凝血功能及肝肾功能等指标。

2) 纠正水与电解质紊乱，预防恶性心律失常。此类患者术后机体处于应激状态，容易发生恶性心律失常，甚至心力衰竭，因此预防恶性心律失常或心力衰竭的发生非常重要。根据 2020 年《中国心力衰竭患者离子管理专家共识》建议,心力衰竭者血钾应维持在 4.0~5.0mmol/L,即便处于正常低值血钾(3.5~4.0mmol/L)的水平,也应及时纠正。该患者入院时查血钾 3.8mmol/L,予以口服氯化钾 10ml t.i.d.,术后复查血钾 4.3mmol/L。

3)控制补液量和输液速度,避免诱发心力衰竭。此类患者终止妊娠后胎盘循环终止以及组织间液回流入血,会加重心脏负担,可能诱发心力衰竭的发生。根据《妊娠合并心脏病的诊治专家共识(2016)》,应限制每天的液体入量和静脉输液速度,对无明显低血容量因素(大出血、严重脱水、大汗淋漓等)的患者,每天入量一般宜在 1 000~2 000ml,甚至更少,保持每天出入量负平衡约500ml,以减少水钠潴留,缓解症状。该患者术后生命体征平稳,子宫收缩好,阴道流血少,故术后予以补液 1 500ml/d,控制输液速度(120ml/h),术后第 2 天患者已排气,遂停止补液,嘱患者进流食。

4)预防血栓形成:剖宫产术后孕产妇深静脉血栓形成的风险增加,因此建议采取预防措施。鼓励尽早下床活动,可根据产妇有无血栓形成的高危因素,个体化选择穿戴弹力袜、预防性应用间歇充气装置以及皮下注射低分子量肝素等措施。根据 2021 年《妊娠期及产褥期静脉血栓栓塞症预防和诊治专家共识》,该患者仅有 1 个风险因素,即剖宫产,产后无须抗凝治疗,只需运动、避免脱水、避免长时间卧床或制动,鼓励术后早期活动及物理方法(足背屈;穿防血栓梯度加压弹力袜:间歇充气加压装置或足底静脉泵)预防 VTE。该患者手术当天卧床休息,采取翻身及足背屈方式活动,术后第 1 天即下床适当活动,并予以间歇充气加压装置至产后第 2 天。

5)抗生素预防产后感染:该患者心脏彩超提示无结构性异常,术前无易感因素,故可依照常规剖宫产术后患者使用抗生素24 小时预防产后感染。询问患者病史,无头孢类及青霉素类抗生素过敏史,故予以静脉输注头孢西丁钠 2g q.8h.,患者术后体温波动于 36.3~36.8℃,无发热、寒战等。

6)哺乳:患者妊娠风险分级Ⅳ级、心功能Ⅱ级,建议人工喂养。患者术后行人工喂养,并指导患者回奶(生麦芽泡水、芒硝外敷乳房)。

7)出院时机:产后 3 天是心脏负荷较重时期,故出院时间应晚于该时期。该患者术后生命体征平稳,心率波动于 63~78 次 /min,子宫收缩好,阴道流血少,伤口愈合好,于术后第 5 天出院。

8)避孕方式:此类患者由于妊娠风险级别高,出院前的健康教育非常重要,应指导患者选择恰当的避孕方法。工具避孕(避孕套)和宫内节育器是安全、有效的避孕方法。已生育的严重心脏病者不宜再妊娠者推荐输卵管绝育术。男方输精管绝育也是可选择的避孕措施。口服避孕药避孕法可能导致血栓性疾病,因此不推荐。患者系妊娠风险分级Ⅳ级,不建议再次妊娠,可考虑宫内节育器、输卵管绝育术或男方输精管绝育术。因患者有强烈再生育意愿,故建议患者使用避孕套避孕,在下次计划妊娠前进行心脏病手术或药物治疗,治疗后重新评估是否可以妊娠。

【专家点评】

该患者的成功救治,概括起来有三点值得学习和借鉴:①对该患者的诊治,紧紧围绕要解决的主要问题(分娩),同时针对存在的严重合并症(三度房室传导阻滞)给予精准处理,如安置临时起搏器,并注意监测治疗过程中可能出现的不良反应(如心律失常、心力衰竭、感染等),以及为避免出现不良反应采取的积极措施(如控制输液量及输液速度,维持电解质平衡,给予抗生素预防感染等),为最终安全度过围产期提供了有利条件;②分娩方式,充分考虑患者的病情和宫颈成熟度等因素,选择对母体最安全的方式;③分娩后继续对患者病情给予相应处理和监测,在病情稳定后方可出院。

该病案仍有不足之处,在此提出供广大同行引以为戒:①该患者系妊娠风险Ⅳ级,妊娠 16 周才建档,时间过晚,错失早期干预时机。②该患者建档时心电图已提示三度房室传导阻滞,没有向患者强调妊娠风险和可能会发生的严重并发症,未定期监测心功能和相关指标,没有及时进行多学科讨论,为患者制订恰当的诊治方案。③患者在孕 33 周活动后出现气促、胸闷、乏力,于心脏内科住院期间,未能及时进行多学科讨论(心内科、产科、新生儿科等),没有充分和患者沟通,打消患者顾虑,从而错失处理时机。④患者系妊娠风险Ⅳ级,心功能Ⅱ级,没有提前入院进行干预及准备,而是等先兆临产才急诊入院,患者及胎儿随时命悬一线,所幸未酿成不幸。

因此,该病例存在值得学习和借鉴之处,也有需引以为戒的不足之处,其中的经验教训,值得深思和借鉴。

(代 莉 周 容)

病例 10-5 羊水过少合并窦性心动过缓伴窦性心律不齐

【病史】

患者罗某,26 岁,G_1P_0,因"停经 39^{+6} 周,发现羊水过少半天"入院。

患者末次月经为 2020 年 4 月 27 日。孕期我院建档,未见异常。孕 30 周心电图检查发现"窦性心律不齐"(无室性或房性期前收缩),心脏彩超未见异常。患者无头晕、乏力、心悸、胸闷等症状,未予特殊处理。半天前常规产前检查,彩超提示羊水深度 1.5cm,羊水指数 4.7cm。

患者既往体健,日常活动及体育活动均无不适。

入院查体：T 36.4℃,HR 78 次/min,R 20 次/min,BP 114/67mmHg,心肺无异常。专科查体,宫高 33cm,腹围 96cm,估计胎儿体重 3 300g。胎位头位,胎心率 128 次/min。阴道检查,先露头,S-3,宫颈居前,质软,消退 70%,宫口未开。Bishop 评分 6 分,骨盆坐骨结节间径 8.5cm。

辅助检查：心电图提示窦性心律不齐,RR 间距 0.81~1.01 秒,频率 59~74 次/min,未见室性或房性期前收缩。产科彩超示,宫内单活胎。心脏彩超提示心脏形态结构及瓣膜活动未见异常。电子胎心监护示 NST 有反应型,不规律宫缩。

因患者及家属有强烈的阴道分娩意愿,且骨盆外测量正常,胎儿大小适中,无呼吸困难等不适,有阴道试产的条件,行 OCT 为阴性。OCT 后患者宫缩逐渐加强,进入产程,并持续心电监护。当宫口开大 2cm 后,遂行人工破膜,羊水清亮。当宫口开大 6cm,患者突然出现眩晕、乏力、恶心、气急、心慌、胸闷等症状。查体：T 36.9℃,P 44 次/min,R 25 次/min,BP 112/75mmHg,宫缩强,(50~60)s/(2~3)min。急诊心电图提示：窦性心动过缓伴窦性心律不齐。电子胎心监护提示：宫缩应激试验(contraction stress test,CST)阴性。急查血常规：血红蛋白 102g/L,血小板计数 $186×10^9$/L,白细胞计数 $7.5×10^9$/L,N% 72.3%;心肌酶学：肌钙蛋白 I 0.021μg/L(参考值 0~0.06μg/L,下同),肌酸激酶同工酶 0.80μg/L(0~5μg/L),肌红蛋白 69.9μg/L(0~110μg/L),BNP 57.22pg/ml(0~100pg/ml)。床旁血气分析示：pH 值 7.439,PCO_2 5.1kPa,PO_2 12kPa,Hb 10.5g/dl,SO_2 98.5%,钾 4.7mmol/L,钠 137mmol/L,BE-2.8mmol/L,[HCO_3^-] 18.4mmol/L。

 【诊治思路】

1. 诊断及诊断依据

(1)**羊水过少**：彩超提示羊水深度 1.5cm,羊水指数 4.7cm。

(2)**窦性心动过缓伴窦性心律不齐**：心电图提示。

(3)**轻度贫血**：血常规提示 Hb 102g/L。

(4)G_1P_0,39^{+6}周宫内孕,头位,单活胎临产：根据末次月经推算孕周,彩超提示宫内单活胎,规律宫缩,宫口开大 6cm。

2. 处理

总原则：积极查找心动过缓的原因并处理以保障母胎安全。

(1)**查找心动过缓原因并处理**：窦性心律不齐是窦房结发出的电冲动的异常,临床上根据病因将窦性心律不齐分为呼吸性窦性心律不齐、非呼吸性窦性心律不齐、窦房结内游走性节律、与心室收缩排血有关的窦性心律不齐、异位心律诱发的窦性心律不齐等。单纯窦性心律不齐多为正常的生理现象,不需要特别的治疗,主要是观察和治疗窦性心动过速或过缓。本例患者在分娩过程中突发心动过缓,伴有眩晕、乏力、恶心、气急、心慌、胸闷等症状,心电图提示窦性心动过缓,余检查均未见异常,推测可能因为宫缩过强,宫颈组织受到强烈牵拉,迷走神经张力增高；又因宫缩时疼痛刺激产妇精神紧张、呼吸急促,进一步引起迷走神经张力增高,从而抑制窦房节的传导使心脏搏动减慢,并且使冠状血管痉挛,心肌收缩减弱。持续心动过缓可引起心排血量减少,从而影响心、脑等组织正常血液供应发生眩晕、乏力、呼吸急促,严重者血压下降、晕厥、胎儿宫内窘迫、不能耐受分娩等。因此需要立即处理。故给予吸氧(3L/min)、左侧卧位,抑制宫缩(硫酸镁负荷剂量：硫酸镁 4g+0.9% 氯化钠注射液 100ml 以 120ml/h 的速度 30 分钟内泵入；维持剂量：平衡液 500ml+ 硫酸镁 10g 以 60ml/h 的速度泵入),停止阴道操作(如果正在进行阴道操作)。如果经上述处理,心率未恢复,需立即请麻醉科医师协助治疗,予以阿托品 0.3~0.5mg 静脉注射,必要时可重复使用。若患者伴有临床症状(低血压、恶心呕吐、意识改变、抽搐),给予麻黄素 5~10mg 静脉注射或肾上腺素 10μg 静脉注射,必要时可增加剂量。该患者经吸氧、左侧卧位、抑制宫缩等处理后上述症状有所缓解,心率恢复到 63 次 /min。

(2)**分娩时机及分娩方式的选择:**根据《妊娠合并心脏病的诊治专家共识(2016)》中心脏病妊娠风险分级及心功能的分级对于终止妊娠的时机及方式的相应建议,该患者属于妊娠风险分级Ⅱ级(不伴有心脏结构异常的大多数心律失常)、心功能Ⅰ级,可妊娠至足月,可耐受经阴道分娩。该患者一直妊娠至 39^{+6} 周,因羊水过少才入院。

在患者出现心功能下降后,去除诱因并改善症状后需再次评估患者是否能短时间经阴道分娩,尽量缩短心脏负荷较重的第二产程,必要时可使用产钳或胎头吸引助娩,或急诊剖宫产终止妊娠。经评估,患者宫口已开 8cm,宫缩(30~40)s/(3~4)min,胎儿大小适中,无产瘤,估计短时间可经阴道分娩,遂持续心电监护,宫口开全后行产钳助产娩出一活婴,产妇心率恢复至 78 次 /min,眩晕、恶心、气急等症状完全缓解。再次复查心电图提示:窦性心律不齐。

(3)**产后处理:**窦性心动过缓的产后处理参见病例 10-4。

【专家点评】

该患者的成功救治,概括起来有以下几点值得学习和借鉴。

1. 单纯窦性心律不齐多为正常的生理现象,不需要特别的治疗,主要是观察和治疗窦性心动过速或过缓。本例患者在分娩过程中出现了窦性心动过缓的症状,立即去除可能导致该症状的外在因素(如抑制宫缩、停止阴道操作等),积极改善症状做好抢救准备,是该患者成功救治的关键因素。

2. 本例患者妊娠风险分级为Ⅱ级,心功能分级为Ⅰ级,《妊娠合并心脏病的诊治专家共识(2016)》关于围产期的处理中明确指出,该类患者可妊娠至足月,可耐受经阴道分娩。本例患者胎儿及骨盆条件适宜,且患者及家属有强烈的阴道分娩意愿,故选择阴道试产。当患者进入产程出现了窦性心动过缓的症状后,再次评估患者的病情,选择对母胎最适宜及安全的分娩方式。

3. 产后患者的管理可依据窦性心动过缓的相关处理,针对该患者,除了常规处理之外,还需注重患者会阴切口的护理,产后良好地休息也是患者能尽快恢复的关键。

4. 妊娠 32~34 周、分娩期和产后 72 小时是孕产妇尤其是患有心脏病的孕产妇心脏负担较重的时期,应加强监护,警惕心力衰竭的发生。

5. 特别需要注意的是羊水过少并非剖宫产指征,如果没有阴道分娩的禁忌证,羊水过少患者也可阴道试产,但在试产前,建议做 OCT,以了解胎盘的功能,判断胎儿的储备能力。若结果为阳性,则需剖宫产终止妊娠;若结果为阴性,则需根据 Bishop 评分来判断患者宫颈成熟度,从而制订恰当的促宫颈成熟或引产方案。对于足月妊娠合并羊水过少,若已临产,CST 阴性,患者有分娩意愿,可在严密监测下阴道试产,一旦胎儿有宫内窘迫等征象,且短期内不能经阴道分娩,应立即行剖宫产终止妊娠。产程中由于缺乏羊水的保护,容易出现脐带受压,电子胎心监护易出现变异减速,故分娩过程中需持续电子胎心监护。本例患者OCT 试验阴性,宫颈已成熟,遂在严密监护下阴道试产,并最终阴道分娩。此外,还需注意孕中期和孕晚期出现的羊水过少,临床意义不同。孕中期羊水过少往往提示胎儿肾脏排尿功能有缺陷,需要仔细排查胎儿肾脏;而孕晚期出现的羊水过少,在排除胎膜早破之后,强烈提示胎盘功能障碍或者胎儿宫内有缺氧的可能,需要加强胎儿宫内监护。对已足月且存在羊水过少者,不宜继续等待,宜积极引产终止妊娠。该患者既存在羊水过少,又存在窦性心动过缓伴窦性心律不齐,因此,临床的处理必须兼顾这两方面,方能获得满意的结局。

(代 莉   周 容)

病例 10-6 妊娠合并风湿性 心脏病换瓣术后

 【病史】

患者王某,36 岁,$G_3P_1^{+1}$,因"停经 37^{+6} 周,活动后气促 10^+ 天"急诊入院。

既往月经规律,末次月经为 2021 年 3 月 26 日。孕 21 周外院建档,建议转上级医院产前检查,患者未重视。10^+ 天前出现上楼后气促、胸闷,休息后缓解,夜间能平卧,伴双下肢轻度水肿。

患者 20^+ 年前于当地医院体检时发现"心脏瓣膜杂音",2^+ 年前出现活动后气促、胸闷等不适,因"风湿性心脏病、二尖瓣狭窄"行"二尖瓣机械瓣置换术",术后给予华法林抗凝治疗并定期监测国际标准化比值(international normalized ratio,INR)。孕期调整华法林用量,交替口服华法林 2.5mg q.d.、3.75mg q.d.,INR 维持在 1.5~1.65。

6 年前因臀位行剖宫产术 1 次。4^+ 年行人工流产 1 次。

入院查体:T 36.7℃,HR 102 次 /min,R 20 次 /min,BP 116/78mmHg。心律齐,可闻及机械瓣开闭音,双肺呼吸音正常。专科查体,宫高 30cm,腹围 88cm,胎心率 135 次 /min。

辅助检查:凝血功能示,PT 16.6 秒,INR 1.65,APTT 28.3 秒。血常规、肝肾功能、电解质、心肌损伤标志物(肌钙蛋白、BNP)等未见异常。心脏超声示,左心功能测量 LVEF=64%,FS=32%。二维及 M 型超声提示左心房增大(LA=44mm),余房室大小正常,主动脉内径正常;主肺动脉及分支内径稍增宽;二尖瓣为人工机械瓣,瓣位稳定,瓣叶开闭活动好,瓣周未见异常回声附着;余瓣形态、活动未见明显异常;房、室间隔连续;心包未见积液声像。彩色多普勒超声示,二尖瓣前向血流 V_{max}=1.7m/s,PHT 法测瓣口面积约 2.6cm^2;三尖瓣上探及少量反流,V_{max}=2.4m/s,PG=24mmHg;主动脉瓣下探及少量反流;余瓣口两侧未见异常血流;心内未见分流。ECG 提示未见明显异常。

【诊治思路】

1. 诊断及诊断依据

(1)**妊娠合并风湿性心脏病、二尖瓣换瓣术后、心功能Ⅱ级**:患者 2$^+$ 年因"风湿性心脏病、二尖瓣狭窄"行"二尖瓣机械瓣置换术";患者孕期上楼后出现气促、胸闷,休息后可缓解,NYHA 心功能评级Ⅱ级。

(2)**瘢痕子宫**:有明确的剖宫产史。

(3)$G_3P_1^{+1}$,37^{+6} **宫内孕,头位,单活胎,待产**:1 次人工流产史;根据末次月经及孕早期超声核实孕周;此次超声提示宫内单活胎,无宫缩。

2. 处理

总原则:调整 INR 在适合手术范围,择期终止妊娠。

(1)**妊娠合并心脏病的孕期管理**:根据《妊娠合并心脏病的诊治专家共识(2016)》,机械瓣膜置换术后属于心脏病妊娠风险分级Ⅳ级。该患者应孕前至心脏外科就诊,评估妊娠的时机,并告知妊娠期、产褥期可能存在的风险;孕期应在有良好心脏专科的三级甲等综合性医院或者综合实力强的心脏监护中心进行孕期保健及咨询,需要产科和心脏科专家在孕期、分娩期和产褥期严密监护母胎情况。

患者在当地医院建档后未遵医嘱转至上级医院,建档医生也没有坚持让患者转诊,直到患者孕晚期出现心功能下降且孕周已接近 38 周才急诊转院,这给母胎安全造成了极大隐患。

(2)**终止妊娠的时机及方式**:该患者入院时孕周已 37^{+6} 周,按照专家共识,心脏病妊娠风险分级 ≥ Ⅲ级且心功能 ≥ Ⅱ级者,或者有产科剖宫产手术指征者,行剖宫产术终止妊娠。该患者心脏病妊娠风险分级 ≥ Ⅲ级、心功能 ≥ Ⅱ级,且有剖宫产史,故此次终止妊娠的方式选择剖宫产。

(3)对使用华法林抗凝患者的围手术期管理:对于机械瓣膜置换术后的患者,在终止妊娠前应调整抗凝药物的使用并密切监测 INR,使 INR 降至符合手术的范围。一般来说在术前 1~2 天停用华法林,术前 1 天复查 INR,如 INR ≤ 1.5,可安排手术;如不达标,可给予维生素 K_1 10mg 肌内注射拮抗,4 小时后复查,可重复给予,直到达标,最多 1 天 40mg。停用华法林期间给予低分子量肝素 0.4ml i.h.,q.12h. 覆盖,术前 6~12 小时停用。术后患者如无外科性出血,尽快恢复华法林,一般术后当晚恢复,3 天后复查 INR,目标 1.8~2.5,在 INR 值未达标前,继续给予低分子量肝素 0.4ml i.h.,q.12h. 治疗。

该患者入院完善相关检查后停用华法林,用低分子量肝素 0.4ml i.h.,q.12h. 覆盖,复查 INR 低于 1.5,及时进行了剖宫产手术。手术后 12 小时排除出血倾向后及时皮下注射低分子量肝素 0.4ml q.12h. 和口服华法林(仍用孕期所用剂量)。3 天后复查 INR 达到 1.8 后停用低分子量肝素。

除此之外,围手术期我们应该注意以下几个方面。

(1)手术时机:剖宫产术以择期手术为宜,应尽量避免急诊手术。

(2)术前准备:孕 34 周前终止妊娠者促胎肺成熟;结构异常性心脏病者剖宫产术终止妊娠前预防性应用抗生素 1~2 天;麻醉科会诊,沟通病情,选择合适的麻醉方法;严重和复杂心脏病者应完善血常规、凝血功能、血气分析、电解质、BNP、心电图和心脏超声等检查。术前禁食 6~12 小时。

(3)术中监护和处理:严重和复杂心脏病者应进行心电监护、中心静脉压(central venous pressure,CVP)、血氧饱和度(SpO₂ 或

SaO_2)、动脉血气和尿量监测。胎儿娩出后可以腹部沙袋加压,防止腹压骤降而导致的回心血量减少。可以使用缩宫素预防产后出血或使用其他宫缩剂治疗产后出血,但要防止血压过度波动。

(4)**术后监护和处理**:严重和复杂心脏病者应进行心电监护、CVP、血氧饱和度、动脉血气和尿量监测。限制液体入量和静脉输液速度,心功能下降者尤其要关注补液问题;对无明显低血容量因素(如大出血、严重脱水、大汗淋漓等)的患者,每天入量一般宜在1 000~2 000ml,甚至更少,保持每天出入量负平衡约 500ml,以减少水钠潴留,缓解症状。产后 3 天后,病情稳定逐渐过渡到出入量平衡。在负平衡下应注意防止发生低血容量、低血钾和低血钠等,维持电解质及酸碱平衡。结构异常性心脏病者术后继续使用抗生素预防感染 5~10 天。

(5)出院前再次复查心脏超声,提示二尖瓣为人工机械瓣,瓣位稳定,瓣叶开闭活动好,瓣周未见异常回声附着。

【专家点评】

对于本病例,我们需要特别注意以下五点。

1. **心脏病患者规范的孕前、孕期保健极其重要。**对于妊娠高风险的心脏病患者,最好在孕前进行心脏病手术或药物治疗,治疗后再重新评估是否可以妊娠。对严重心脏病患者要明确告知不宜妊娠,对可以妊娠的心脏病患者也要充分告知妊娠风险,指导其去对应级别的医院规范进行孕期保健。根据妊娠风险分级、心功能状态、医院的医疗技术水平和条件、患者及家属的意愿和对疾病风险的了解及承受程度等综合判断和分层管理,并适时终止妊娠。该患者孕期最大的失误一是没有及时转诊到上级医院就诊,二是转诊的时间太晚。极有可能上级医院没有足够的时间调整 INR就临产,增加术中、术后发生产后出血和切口等部位血肿的风险。因此,根据专家共识的要求,对此类患者建议提前入院,甚至在孕

32 周就入院。

2. 孕期及围手术期抗凝药物的使用极其重要。对于机械瓣膜置换术后的患者,正确、规范的使用抗凝药物可以极大减少妊娠风险,避免机械瓣附壁血栓的形成,挽救孕产妇生命。特别是围手术期的抗凝药物使用,需要制订合理的抗凝药物使用方案和替代方案。

3. 对此类患者,出院前要复查心脏超声,明确瓣膜情况。

4. 一定要调整 INR 在心脏机械换瓣手术后抗凝需要的标准,才可允许患者出院,并继续在胸外科长期随访。

5. 此类患者手术以后,还需要特别关注切口部位愈合情况,警惕切口血肿的发生。

（夏　伟　周　容）

第十一章 妊娠合并肾脏系统疾病

病例 11-1 IgA 肾病Ⅲ期孕 23 周血压持续升高

【病史】

患者王某,30 岁,G_1P_0。因"停经 23 周,血压进行性增高 3 天"由外院急诊转入。

患者平素月经规则,孕早期超声检查无异常,未建档。入院前 3 天(孕 22^{+4} 周)感冒后出现血尿、颜面及双下肢水肿,测血压 160/111mmHg,给予"拉贝洛尔及拜新同口服、硫酸镁静脉滴注解痉"(用法不详)等,疗效差,血压最高 170/115mmHg,24 小时尿蛋白 5g,检查肾功明显受损,估计肾小球滤过率(estimated glomerular filtration rate,eGFR)35ml/(min·1.73m^2)。

8 年前肾穿活检诊断为 IgA 肾病(分级不详),给予激素及降压等治疗后病情控制。

入院查体:T 36.7℃,HR 80 次/min,R 20 次/min,BP 169/111mmHg,全身水肿,心肺无异常;专科检查,宫底平脐,胎心率 140 次/min。

辅助检查: 24 小时尿蛋白 7.7g, 尿常规可见病理管型及镜下血尿。肝功能示, ALB 22g/L(34~55g/L), 其他指标正常; 肾功能示, BU 22.85mmol/L(2.6~7.5mmol/L), Cr 195μmol/L(30.4~73μmol/L), eGFR 35.1ml/(min·1.73m^2) [56~122ml/(min·1.73m^2)], 血镁 2.5mmol/L(0.53~1.11mmol/L)。产科彩超示, 宫内单活胎, 双顶径 5.2cm, 头围 19.0cm, 股骨长 3.63cm, 腹围 16.5cm, 胎儿估重 430g, 羊水正常。心脏彩超示, 二尖瓣反流(轻度)。眼底动静脉比例 1:2。胸腹部彩超示, 左侧胸腔积液 2.3cm, 右侧胸腔积液 3.5cm, 腹腔积液 3.4cm。双下肢静脉彩超及心电图未见明显异常。

 【诊治思路】

1. 诊断及诊断依据

(1)**IgA 肾病(Ⅲ期):** 既往当地肾活检诊断为"IgA 肾病"(分级不详); 此次妊娠后再次出现血尿、蛋白尿及高血压, 24 小时尿蛋白 7.7g, BU 22.85mmol/L, Cr 195μmol/L, eGFR 35.1ml/(min·1.73m^2)。根据慢性肾脏病分期, 为Ⅲb 期。

(2)**肾性高血压伴发重度子痫前期:** 肾性高血压病史; 血压持续升高>160/110mmHg; 24 小时尿蛋白 7.7g, 血肌酐水平 195μmol/L; 低蛋白血症伴胸腹水; 胎儿生长受限。

(3)**胎儿生长受限:** 超声提示胎儿腹围及估重均小于相应孕周的第 10 百分位。

(4)**G$_1$P$_0$, 23 周宫内孕, 单活胎, 待产:** 本次妊娠系第 1 次妊娠, 孕 23 周, 核实孕周无误, B 超提示宫内单活胎, 无宫缩。

2. 处理

总原则: 全面评估病情, 给出终止妊娠或继续妊娠的医学建议。

(1)**降压治疗:** 降压的目的、降压药使用的注意事项详见本书第七章"妊娠期高血压疾病"。该患者口服拉贝洛尔 200mg t.i.d.、拜新同 60mg q.d.、甲基多巴 250mg t.i.d. 降压治疗 30^+ 小时后血压波动于 125~141/83~97mmHg,后逐步下调直至停用甲基多巴,控制血压在 120~135/80~91mmHg 直至出院。

(2)使用硫酸镁解痉:硫酸镁解痉的目的、药物使用的注意事项详见本书第七章"妊娠期高血压疾病",该患者继续硫酸镁解痉,至产后 48 小时停药。

(3)低蛋白血症合并极重度水肿的处理:该患者目前为低蛋白血症合并极重度水肿(腹腔积液),可考虑补充白蛋白,每日给予白蛋白 10~20g 静脉输入。为减轻输注白蛋白引起的容量负荷,建议输入白蛋白后给予呋塞米 20mg 静脉推注利尿。

(4)IgA 肾病Ⅲ期的处理:该患者既往确诊 IgA 肾病,根据慢性肾脏病分期为Ⅲb 期,为避免继续妊娠极大可能加重肾功能受损甚至发生功能衰竭,在征得患者同意的前提下,可考虑终止妊娠;之后尽快到肾内科住院治疗,以期挽救肾脏功能。

(5)与患方沟通是否终止妊娠以及终止妊娠的方式:与患方沟通病情,患方理解病情的严重性,要求放弃此次妊娠。该患者系孕中期,其终止妊娠的方式需选择对母体损害最小的分娩方式即阴道分娩,因肾功能严重异常,不宜药物或依沙吖啶引产,引产方式选择水囊引产。患者于水囊引产后 24^+ 小时顺利娩出一死胎。

(6)分娩前准备及分娩过程中的处理:该患者在分娩前及分娩过程中需要注意以下要点。

1)预防产后出血:患者高血压、硫酸镁持续泵入影响子宫收缩,发生产后出血的风险增加,分娩前给予交叉配血备用;胎儿娩出后积极使用宫缩剂、正确娩出胎盘及按压子宫等综合措施预防产后出血。

2)产程中的血压控制:产程中密切关注血压变化,持续心电监护,口服降压药物用法同引产前(拜新同 60mg q.d.,拉贝洛尔 200mg t.i.d.)。

3)建议在产程潜伏期使用镇静药物或分娩镇痛。

(7) **预防血栓**：孕产妇是静脉血栓栓塞症(VTE)的高风险人群,分娩后应注意预防 VTE 的发生,包括适当运动、避免脱水、双下肢气压治疗,预防性使用低分子量肝素等。该患者具备 1 项 VTE 的危险因素(重度子痫前期),引产后嘱适当活动、多饮水,给予物理措施预防血栓(气压治疗)直至出院。出院后继续预防 VTE 的措施。

(8) **产后处理**

1) 预防产后子痫：分娩后继续使用硫酸镁解痉直至产后 24~48 小时。

2) 继续控制血压：口服拜新同 60mg q.d. 及拉贝洛尔 200mg t.i.d. 降压,血压波动范围 120~135/80~91mmHg。

3) 指导患者回奶。

4) 监测重要脏器功能：产后复查 24 小时尿蛋白定量 5.944g；血生化,ALB 26g/L,BU 20mmol/L,Cr 180μmol/L,镁 2.25mmol/L；超声提示左侧胸腔积液 1.3cm,右侧胸腔积液 2.5cm,未见腹腔积液。

5) 后续治疗：该患者出院后应该转至肾内科继续治疗。

【专家点评】

该患者的成功救治,有三点值得学习和借鉴：①对该患者的诊治,紧紧围绕要解决的主要问题(是终止妊娠还是继续妊娠?并与患方充分沟通,使其认识到疾病的严重性),同时针对存在的严重合并症(肾性高血压)及并发症(重度子痫前期),给予降压、镇静、解痉、补充白蛋白等对症处理,特别关注由于肾功能受损可能导致的镁离子蓄积中毒,准确制订每日输入硫酸镁的剂量,动态评估病情的变化(血压、肾功能、尿蛋白等指标)。②引产方式,根据患者的孕周、胎儿大小以及肝肾功能等情况,选择对母体影响最小的引产方法,并提前制订方案以预防分娩过程中可能出现的血压波动和产后出血。③终止妊娠后继续对患者病情给予相应处理和监测,避免产后子痫等并发症的发生。

根据国内外慢性肾脏病妊娠相关指南,补充两个注意点:①妊娠期间应使用血清肌酐浓度来评估肾功能,因为 eGFR 不适用于妊娠期的评估。本例仅使用 eGFR 做一个粗略的 CKD 分期。②在产前子痫和子痫期间可以使用硫酸镁进行解痉,但是对于肾功能不全的孕妇要减量使用(通常半剂量使用。如 2~3g 硫酸镁溶于 100ml 液体作为负荷剂量静脉滴注 15 分钟,无维持剂量或维持剂量减量为 0.5~1.0g/h 维持使用),并严密监控神经系统和呼吸状态,目标硫酸镁药物浓度为 4~7mEq/L 或 5~9mg/dl。

(孙微微　姚　强)

病例 11-2　妊娠合并慢性肾炎

【病史】

患者兰某,34 岁,$G_2P_0^{+1}$,因"停经 36^{+5} 周,发现血压升高及蛋白尿半天"入院。

患者平时月经规律,末次月经 2020 年 9 月 1 日。孕期定期产前检查,入院前半天常规产前检查时测血压 155/103mmHg(复测血压 146/93mmHg),尿常规:尿蛋白(2+),轻度镜下血尿,未见病理管型。

患者 11^+ 年前人工流产一次。10^+ 年前因"血压升高伴全身水肿、蛋白尿、血尿"诊断为"慢性肾小球肾炎",给予限盐、低蛋白饮食、卡托普利降压、氢氯噻嗪利尿、泼尼松等治疗后,病情缓解,逐渐调整至只服用卡托普利,监测血压通常小于 130/80mmHg,一直正规服药及肾内科随访。此次妊娠前肾内科评估,肾功能正常,24 小时尿蛋白 0.1g,认为可以在严密监测下

妊娠,并调整降压药为拉贝洛尔 200mg p.o.,b.i.d.,血压控制理想
(130~139/80~89mmHg)。从孕早期开始给予阿司匹林 75mg p.o.,
q.d. 至 36 周停药,每月肾内科随诊、泌尿系彩超、肾功能、尿常规、
24 小时尿蛋白等检查未见异常。无明显血尿、水肿等。孕 34 周
血压波动于 129~153/75~102mmHg,尿蛋白可疑阳性,肾功能正
常。肾内科调整降压药为拉贝洛尔 200mg p.o.,t.i.d.,家中监测血
压满意。

入院查体:T 36.5℃,HR 80 次/min,R 20 次/min,BP 145/92mmHg,
双下肢水肿(+);专科检查,头位,宫高 33cm,腹围 95cm,胎心正
常。阴道检查,头先露,S-3,宫颈管居中,质中,消退 50%,内骨盆
未查见异常。

辅助检查:24 小时尿蛋白 1.7g;血生化,ALB 29.3g/L(34~55g/L),
BU 8.05mmol/L(2.6~7.5mmol/L),Cr 108μmol/L(30.4~73μmol/L)。
产科彩超示,LOA 位,宫内孕,单活胎。心脏彩超提示二尖瓣反流
(轻度)。眼底检查示,动静脉比 2:3。胸腹部彩超未见胸腹腔积
液。泌尿系彩超、肝胆胰脾彩超、双下肢血管彩超及心电图等未见
明显异常。电子胎心监护示 NST 有反应型,无宫缩。

 【诊治思路】

1. 诊断及诊断依据

(1)妊娠合并慢性肾小球肾炎:10⁺ 年前因"血压升高伴全身
水肿、蛋白尿、血尿",诊断为"慢性肾小球肾炎"。

(2)肾性高血压伴发子痫前期:慢性肾性高血压病史;血压进
行性升高;妊娠 20 周前尿蛋白正常,入院后 24 小时尿蛋白 1.7g,
Cr 108μmol/L。

(3)$G_2P_0^{+1}$,36^{+5} **周宫内孕,头位,单活胎,待产:**停经 36^{+5} 周,
核实孕周无误,曾人工流产一次,超声提示宫内头位单活胎,无
宫缩。

2. 处理

总原则：评估病情后尽快终止妊娠。

参照国内外指南，特别是我国《妊娠期高血压疾病诊治指南(2020)》《慢性肾脏病患者妊娠管理指南(2017)》，列出以下注意点并给出参考意见。

(1) **肾性高血压的降压：**肾性高血压的降压原则同妊娠期高血压疾病。该患者存在肾性高血压，降压的目的是预防慢性肾炎病情加重、心脑血管意外、胎盘早剥等严重母胎并发症，降压药物的选择和给药途径应优先于其他药物。该患者孕期一直服用拉贝洛尔 200mg p.o.，t.i.d.，可继续服用；如血压控制不理想，可加用拜新同 30mg q.d. 或 b.i.d.。由于患者有肾功能轻度受损，故血压控制目标为 130~139/80~89mmHg；降压过程中的注意事项详见第七章妊娠期高血压疾病。此外，由于患者肾性高血压伴发子痫前期，还需让患者充分休息并注意镇静。睡前可口服地西泮 2.5~5mg。患者分娩后、出院前的健康教育也十分重要，应告知患者及时肾内科随访，必要时调整降压药使用。

(2) **妊娠合并慢性肾小球肾炎的处理：**孕前患有慢性肾炎的妇女，妊娠前首先应到肾脏内科，充分评估病情，明确妊娠的时机及可能存在的风险。建议妊娠后孕 12~16 周给予小剂量阿司匹林(75~100mg/d)预防妊娠期高血压疾病的发生，患者可在家自测血压并记录，肾脏科每月随访 1 次，监测肾功能(包括肌酐、尿素和肌酐清除率)、24 小时尿蛋白定量、尿常规等，同时做好定期产前保健、警惕妊娠期高血压疾病、胎儿生长受限、胎儿窘迫等。重要的是整个妊娠期和产褥期都需要产科和肾内科的协作，共同管理此类患者。

(3) **分娩方式、时机及注意事项：**该患者的分娩时机和方式取决于母胎双方的情况、孕周、胎儿大小及宫颈成熟度等因素。入院后给予地塞米松促胎肺成熟(6mg i.m.，q.12h.×2 天)，血压已控制满意，且孕周已 37 周，宜尽快终止妊娠。该患者有阴道分娩的意愿,骨盆出口横径正常,胎儿估重2 800g,有阴道试产条件,分娩方式可严密监测下阴道试产。白带常规正常,宫颈Bishop评分3分,给予地诺前列酮栓促宫颈成熟引产。在放置地诺前列酮栓前,行OCT,了解胎儿宫内状况及宫缩时患者血压的改变。地诺前列酮栓引产过程中,需要特别注意宫缩过强所致的子宫强直性收缩,以及由于过强宫缩导致的患者血压升高。建议有专人监护。此外,产程中的其他注意事项详见第七章妊娠期高血压疾病。

(4)预防血栓: 根据我国2021年《妊娠期及产褥期静脉血栓栓塞症预防和诊治专家共识》,该患者具有一项发生VTE的危险因素(肾性高血压伴发子痫前期),分娩后嘱适当活动、多饮水,给予物理措施预防血栓(如穿弹力袜、气压治疗等)直至出院。出院后继续鼓励采用一般性措施预防血栓。

(5)产后处理: 该患者有慢性肾炎,并在慢性肾炎的基础上发生肾性高血压伴发子痫前期,除了妊娠期高血压疾病患者常规的产后处理外,还需告知患者产后继续肾内科随访复查;如果有再次生育的计划,孕前也需要到肾内科评估病情,以便选择恰当的妊娠时机;同时,告知患者,再次妊娠可能再发子痫前期,即子痫前期存在复发性。

【专家点评】

该患者的成功救治,概括起来有三点值得学习和借鉴。

1. 做好孕前和孕期保健。妊娠后因肾脏负担加重,患者肾脏内科病情可能加重,而病情加重会引起肾小球滤过率及肾血流量减少,影响母胎代谢废物排出,严重者可导致胎儿生长受限、胎儿窘迫甚至死胎。所以慢性肾炎妇女首先应该在肾脏科明确诊断,并充分评估孕前病情可否耐受妊娠及可能的风险,必要时复查抗核抗体、补体、抗中性粒细胞胞质抗体(antineutrophil cytoplasmic antibody,ANCA)等指标排除系统性红斑狼疮和ANCA相关性小血管炎。妊娠期要重视血压管理、实验室检查、药物管理、胎儿监护及分娩期注意事项。需要产科医师和肾脏科医生合作并严密随访,及时发现疾病活动及产科并发症。建议患者每月肾脏科随访评估,病情重者缩短随访间隔。建议患者家中自测血压形成日记,注意随访 24 小时尿蛋白定量、尿常规、肾功能(包括肌酐清除率),必要时查尿培养、维生素 D、维生素 B_{12}、铁蛋白、白蛋白和总蛋白等。同时做好定期产前保健,警惕子痫前期甚至子痫、胎儿生长受限、胎儿窘迫等。

2. 适时住院终止妊娠。终止妊娠时机应视每个慢性肾炎孕妇的内科病情而定,充分考虑患者的特殊性,怀疑病情进展时及时收入院,完善全身评估,注意血压管理,孕期及产时血压控制目标 130~139/80~89mmHg。充分评估阴道分娩条件并尊重患者意愿。如果选择阴道试产,应该充分预估分娩过程中可能出现的血压波动和产后出血,制订防治预案。

3. 因慢性肾小球肾炎史,遵肾内科意见,产后患者血压控制目标一般 <130/80mmHg,指导患者产后肾内科随访,及时于肾内科调整降压药使用,必要时用血管紧张素转换酶抑制剂或血管紧张素 Ⅱ 受体拮抗剂类药物。

(孙微微　姚　强)

病例 11-3　复发性妊娠期急性肾盂肾炎

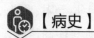 【病史】

患者杨某,33 岁,$G_3P_0^{+2}$,因"停经 37^{+5} 周,发热伴寒战 3^+ 小时"急诊入院。

患者平素月经规律,末次月经为 2020 年 9 月 1 日。孕 12 周我院建档,定期产前检查。孕 25 周出现发热,体温最高 38.2℃,伴寒战、腰痛,不伴尿路刺激征、恶心及呕吐。查体双肾区明显叩击痛。血常规示,WBC $15×10^9$/L,N% 94%;尿沉渣定量分析 WBC 749 个 /μL,镜检 WBC 135 个 /HP,尿培养查见大肠埃希菌,菌落计数 10^6/ml。泌尿系 B 超提示双肾囊肿伴双肾及左输尿管结石,左肾积水伴左输尿管上段扩张。诊断"妊娠期急性肾盂肾炎",给予头孢克洛 0.25g p.o.,t.i.d.×14 天,上述病情缓解,但停药 3 天后复发,尿培养仍查见大肠埃希菌,药敏试验提示头孢类抗生素敏感,给予头孢西丁钠 2g i.v.gtt.,q.8h. 治疗 14 天后,改为头孢克洛 0.25g p.o.,q.n. 至今。3 小时前再次出现上述症状体征,体温最高 38.1℃。

患者 8^+ 年前及 6^+ 年前均因意外妊娠人工流产一次。孕前无肾脏基础疾病。余病史无特殊。

入院查体:T 38℃,HR 89 次 /min,R 22 次 /min,BP 105/72mmHg,双肾区叩击痛,左肾区为著。专科检查,头位,宫高腹围与孕周相符,胎心率 160 次 /min。阴道检查,头先露,S-3,宫颈管居中,质软,消退 90%,内骨盆未扪及特殊。

辅助检查:血常规示,WBC $14×10^9$/L,N%90%;肾功能,BU 3.59mmol/L,Cr 49μmol/L。尿常规,尿沉渣定量分析 WBC 213 个 /μl,镜检 WBC 2+/HP,尿培养查见大肠埃希菌,菌落计数 10^4/ml。泌尿系 B 超结果同孕期。产科超声无特殊。

 【诊治思路】

1. 诊断及诊断依据

(1)妊娠期复发性急性肾盂肾炎:妊娠后有急性肾盂肾炎反复发作史,病程长。此次病情复发,有发热,体温>38℃,伴寒战、腰痛,双肾区叩击痛,左肾区明显;血象升高,尿沉渣定量分析及镜检查见增多的白细胞,尿培养查见大肠埃希菌,菌落计数 10^4/ml。

(2) **双肾囊肿伴双肾及左输尿管结石**：泌尿系 B 超支持诊断。

(3) **左肾积水伴左输尿管上段扩张**：泌尿系 B 超支持诊断。

(4) $G_3P_0^{+2}$,37^{+5} 周宫内孕,头位,活胎,待产：停经 37^{+5} 周,核实孕周无误,曾人工流产 2 次,此次超声提示宫内活胎,头位,电子胎心监护无宫缩。

2. 处理

总原则：多学科制订诊治方案,确保母胎平安。

在该患者的治疗过程中,存在较多需要特别关注点,参照 2018 年 NICE 指南《急性肾盂肾炎抗菌药物处方》及 2010 年美国感染病学会指南《女性急性单纯性膀胱炎和肾盂肾炎临床治疗》,列出以下注意点并给出参考意见。

(1) **早期识别及确诊妊娠期急性肾盂肾炎**：肾盂肾炎是妊娠期的一种严重疾病,与围产期并发症有关,包括败血症、呼吸窘迫、低出生体重及自发性早产等。有足够证据表明筛查无症状性菌尿并治疗可减少肾盂肾炎的发生。美国一般在妊娠 12~16 周或妊娠首次就诊时,通过尿液培养进行孕期无症状菌尿的筛查,虽然我国《孕前及孕期保健指南(2018)》未建议该项检查,但临床工作中应注意早期识别肾盂肾炎,尤其是妊娠中期以后,突发高热、寒战、腰痛、恶心、呕吐,伴或不伴膀胱刺激征如尿频、尿急、尿痛、尿道口灼烧感等,要仔细查体,检查有无肾区叩痛,行血常规、尿常规、尿培养等检查,以便及时发现急性肾盂肾炎。同时通过仔细查体及辅助检查,注意与呼吸道感染、生殖道感染、急性阑尾炎、胎盘早剥等鉴别诊断。该患者符合急性肾盂肾炎诊断标准。

(2) **妊娠期急性肾盂肾炎规范抗生素治疗**：抗生素使用应考虑到以下要点。①症状严重程度;②发生并发症的风险,在已知或疑似泌尿生殖道结构或功能异常或者免疫抑制的人群中并发症风险更高,尤其妊娠后合并这些问题的患者,应该寻求多学科帮助;③服用抗生素之前行尿培养及药敏试验;④关注前次的尿培养及药敏试验结果,应意识到前次的抗生素使用,可能导致耐药菌;

⑤获得药敏试验结果后尽量换用窄谱抗生素；⑥注意抗生素性腹泻、恶心及呕吐等不良反应，但这些也可能是肾盂肾炎病情加重的表现；⑦用药 48 小时如果病情没有改善，应考虑是否有其他诊断，是否有耐药菌；⑧静脉使用抗生素 48 小时后尽可能逐步改为口服抗生素。肾盂肾炎可首选氨苄西林，但该药一般对肠球菌有效且应该与氨基糖苷类联用。而本例患者前次为大肠埃希菌，系革兰氏阴性杆菌，常对氨苄西林耐药，故药敏试验结果出来前选择了静脉滴注头孢西丁钠 2g q.8h.，治疗一天后体温恢复正常，上述症状体征明显缓解，静脉用抗生素 2 天后尿培养结果回示查见大肠埃希菌，菌落计数 10^4/ml，菌落低考虑和入院前一直长期使用抗生素有关。随后感染科、泌尿外科、临床药师与产科行多学科会诊讨论，换用口服头孢克洛 0.25p.o.，t.i.d.×12 天，口服抗生素治疗一天后顺利出院，口服后继续服用抗生素治疗 12 天后尿培养阴性，嘱每月做尿培养 1 次，持续半年。

(3) 做好措施预防复发：该患者孕期反复发作肾盂肾炎，可能由以下原因引起。①妊娠期间孕激素水平升高导致输尿管及膀胱平滑肌松弛，输尿管蠕动减慢，进而排尿不畅、尿液逆流入输尿管，细菌上行引起反复感染，12.5%~30% 未治疗的无症状性菌尿的孕妇会发展为急性肾盂肾炎；②子宫增大压迫输尿管可能是双肾及左输尿管结石、左肾积水伴左输尿管上段扩张等改变的原因之一，进而增加上尿路感染风险。

应该向患者宣教预防措施如下：①筛查和治疗无症状性菌尿；②积极治疗急性膀胱炎；③解除尿路梗阻；④多饮水，保持尿液通畅。

【专家点评】

该患者的成功救治，概括起来有三点值得学习和借鉴。

1. 肾盂肾炎是妊娠期的一种严重疾病，妊娠期突发高热、寒战、腰痛、恶心、呕吐,伴或不伴膀胱刺激征者,要仔细查体并选择相应辅助检查,尽早明确诊断及鉴别诊断。根据该患者病史及入院后症状体征,专科医生早期识别并确诊了急性肾盂肾炎,并进行了血常规、尿常规、尿培养等基本的检查,参考既往用药,选择了头孢西丁钠抗感染且有效。

2. 肾盂肾炎治疗一般首选口服头孢类抗生素,但患者发热,病情偏重,所以先静脉滴注头孢类抗生素,治疗 2 天后病情改善,及时多学科会诊讨论,换为口服头孢类抗生素并出院在家中继续治疗,定期复查尿培养。

3. 因为孕期激素改变及解剖生理性改变,肾盂肾炎常反复发作,且由于子宫多右旋,右侧肾脏发生肾盂肾炎的概率较大,所以做好措施预防复发是很重要的。对于有高危因素者,酌情筛查无症状性菌尿,积极治疗急性膀胱炎,注意解除尿路梗阻并多饮水。

(孙微微　姚　强)

病例 11-4　妊娠期肾结石急性发作

 【病史】

患者林某,26 岁,G_1P_0,因"停经 36^{+4} 周,阵发性腹痛 7^+ 小时"急诊入院。

患者末次月经为 2010 年 10 月 30 日。孕期定期产前检查,无特殊。7^+ 小时前无明显诱因出现腹痛,表现为中下腹阵发性疼痛,伴腰痛,急诊电子胎心监护为 NST 有反应型,有不规律宫缩,间隔约 6~7 分钟,持续 20 秒,无阴道流血排液;阴道检查,头先露,S-3,宫颈管居中,质中,消退 50%。急诊科以"先兆早产"留院观察,给予地塞米松促胎肺成熟。留院观察期间患者腹痛加重,感腰部阵发性绞痛,难以忍受,左腰部明显,查体左肾区叩击痛。

入院查体:T 36.8℃,HR 89 次 /min,R 20 次 /min,BP 109/72mmHg,心肺无异常,左肾区叩击痛,右肾区叩痛不明显;专科检查,胎位头位,宫高腹围符合孕周,扪及不规律宫缩。

辅助检查:血常规及肾功能正常;尿常规示,隐血(3+),尿蛋白阴性,尿沉渣定量分析 WBC 41 个 /μl,RBC 1 461 个 /μl,镜检 RBC 4+/HP。泌尿系 B 超提示左侧输尿管结石(0.3cm × 0.3cm × 0.4cm)伴左输尿管上段扩张,左肾结石伴轻度左肾积水。尿培养、宫颈分泌物培养及阴道直肠溶血性链球菌等检查均未见异常。产科彩超提示宫内活胎,头位,胎儿大小符合孕周。

 【诊治思路】

1. 诊断及诊断依据

(1)妊娠期左肾结石伴左肾积水及左输尿管上段扩张:妊娠后突发腰部阵发性绞痛,难以忍受,左腰部明显,左肾区叩击痛,尿常规查见明显红细胞,泌尿系 B 超支持诊断。

(2)G_1P_0,36^{+4} 周宫内孕,头位,单活胎,先兆早产:停经 36^{+4} 周,核实孕周无误,查体扪及不规律宫缩,此次超声提示宫内活胎,头位。急诊电子胎心监护为 NST 有反应型,见不规律宫缩,间隔约 6~7 分钟,持续 20 秒。

2. 处理

总原则:积极缓解结石所致的疼痛,必要时手术治疗。

在该患者的治疗过程中,参照国内《中华妇产科学》(第 3 版)(上册)、《威廉姆斯产科学》(第 25 版),列出以下注意点并给出参考意见。

(1)明确诊断:该患者急诊留观期间,产科医生只关注了患者不规律宫缩,按先兆早产进行处理,并没有认真进行全身查体,没有识别出该患者疼痛的主要原因系尿路结石引起的肾绞痛。患者疼痛加重后汇报二线产科医生查体,才发现左肾区叩痛,结合超声及尿常规等检查,确诊尿路结石急性发作,同时发现左肾积水及左输尿管上段扩张(通常由于妊娠期子宫右旋,更容易压迫右侧的输尿管导致右侧肾盂积水、右输尿管扩张)。影像学检查是尿路结石确诊的关键手段,首选腹部彩色多普勒超声检查,若输尿管异常扩张,但未发现结石,则次选检查方法为MRI,尽量避免CT检查,除非病情需要且患方同意。需要注意的是约半数有临床症状的肾结石孕妇存在肾盂肾炎等感染,注意尿常规结果,必要时行尿培养检查,同时对于持续存在肾盂肾炎的患者也应注意排除泌尿系结石。该患者入院后诊断明确,尿常规尿培养均未提示感染。

(2)妊娠期肾结石急性发作的规范治疗:明确诊断后,治疗方面首选保守治疗。保守治疗有效率约65%~80%,包括解痉、止痛和排石治疗,根据结石的大小、部位、是否存在感染,有无肾实质损害及临床表现而定。该患者结石较小、肾积水程度不重,给予多饮水、适当增加活动量及解痉药物等综合排石治疗。解痉应选择对孕妇相对安全的药物,如黄体酮、盐酸哌替啶、山莨菪碱等。该患者给予黄体酮及山莨菪碱肌内注射治疗后疼痛明显缓解,宫缩亦缓解,再次复查泌尿系彩超仍提示左肾结石,未见输尿管结石,予以医嘱出院并嘱定期产前检查。值得注意的是,若保守治疗无效,疼痛不缓解、梗阻不缓解或持续感染等,需手术干预。孕期禁止使用体外冲击波碎石术,主要手段有留置输尿管支架(双J管)、经皮肾造瘘等,一般需要持续到分娩后。注意输尿管支架和造瘘管容易形成结石,故需要6~8周更换一次。该患者出院后1周再次出现左腰疼剧烈,伴面色苍白、大汗及发热,尿常规提示尿路感染,肾功能轻度异常,泌尿系彩超提示左侧输尿管结石伴左输尿管上段扩张,左肾结石伴明显左肾积水,保守治疗无效,转四川大学华西医院急诊科留置左输尿管支架,至孕39周分娩未出现结石急性发作,产时顺利,母子平安,产后择期泌尿外科门诊取出左输尿管支架。

【专家点评】

该患者的成功救治,概括起来有两点值得学习和借鉴。

1. 妊娠期腹痛原因繁多,除了先兆流产、先兆早产、先兆临产等产科原因外,还可能源于内外科疾病导致的腹痛,如急性阑尾炎、急性胰腺炎、急性胆囊炎、急性胃肠炎、腹膜后肿瘤、泌尿系结石或炎症、胸/腹主动脉夹层等,急诊医生在接诊患者时进行详细的病史询问及认真查体是明确腹痛病因的关键。该患者先兆早产的宫缩痛掩盖了尿路结石的症状,经过二线产科医生查房及时发现了肾区叩痛并安排了超声等检查,发现了尿路结石,为下一步治疗奠定了基础。

2. 治疗方面,再次强调孕妇并发症应由产科和专科医生合作,该孕妇怀疑尿路结石后,及时请泌尿外科会诊评估是治疗外科疾病的必要条件。该患者第一次尿路结石急性发作时结石较小、肾积水程度不重,给予多饮水、适当活动、解痉药物等综合排石的保守治疗后病情明显缓解并出院。但是后期输尿管结石复发,病情明显加重,保守治疗无效时,急诊医生果断转运患者至有救治条件的综合医院是抢救成功的关键。患者留置左输尿管支架后病情缓解并顺利分娩,应提醒患者产后泌尿外科随访并择期取出输尿管支架。

(孙微微　姚　强)

第十二章 妊娠合并血液系统疾病

病例 12-1 再生障碍性贫血患者的分娩

 【病史】

患者王某,30岁,初产妇,孕 33^{+6} 周,因"体检发现血小板减少 3^{+} 年,三系(白细胞、红细胞、血小板)进行性下降 6^{+} 月"入院。

6^{+} 月前即妊娠早期发现三系下降,孕 28 周时复查血常规:WBC 2.0×10^9/L,中性粒细胞计数 0.9×10^9/L,PLT 26×10^9/L,Hb 66g/L。入住血液科,进行骨髓穿刺,报告提示骨髓增生低下,给予同型浓缩红细胞悬液、血小板输注等对症支持治疗后,患者病情好转后出院。孕 33 周复查血常规:WBC 1.5×10^9/L,中性粒细胞计数 0.7×10^9/L,PLT 27×10^9/L,Hb 75g/L,无黏膜出血及皮肤瘀点、瘀斑,诊断为"妊娠合并再生障碍性贫血",再次收入血液科,给予输注浓缩红细胞、血小板、抗生素预防感染、免疫调节药物等对症支持治疗,定期复查血常规,发现血象进行性下降,伴黏膜出血及皮肤瘀斑。孕 35 周复查血常规:WBC 1.3×10^9/L,中性粒细胞计数 0.4×10^9/L,Hb 78g/L,PLT 10×10^9/L,住院期间应用丙种球蛋白治疗6天,三系仍未见明显上升,经血液科和产科共同讨论后决定终止妊娠。于孕36^{+3}周评估宫颈条件后行缩宫素引产,引产过程中因胎儿宫内窘迫在全麻下行剖宫产术,娩出一活女婴,新生儿体重2 600g,1分钟、5分钟、10分钟Apgar评分分别为9分、10分、10分。术时输浓缩红细胞悬液2个单位及血小板4个单位,为预防术后创面因血小板减少而迟发渗血,给予盆腔(右)及筋膜下(左)各留置引流管1条,接负压引流瓶,各引出约30ml血性液体,估计术中总失血量500ml,术后转至ICU观察,并予二联抗生素抗感染治疗。术后患者病情平稳,未见出血征象,出院后至血液科进一步治疗。

 【诊治思路】

1. 诊断及诊断依据

(1) 妊娠合并重型再生障碍性贫血(简称再障): 患者孕28周及35周血常规检查提示三系降低,骨髓穿刺结果提示骨髓增生低下。

(2) $G_1P_0,36^{+3}$周宫内孕,已剖宫分娩一活婴: 初产妇,因病情加重引产,在胎儿出现宫内窘迫后,行急诊剖宫产术终止妊娠。

2. 处理

总原则: 早期诊断和治疗,适时终止妊娠。

针对该病例,参照国内外相关指南,特别是英国《再生障碍性贫血诊治指南2009》[*Guidelines for the diagnosis and management of aplastic anaemia (2009)*]与我国《再生障碍性贫血诊断与治疗中国专家共识(2017)》,并结合2000年日本再生障碍性贫血治疗国际会议制定的相关诊治标准,列出以下注意点并给出参考意见。

(1) 妊娠合并再障的诊断: 本例患者因发现血常规三系降低入住血液科,虽进行了积极治疗,但病情仍进行性加重,孕35周复查血常规:WBC 1.3×10^9/L,中性粒细胞计数0.4×10^9/L,Hb 78g/L,

PLT 10×10^9/L,本例患者符合妊娠合并重型再障的诊断。以下为妊娠合并再障的诊断依据。

1)妊娠前或妊娠后新近发现的以全血细胞减少为主,一般抗贫血治疗无效,符合下列3项中的2项即可诊断为妊娠合并再障,① PLT<70×10^9/L,中性粒细胞计数<1.2×10^9/L;②网织红细胞计数<60×10^9/L;③骨髓增生低下。但需排除其他可引起三系减少的疾病,如骨髓异常增生综合征(myelodysplastic syndromes,MDS)及阵发性睡眠性血红蛋白尿(paroxysmal nocturnal hemoglobinuria,PNH)。

2)妊娠合并重型再障的诊断:妊娠期再障患者贫血持续性加重伴严重感染和出血,且血常规报告需具备下列其中2项条件,网织红细胞绝对值<15×10^9/L;PLT<20×10^9/L;中性粒细胞计数<0.5×10^9/L。

(2)**妊娠合并再障的治疗**:本例患者因发现血常规三系降低入住血液科,行骨髓穿刺结果提示骨髓增生低下,给予同型浓缩红细胞悬液、血小板输注等对症支持治疗,好转出院后因复查相关指标异常再次入住血液科,输注浓缩红细胞悬液、血小板,并给予免疫调节药物等对症支持治疗。

(3)**妊娠合并再障患者贫血的治疗**:本例患者入院后给予输注浓缩红细胞悬液,输血在纠正患者贫血的同时,还可降低胎儿宫内生长发育受限的发生率。

(4)**妊娠合并再障患者术中、术后出血的处理**:当PLT<20×10^9/L时,有自发出血的风险。为防止产时和产后出血,有研究推荐当PLT<20×10^9/L时应预防性输注血小板,使PLT>50×10^9/L。本例患者因PLT<20×10^9/L,故予以输注血小板。

(5)**输注血小板的方法**:一开始应以小剂量进行输注,如果机体可耐受,则逐渐增加输注量及输注频率。

(6)**妊娠合并再障患者的抗感染治疗**:当WBC<0.5×10^9/L时,抗生素及抗真菌药物应预防性应用,当出现危及生命的中性粒

细胞减少症可输注粒细胞成分血。对于 WBC$>0.5 \times 10^9$/L 的患者,因为手术本身为应激源,手术打击可影响机体免疫及骨髓功能,术后有再障病情加重甚至出现危象的可能,所以术前、术后需行抗感染治疗。

(7)妊娠合并再障患者的免疫力调节:常用的药物包括抗胸腺细胞球蛋白、环孢素、环磷酰胺及丙种球蛋白等。抗胸腺细胞球蛋白,若单用该药物效果不理想,可联合环孢素治疗,但需注意过敏反应、出血、溶血、血清病、继发感染等不良反应。丙种球蛋白对再障,特别是急性再障有较好的作用。因环磷酰胺有严重的细胞毒性,使用后病死率高,有严重致畸作用,妊娠期不宜使用。

(8)诊断妊娠合并再障后继续妊娠与终止妊娠的指征:孕周和再障的疾病严重程度是决定妊娠合并再障患者是否能继续妊娠及终止妊娠时机的决定因素。①孕早期(<12周):如 Hb<60g/L,且病情稳定,状态好,可在严密监护下继续妊娠,但 Hb<40g/L 的妊娠初发病例,或者继续妊娠期间病情加重的患者,建议尽早终止妊娠。②孕中晚期:孕期适当的给予输血、抗感染、调节免疫力等支持治疗,具体按照疾病进展的严重程度决定继续妊娠还是终止妊娠。如病情严重,合并急性再障及重型再障的患者经治疗后难以继续维持妊娠,应果断及早终止妊娠,对于病情较稳定的慢性再障患者,可适当延长孕周至足月。本例患者因三系进行性下降入院,住院期间虽经过积极治疗但三系仍未见明显上升,遂考虑积极终止妊娠。

(9)妊娠合并再障患者分娩方式的选择:妊娠合并再障若无产科指征,分娩方式应以阴道分娩为主,且应尽量缩短第二产程,在第三产程时除保持患者情绪平稳外,应特别注意在胎儿娩出后立即腹部加压沙袋,以防心力衰竭或发生产后出血。

本例患者因三系进行性下降入院,住院期间应用丙种球蛋白治疗6天,三系仍未见明显上升,遂完善相关准备后评估宫颈条件给予缩宫素引产,引产过程中因胎儿宫内窘迫于全麻下行子宫下段剖宫产术,术中输浓缩红细胞悬液 2 个单位及血小板 4 个单位,术后患者转至 ICU 观察,并予二联抗生素抗感染治疗。

(10)阴道分娩过程中的监护

1)产前:对于 PLT$<50 \times 10^9$/L,出血风险较大的患者,在分娩前可少量多次输新鲜全血或适量应用止血药物,使患者 Hb>80g/L,PLT$>50 \times 10^9$/L;若患者 WBC$<4 \times 10^9$/L,为降低感染风险,临产后应使用广谱抗生素预防感染。

2)产时:必要时可使用缩宫素缩短第二产程,提前告知产妇临产后的相关风险并配合协助尽快结束分娩;特别要注意的是分娩过程中需避免产妇过度屏气用力,因过度屏气用力会使腹压增加而导致眼底及颅内出血。

3)产后:可使用大剂量宫缩制剂,尤其是在第三产程除了预防给予前列腺素制剂,还应关注产妇的心理状态,避免产后出血。

(11)围剖宫产手术期的监护:结合本病例相关经验并参考相关指南和共识总结围手术期相关注意事项如下。

1)术前注意事项:对于有剖宫产指征的患者应充分做好术前准备,且尽可能使 PLT$>50 \times 10^9$/L,亦可给予丙种免疫球蛋白免疫调节及营养制剂支持方案,同时给予心理支持。

2)术中注意事项:应密切监测患者生命体征,特别注意严密观察术中出血情况,认真止血缝合,必要时术中可予血小板输注,在母胎安全前提下尽快手术。

3)术后注意事项:密切监测患者生命指征,严密观察宫缩、阴道流血及腹部切口等情况,预防性给予促宫缩药物及抗生素,目的一是加强子宫收缩,二是以防发生产后出血及感染。

【专家点评】

该患者的成功救治,总结起来有两点值得学习和借鉴。

1. 对该患者的诊治　妊娠合并再障是严重的孕产期合并症,

且该疾病所致的出血和严重感染是引起孕产妇死亡的主要原因，根据相关诊断标准该病的诊断不难，难点在于如何治疗并延长孕周和提高新生儿存活率。该患者诊断妊娠合并再障后住院期间定期复查血常规等辅助检查，并给予浓缩红细胞悬液及血小板输注、抗感染治疗及调节免疫力等治疗，使孕周延长至36$^+$周。

2. 终止妊娠方式　妊娠合并再障的治疗目的是对于病情较稳定的再障患者，可适当延长孕周，但本案例除了进行相关支持治疗的同时应用大剂量丙种球蛋白治疗6天，血红蛋白及血小板未见升高，考虑为患者再障病情严重，遂考虑终止妊娠。原则上，孕晚期患者因经阴道自然分娩发生感染和出血的风险较剖宫产低，所以优先选则经阴道分娩。不管是何种分娩方式都应该严密监测患者生命体征及出血量，降低相关并发症的发生，且围产期应该做好相关准备如血小板的输注等。本案例术时输浓缩红细胞悬液2个单位及血小板4个单位，安置引流管并加强抗感染治疗，母胎结局良好。

（贾西彪　单丹　肖雪）

病例 12-2　妊娠晚期合并重度特发性血小板减少

 【病史】

患者张某，女，26岁，因"停经37^{+6}周，规律腹痛5小时"急诊入院。

患者G_2P_0+1。10年前确诊ITP（特发性血小板减少性紫癜），具体情况不详。孕早期相关检查无特殊，孕20$^+$周出现出血倾向（刷牙时牙龈出血），查血小板减少（PLT 10×10^9/L），给予糖皮质激素治疗,病情有好转后出院,孕期未遵医嘱定期产前检查。5 小时前出现规律腹痛。

入院查体:生命体征均正常。一般情况可,无贫血貌,皮肤黏膜无出血点及瘀斑。阴道检查,宫口开大 4cm,头先露,S0~S+1。

辅助检查:血常规示,WBC 13×10^9/L,RBC 5×10^{12}/L,Hb 110g/L,PLT 3×10^9/L。

入院后立即送入产房,建立静脉通道,急诊合血小板等,后宫口开全,分娩一女活婴,体重 2 560g,1 分钟、5 分钟、10 分钟 Apgar 评分分别为 10 分、10 分、10 分。产后给予缩宫素、卡前列素氨丁三醇注射液等预防产后出血,血小板 1U 输注,并给予泼尼松 20mg 口服。产时及产后 2 小时共计出血 600ml,产后严密监测相关指标并积极抗生素预防感染,产后患者病情平稳,未见出血征象,出院后转至血液科进一步治疗。

 【诊治思路】

1. 诊断及诊断依据

(1) **妊娠合并特发性血小板减少性紫癜**(idiopathic thrombocytopenic purpura,ITP):既往有 ITP 病史,孕期有牙龈出血;入院检查血常规,WBC 13×10^9/L,RBC 5×10^{12}/L,Hb 110g/L,PLT 3×10^9/L。

(2)$G_2P_0^{+1}$,37^{+6} 周宫内孕,头位,单活胎临产:既往人工流产一次,本次入院阴道检查宫口开大 4cm。

2. 处理

总原则:早期诊断和治疗,严密监测和评估病情,适时终止妊娠。

在该患者的诊治和处理过程中,参照国内外指南和共识,特别是美国血液学会《免疫性血栓性疾病诊治指南(2011)》和日本《妊娠合并特发性血小板减少性紫癜诊疗共识(2014)》,列出以下注意点并给出参考意见。

(1)妊娠期血小板减少症的分度标准和病因:结合本病例并参考相关指南和共识,总结相关分度标准和病因如下。

1)Mississipi & Tennessee分度:血小板计数$(100\sim150)\times10^9$/L为轻度,$(50\sim100)\times10^9$/L为中度,$<50\times10^9$/L为重度。

2)Veneri分度:血小板计数$>50\times10^9$/L为轻度,$(30\sim50)\times10^9$/L为中度,$<30\times10^9$/L为重度。此标准为非妊娠期的血小板减少的分度标准,但有研究认为此标准较Mississipi & Tennessee分度标准更适用于妊娠期血小板减少症。

3)病因:妊娠期合并血小板减少可分为妊娠期特异性血小板减少及妊娠期非特异性血小板减少,其中妊娠期发生重度血小板减少多为非妊娠相关病因,如ITP、重症系统性红斑狼疮、骨髓疾病等。

(2)妊娠合并重度特发性血小板减少患者的监测:对于妊娠晚期合并ITP的患者,应动态监测血小板波动情况,每2~4周监测血小板,若孕期血小板计数$>30\times10^9$/L,且未伴发出血倾向者,可以不治疗;但如血小板计数$<30\times10^9$/L应给予治疗。本例患者未引起重视且未进行正规诊治,妊娠期相关风险极高。

(3)妊娠合并重度特发性血小板减少的治疗:本例患者为26岁初产妇,10年前诊断为ITP,孕20^+周于当地医院检查发现血小板减少(PLT 10×10^9/L),未正规治疗,相关风险极高。结合本病例及相关指南和共识,总结相关方案如下。

1)轻微出血倾向:治疗方法与妊娠前相同。若患者使用激素治疗,激素剂量则应维持妊娠前用量。

2)有明显出血倾向:使用泼尼松治疗,起始量为10~20mg/d,起效后逐渐减量至维持量5~10mg。

3)妊娠前诊断的患者若出现明显血小板减少及出血倾向,应使用泼尼松治疗,起始剂量为0.5~1mg/(kg·d),使血小板计数维持在$(20\sim30)\times10^9$/L,若治疗后出血倾向改善2周后可逐渐减量。

4)严重出血倾向：期待快速起效时，可考虑大剂量丙种球蛋白 0.4g/(kg·d)，或甲泼尼龙 1g/d，持续 3 天，同时可输注血小板。

5)可同时使用糖皮质激素和丙种球蛋白。

(4)妊娠合并重度特发性血小板减少的分娩时机：本例患者入院查血小板计数 $3 \times 10^9/L$，出血风险高，胎儿已足月，需考虑积极终止妊娠。相关指南和共识建议：妊娠合并 ITP 患者妊娠晚期给予糖皮质激素或丙种球蛋白等相关治疗，等待自然临产的前提是治疗有效，血小板计数上升至正常；若超过预产期、无阴道试产禁忌证且有产科引产指征或胎膜早破无宫缩患者，可考虑行人工引产；如血小板(30~50) $\times 10^9/L$，可考虑在妊娠 37 周后，结合宫颈条件适时终止妊娠；如患者对标准治疗无效，可考虑在妊娠 34 周后终止妊娠。

(5)妊娠合并重度特发性血小板减少的分娩方式：本例患者入院时已临产，评估宫颈及骨盆条件，短时间内可经阴道分娩，故严密监测胎心并备份 PLT 积极预防产时、产后出血，同时予阴道试产。目前争议的焦点在对于血小板计数<$50 \times 10^9/L$ 不伴有临床出血症状的产妇该以哪种方式终止妊娠，其主要取决于相关产科指征。

1)阴道分娩：一般要求血小板计数>$50 \times 10^9/L$，若无剖宫产指征，则尽量选择阴道分娩，避免剖宫产；产程中准备足够的红细胞及新鲜冰冻血浆，严格无菌操作，预防性应用促宫缩药物，减少产后出血；规范手术操作，仔细缝合伤口，避免产道血肿的发生；如有需要，产程中或手术中可输入成分血改善血象，产后为防止产褥感染应使用广谱抗生素。

2)剖宫产：对于某些难治性 ITP、骨髓异常增生综合征的患者，即使术前输注了血小板，但将血小板计数提升到>$50 \times 10^9/L$ 的难度也很大，可以在完善相关术前准备后，在剖宫产术中予以输注血小板，产后积极支持治疗的同时应用广谱抗生素。有剖宫产指征时，麻醉方式的选择应根据血小板数量而定；围手术期应完善相关检查及准备,术中一旦发生不可控制的子宫出血时,可考虑行子宫切除术。

【专家点评】

该患者的成功救治,总结起来有两点值得学习和借鉴。

1. 对该患者的诊治 对于孕前就诊断ITP的患者,一般继续采用孕前治疗方案。而对于妊娠后才出现的血小板减少,应注意和其他导致血小板减少的疾病相鉴别,如急性白血病、再生障碍性贫血、骨髓异常增生综合征等。此外,还需注意ITP多发病于妊娠早期,妊娠末期加重,应严密产前检查,常规检测血小板计数,建议妊娠28周前每个月检测1次,28周后每2周1次,36周后每周1次,何时治疗以及采取何种治疗方式则依照血小板减少的程度以及是否有活动性出血情况来决定。

2. 终止妊娠方式 妊娠合并ITP的分娩方式原则上以阴道分娩为主,但对血小板计数$<50 \times 10^9/L$的患者临床上终止妊娠方式仍以剖宫产居多。无论何种分娩方式,均应积极预防产时、产后出血,必要时合血小板备用。

(贾西彪 单 丹 肖 雪)

病例 12-3 产后诊断的血栓性血小板减少性紫癜

【病史】

患者周某,31岁,G_2P_1,因"停经37^{+4}周"入院。

孕期定期产前检查,根据孕早期超声核实孕周38^{+6}周。

孕 15^{+4} 周抗心磷脂抗体（ACA）98.79RU/ml，服用阿司匹林 50mg q.d.，2 个月后自行停药，轻度贫血（Hb 107g/L），给予口服补铁。

2014 年因社会因素外院行剖宫产手术一次。

入院查体：无特殊。

辅助检查：WBC 7.4×10^9/L，N%70.5%，Hb 108g/L，PLT 140×10^9/L。产科超声提示宫内单活胎。

 【诊治思路】

1. 诊断及诊断依据

（1）**瘢痕子宫：**既往剖宫产一次。

（2）**轻度贫血：**Hb 108g/L。

（3）G_2P_1，38^{+6} 周宫内孕，头位，单活胎，待产：核实孕周无误，产科超声提示宫内单活胎，无产兆。

2. 处理

总原则：明确诊断，及时转诊，挽救生命。

（1）**诊治经过：**入院后第 2 天，孕 39 周，出现规律宫缩，因"瘢痕子宫、患者及家属要求"，急诊行子宫下段剖宫产术。手术顺利，术中出血约 500ml。术后给予头孢西丁钠（2g i.v.gtt.，q.8h.）预防感染、缩宫素促宫缩治疗。术后情况详见表 12-1。

表 12-1　术后情况

术后 /h	自觉症状及体征	辅助检查	处理
12	体温 38.5℃，无自觉症状及体征	Hb 96g/L，WBC 13.1×10^9/L，PLT 104×10^9/L，CRP 55mg/ml，降钙素原（procalcitonin，PCT）0.57ng/ml	布洛芬降温对症治疗，头孢西丁钠防感染

续表

术后/h	自觉症状及体征	辅助检查	处理
36	体温高峰无下降趋势,无自觉症状及体征	Hb 89g/L,WBC 16.6×10^9/L,PLT 79×10^9/L,CRP 147mg/ml,PCT 2.13ng/ml,甲型、乙型流感病毒(−)	更换抗生素为哌拉西林他唑巴坦
56	发热寒战、咳嗽、咳黄色黏痰、四肢散在瘀点,偶有牙龈出血,咽红,双肺呼吸音清	Hb 90g/L,WBC 11.7×10^9/L,N%86%,PLT 27×10^9/L(复核为25×10^9/L),立即再查20×10^9/L,PCT 1.86ng/ml	改为美罗培南抗感染,血液科考虑血小板减少可能与感染有关,输血小板1U,普米克令舒、硫酸特布他林雾化
83	偶有咳嗽、咳痰、四肢散在瘀点	Hb 76g/L,WBC 6.7×10^9/L,N%72.8%,PLT 7×10^9/L,CRP 115mg/ml,PCT 2.45ng/ml,大便隐血阳性	血液科第二次会诊,输血小板1U,建议地塞米松冲击治疗(患者拒绝),继续美罗培南抗感染治疗
97	全身少许瘀点,穿刺部位瘀斑	Hb 73g/L,WBC 5.8×10^9/L,N%75.6%,PLT 11×10^9/L,纤维蛋白原617mg/dl,D-二聚体4.19μg/ml,BU 69.3μmol/L,LDH 2 176U/L	不全性HELLP综合征?输血小板1U,丙种球蛋白15mg q.d.,继续美罗培南抗感染治疗
122	全身瘀点,穿刺部位瘀斑,偶有血压升高,达137/94mmHg	Hb 59g/L,PLT 12×10^9/L,尿蛋白5.89g/24小时,BU 62.1μmol/L,LDH 2 193U/L	血小板1U,丙种球蛋白冲击15mg q.d.,地塞米松10mg q.d.,继续美罗培南抗感染治疗,考虑不全性HELLP综合征,硫酸镁解痉;丁二磺酸腺苷蛋氨酸1 000mg q.d.;输去白红细胞悬液3U

续表

术后/h	自觉症状及体征	辅助检查	处理
144	无新增瘀斑、瘀点，皮肤黏膜轻度黄染，血压 130~154/67~97mmHg	Hb 69g/L，PLT 9×10⁹/L，ALT 21U/L，AST 66U/L，BU 55.3μmol/L，ALB 31.7g/L，LDH 2 193U/L，抗 SSA 抗体、抗 SSB 抗核抗体阳性，CD4 降低，CD8 升高，补体 C3、C4 下降	血液科第 3 次会诊，继续维持以上治疗
168	突然出现飞蚊症，翻身活动后呼吸困难，无新增瘀斑、瘀点，血压波动在 122~147/72~90mmHg	Hb 72g/L，PLT 11×10⁹/L，ALT 32U/L，AST 66U/L，BU 75.8μmol/L，ALB 34.4g/L，LDH 3 918U/L，NT-BNP 10 400pg/ml	血液科第 4 次会诊：丙种球蛋白 15mg q.d.，地塞米松 10mg q.d. 治疗，呋塞米 20mg i.v.，继续美罗培南抗感染治疗；眼科会诊无特殊处理。继续丁二磺酸腺苷蛋氨酸退黄保肝治疗
174	神志淡漠，反应迟钝，吐字不清，定向力异常。查体：双侧瞳孔等大等圆，直径约 4mm，光反射灵敏，四肢肌力及肌张力未查及异常，双侧病理征(−)	Coombs 试验阳性，ACA 88.29RU/ml，狼疮抗凝物 LA1/LA2 1.26，网织红细胞百分比、网织红细胞绝对值、高荧光强度网织红细胞比值升高，低荧光强度网织红细胞比值降低。血氨、肝肾功能、凝血功能、颅脑 CT 未见明显异常	诊断：血栓性血小板减少性紫癜。转血液科立即予以血浆置换等治疗，抢救及时，患者最终痊愈出院

患者术后体温及各项血液指标动态见图 12-1、图 12-2(见文末彩图)。

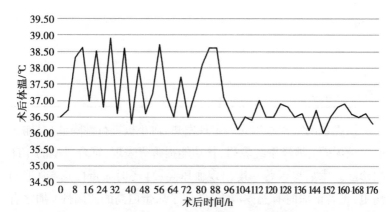

图 12-1　术后体温波动图

(2)**血栓性血小板减少性紫癜的诊断**：典型的血栓性血小板减少性紫癜(thrombotic thrombocytopenic purpura，TTP)诊断应符合发热、进行性血小板减少、微血管病性溶血性贫血、神经系统功能障碍、肾功能受损的典型 TTP "五联症"表现。实验室检查表现为血细胞计数变化和血生化改变，如贫血、血小板计数显著降低，尤其是外周血涂片中红细胞碎片明显增高>15% 等；此外，部分患者血浆 ADAMTS13 活性显著降低。TTP 应与溶血性尿毒综合征(hemolytic-uremic syndrome，HUS)、HEELP 综合征、妊娠期急性脂肪肝(AFLP)、弥散性血管内凝血(DIC)等鉴别(表 12-2)。

表 12-2　血栓性血小板减少性紫癜鉴别诊断

	TTP	HUS	HELLP	AFLP	DIC
发热	+/–	–/+	–	–	+/–
中枢神经系统症状	+++	+/–	+/–	–	+/–
肾损伤	+/–	+++	+	+	+/–

续表

	TTP	HUS	HELLP	AFLP	DIC
肝损伤	+/-	+/-	+++	+++	+/-
高血压	-/+	+/-	++/-	-	-
溶血	+++	++	++	-	+
血小板减少	+++	++	++	+	+++
凝血系统异常	-		+/-	+++	+++

　　该患者剖宫产术后先后出现发热、血小板进行性降低（且输注血小板无效）、神经系统障碍、肾功能损害等表现，符合典型的 TTP 的诊断。术后患者曾一度出现血压高、24 小时尿蛋白达 5g（追问病史，患者留尿时有恶露混入，造成了尿蛋白高的假阳性），加之有溶血，误诊为不完全性 HELLP 综合征。

　　(3) 血栓性血小板减少性紫癜的治疗：即使是在产科确诊的 TTP 患者，之后也要转入相关科室进行治疗。此处仅简要谈谈 TTP 的治疗。

　　TTP 的治疗主要是三大方面，即血浆置换、糖皮质激素和免疫抑制剂以及对症处理。①血浆置换：有文献报道，TTP 如不进行血浆置换，死亡率约 80%~90%；进行血浆置换后，死亡率可降低至 10%~20%。因此，血浆置换非常重要。本例患者在明确了诊断后及时进行了血浆置换术，经过对症支持治疗后，患者预后良好。②激素治疗及免疫抑制疗法：约 10% 的 TTP 患者对类固醇激素敏感，若无禁忌证，在 TTP 的初始治疗阶段可使用类固醇激素。对于难治性和复发性 TTP 患者，可在放弃胎儿后使用免疫抑制剂。③对症处理：TTP 的患者有 PLT 减少、发热、神经系统障碍、肾功能受损等表现，严重时还可能出现呼吸衰竭、心功能衰竭等严重并发症，因此，在血浆置换、激素及免疫抑制剂治疗的同时，需积极对症治疗，如物理降温、镇静、镇痛、强心利尿等。

　　此外，TTP 的患者还可能需要其他治疗，如抗血小板聚集治疗等。

【专家点评】

该患者的诊治,概括起来有三点值得学习和借鉴。

1. TTP 是急性的、威胁生命安全且有多系统损伤的严重疾病。但发病率低,早期临床表现又多为非特异性,如血小板减少、发热等,是围产期发生的较为常见的临床表现;妊娠是急性 TTP 和 TTP 复发的重要原因。

2. 本例患者术后出现了类似 HELLP 综合征的临床表现,但按照 HELLP 治疗,病情仍然没有好转时,一定要拓宽思路,想到可能存在其他需要多学科联合处理的疾病。该患者术后首发是血小板减少,产科医生应寻求血液内科医生的帮助;当按照血液科方案处理后患者血小板无升高时,应积极寻求高级别医生的帮助。

3. 当患者已顺利度过产后出血等关口时,及时迅速地将患者转诊至综合性医院,是患者痊愈的关键举措。此外,产科医师还应追踪患者的病情变化和预后,增强对该类疾病的认识,尽早发现及诊断,以免导致严重的器官损伤和并发症。

(陈洪琴　周　容)

第十三章 妊娠合并免疫系统疾病

病例 13-1 产科抗磷脂综合征

【病史】

患者唐某,30岁,因"停经 34^{+5} 周,发现胎儿偏小及胎儿脐血流异常6周"入院。

患者月经规律,定期产前检查。1^+ 年前因不明原因孕38周死胎,于风湿免疫科诊断为抗磷脂综合征(antiphospholipid syndrom, APS)。孕前 ACA-IgM 97.6U/ml,抗 β_2 糖蛋白抗体 -1IgM 106.8RU/ml,D- 二聚体 1.73mg/L,ANA 1:80,口服泼尼松 8mg q.d.、羟氯喹片 200mg b.i.d.、阿司匹林肠溶片 100mg q.d.,皮下注射依诺肝素钠 4 000IU q.d.。孕 24^{+4} 周查 ACA-IgM 61.9U/ml,抗 β_2 糖蛋白抗体 -1IgM 57.8RU/ml,D- 二聚体 1.88mg/L,复查超声提示相当于孕23周。孕28周超声提示脐动脉 S/D 值为 3.45~4.64,以"胎儿脐血流升高"收入院,给予地塞米松促胎肺成熟、调整依诺肝素钠用量为 4 000IU i.h.,q.12h. 等处理,住院期间筛查胎儿偏小原因,未见特殊异常,后复查脐动脉 S/D 值为 3.0 出院。孕 32^{+3}

周产前检查,超声提示胎儿仍偏小 1 周,胎盘局限,脐动脉 S/D 值为 2.7~3.7,继续治疗同前。孕 34^{+5} 周超声提示胎儿小于孕周(相当于 32^{+6} 周),HC 29.5cm,HC<2 个标准差,脐动脉 S/D 值为 3.4~3.7。

入院查体: 生命体征稳定,心肺查体阴性,腹软,无压痛,双下肢无水肿。产科检查,宫高 26cm,腹围 88cm,子宫张力不高,无压痛,头先露,胎心率 139 次 /min,电子胎心监护示 NST 有反应型。

辅助检查: 血常规、尿常规、凝血功能、肝功能、肾功能、双下肢静脉彩超、心电图、心脏彩超均未见明显异常。产科彩超提示孕 34^{+5} 周相当于 32^{+6} 周,HC 29.5cm,HC<2 个标准差,S/D 值为 3.4~3.7。

 【诊治思路】

1. 诊断及诊断依据

(1)**产科抗磷脂综合征**(obstetric antiphospholipid syndrome, OAPS):1^+ 年前因孕 38 周"胎死宫内"引产 1 次,查 ACA-IgM>120U/ml,抗 β_2 糖蛋白抗体 -1IgM>200RU/ml,12 周后复查仍高滴度,确诊 OAPS,给予泼尼松片、阿司匹林肠溶片及羟氯喹片等治疗。

(2)**胎儿生长受限:** 孕期彩超反复提示胎儿明显小于孕周,入院前彩超提示: 孕 34^{+5} 周相当于 32^{+6} 周,HC 29.5cm,HC<2 个标准差,S/D 值为 3.4~3.7。

(3)**胎儿脐血流异常:** 孕期彩超反复提示胎儿脐动脉 S/D 值升高,入院时彩超提示 S/D 值为 3.4~3.7。

(4)G_2P_1,34^{+2} 周宫内孕,**头位,单活胎,待产:** 一次足月死胎引产,此次超声提示头位宫内孕,单活胎,无明显宫缩。

2. 处理

总原则: 降低不良妊娠结局(死胎、子痫前期、早产等)风险,预防血栓形成。

在该患者的处理过程中(妊娠期、分娩期及产后),存在较多需要特别关注的点,参照国内外指南,尤其是中华医学会围产医学分会撰写的《产科抗磷脂综合征的诊断与处理专家共识(2020)》,列出以下注意点并给出参考意见。

(1) **孕前咨询注意事项**:APS 是一种系统性的自身免疫性疾病,是以血栓形成、病理妊娠为主要临床表现,持续性抗磷脂抗体阳性的临床综合征。APS 单独发生,称为原发性 APS;若与其他的自身免疫性疾病共存,则称为继发性 APS。特殊情况下,短时间内迅速发生多个部位的血栓,造成多器官功能障碍综合征,称为灾难性 APS(CAPS)。APS 若以血栓为主要临床表现,则称为血栓性 APS;若以病理妊娠为主要临床特征,则称为产科 APS(OAPS)。此病例系 OAPS 患者,OAPS 患者孕前详细咨询风湿免疫科医师,评估是否可以妊娠以及孕期、产后可能发生的并发症风险。对于合并心力衰竭、肾衰竭或肺动脉高压的患者,或既往有孕期 CAPS 史的孕妇,建议积极终止妊娠。对于血压控制不满意、近期有血栓病史或近期发生过系统性自身免疫性疾病的 APS 患者,建议延迟妊娠时机。孕前进行抗磷脂抗体相关抗体检测。本例患者自风湿免疫科确诊为 OAPS 后,给予激素治疗,规律服用泼尼松片、阿司匹林肠溶片、羟氯喹片。孕前复查 ACA-IgM 97.6U/ml,抗 β2 糖蛋白抗体 -1IgM 106.8RU/ml,D- 二聚体 1.73mg/L,ANA 1 : 80。经风湿免疫科医生评估后可以妊娠,并调整药物剂量为泼尼松片 8mg p.o.,q.d.、羟氯喹片 200mg p.o.,b.i.d.、阿司匹林肠溶片 100mg p.o.,q.d.。

(2) **妊娠期管理注意事项**:孕期监测需由风湿免疫科和产科等科室组成的多学科团队共同管理,加强母亲和胎儿监护。警惕发生不良妊娠,必要时可增加产前检查次数。孕期监测抗磷脂抗体以及继续使用泼尼松、羟氯喹、阿司匹林等药物。本例患者孕 28 周超声提示脐动脉 S/D 值为 3.45~4.64,脐血流异常收住院,有早产风险,给予地塞米松促胎肺成熟、调整依诺肝素钠剂量等处理;孕 32^{+3} 周相当于 31^{+4} 周,胎盘局限,脐动脉 S/D 值为 2.7~3.7;孕 34^{+5} 周相当于 32^{+6} 周,HC 29.5cm,HC<2 个标准差,脐动脉 S/D 值为 3.4~3.7,提示脐动脉血流异常、胎儿生长仍然未达到正常标准,需加强进一步监测。

(3) 围产期处理的注意事项: OAPS 系高危妊娠,患者易发生胎盘功能不良等病理情况,终止妊娠的时机和方式目前尚无统一的规范,专家共识提出如无产科并发症,推荐终止妊娠的时机为孕 38~39 周;若并发子痫前期、胎盘功能不良等临床表现时,可依据产科指征酌情处理。并且 APS 本身并不是产科剖宫产指征。若患者正在使用低分子量肝素治疗,应在腰硬联合麻醉前 24 小时前改为预防剂量至麻醉前 12 小时。一般情况下 6~8 小时凝血功能可恢复正常。低剂量阿司匹林并不增加硬膜外血肿风险,如需长期抗凝的孕妇,产后应换为华法林继续抗凝治疗。

该患者入院后再次完善相关检查如凝血功能、血栓弹力图,动态监测胎儿脐血流和生长发育情况,继续口服泼尼松片、羟氯喹片、阿司匹林肠溶片等治疗,依诺肝素钠 4 000IU i.h.,q.12h.。根据专家共识建议,于孕 38 周终止妊娠,因宫颈条件不佳且患者有选择性剖宫分娩意愿,故给予剖宫产终止妊娠。新生儿出生体重 2 410g,1 分钟、5 分钟、10 分钟 Apgar 评分分别为 10 分、10 分、10 分。由于患者孕期一直口服泼尼松,为应对手术、麻醉等应激反应,剖宫产术日及术后 1 天给予甲泼尼龙 40mg 静脉滴注,术后 2 天开始恢复泼尼松片 8mg。产后 24 小时开始预防性抗凝,同时继续羟氯喹片 200mg p.o.,b.i.d.。产后母乳喂养。

(4) 产后处理的注意事项: 产后 6~8 周,对有指征的产妇可继续使用低剂量阿司匹林联合普通肝素或低分子量肝素,肝素和华法林不通过乳汁分泌,哺乳期可以使用。本例患者术后 1 天给予甲泼尼龙 40mg 静脉滴注,术后第 2 天开始口服泼尼松片 8mg q.d.。产后 24 小时开始预防性抗凝,并继续羟氯喹片 200mg p.o.b.i.d.,患者术后 4 天恢复好,病情平稳出院。产后 42 天风湿免疫科就诊,查 ACA-IgM 49.4U/ml,抗 β_2 糖蛋白抗体 -1 IgM 51.8RU/ml。

【专家点评】

本例患者的成功诊治,概括起来有以下四点值得学习和借鉴。

1. 对该例患者孕前全面评估病情,孕期由风湿免疫科和产科医师等多学科组成的团队共同管理,制订个体化的诊疗方案,孕期规律使用阿司匹林肠溶片、依诺肝素钠、羟氯喹片、泼尼松片。孕前复查 ACA、LA、抗 β_2 糖蛋白抗体 -1 及 D- 二聚体,经风湿免疫科医师评估无妊娠禁忌后怀孕。

2. 遵循 OAPS 的治疗原则,降低或消除血栓形成、复发性流产、死胎、子痫前期、胎盘功能不良和医源性早产的发生风险。根据 ACA、LA、抗 β_2 糖蛋白抗体 -1 及 D- 二聚体指标,孕期适时调整低分子量肝素、泼尼松等药物剂量,发现脐血流异常及时入院检测,给予地塞米松促胎肺成熟。

3. 分娩期及时调整口服泼尼松为静脉用药,术前 12 小时停用低分子量肝素,术后 24 小时及时预防性抗凝,产后 6 周就诊风湿免疫科,进一步调整药物使用剂量。

4. 根据 2020 年美国风湿病学会风湿性和肌肉骨骼疾病患者生殖健康的管理指南,哺乳期产妇可以继续口服羟氯喹,而泼尼松的剂量如果超过 20mg,服药后 4 小时可以哺乳。该患者的泼尼松剂量远小于 20mg,因此,该患者产后可以放心哺乳。

(韩金标 单 丹 肖 雪)

病例 13-2 非典型产科抗磷脂综合征

【病史】

患者彭某，33 岁，$G_4P_0^{+3}$。因"停经 38^{+1} 周，自觉胎动减少 6 小时"急诊入院。

患者于 2^+ 年前孕 26 周因"重度子痫前期，胎儿生长受限（胎儿相当于 22 周大小）"引产。2 次胚胎停育史，送胚胎染色体检查未见异常。本次妊娠从 12 周孕开始使用低剂量阿司匹林 75mg/d 口服。孕 20 周开始补充元素钙及足量蛋白质，查 ACA-IgM 21.9U/ml，ACA、LA、抗 β_2 糖蛋白抗体 -1、D- 二聚体、蛋白 S、蛋白 C 均正常。继续给予低剂量阿司匹林口服。间隔 12 周后再次复查 ACA 提示 ACA-IgM 35.2U/ml，LA、抗 β_2 糖蛋白 -1 抗体、免疫全套检测均阴性，抗磷脂酰肌醇抗体 IgG 阳性，抗膜联蛋白 A5 抗体 IgM(+)，抗磷脂酰丝氨酸 / 凝血酶原抗体 IgM(+)。继续阿司匹林用至 36 周，并加用低分子量肝素至 37 周，期间定期复查脐动脉 S/D 值波动在 2.9~3.6。6 小时前患者自觉胎动减少，电子胎心监护示多次 NST 无反应型，彩超提示羊水指数 6.0cm。

患者 6 年前体检发现甲状腺功能减退，应用优甲乐 50μg p.o.，q.d.，规律服药至今，定期检测甲状腺功能。

入院查体：生命体征均正常。产科检查，宫高、腹围同孕周，头位，胎心率 140 次 /min，电子胎心监护示多次 NST 无应型。

辅助检查：血常规、尿常规、凝血功能、肝功能、肾功能、甲状腺功能、双下肢静脉彩超、心电图、心脏彩超均未见明显异常。

【诊治思路】

1. 诊断及诊断依据

(1) **非典型产科抗磷脂综合征**(none obstetric antiphospholipid syndrome，NOAPS)：本例患者既往有"重度子痫前期"病史，2次胚胎停育史。此次妊娠间隔12周2次查 ACA-IgM 低滴度阳性，LA、抗 β_2 糖蛋白抗体 -1、免疫全套检测均阴性，非标准抗磷脂抗体检测结果阳性。

(2) **妊娠合并甲状腺功能减退**：6年前体检发现甲状腺功能减退，左甲状腺素钠 50μg p.o.，q.d.，规律服药至今，定期检测甲状腺功能。

(3) $G_4P_0^{+3}$，38周宫内孕，头位，单活胎，待产：3次不良孕产史，此次超声提示宫内孕头位单活胎，无宫缩。

2. 处理　目前对于 NOAPS 的最佳治疗方案尚无统一规范，建议根据病情制订个体化治疗方案。

在该患者的处理过程中，存在较多需要特别关注的点，参照国内外指南，尤其是中华医学会围产医学分会撰写的《产科抗磷脂综合征的诊断与处理专家共识(2020)》《娠期高血压疾病诊治指南(2020)》，列出以下注意点并给出参考意见。

(1) **预防子痫前期再次发生**：患者既往有子痫前期病史，此次孕早期开始服用低剂量阿司匹林，并强调患者每日补充元素钙(1.2g/d)及摄入足量蛋白质。整个孕期血压正常，尿蛋白阴性，胎儿生长发育情况好。孕中期检测可溶性血管内皮生长因子受体1(sFlt-1)阴性，能够很好地预测子痫前期的发生。

(2) **NOAPS 的诊断标准**：我国专家共识并不推荐常规筛查非标准抗体，但此患者既往有3次不良孕产史，其中2次胚胎停育(已排除胚胎染色体异常)，一次早发型重度子痫前期，高度怀疑抗磷脂综合征，间隔12周以上2次查 ACA-IgM 低滴度阳性，LA、抗

β_2 糖蛋白 -1 抗体、免疫全套检测均阴性,有理由进一步筛查非经典抗体。结果提示磷脂酰肌醇抗体 IgG、抗膜联蛋白 A5 抗体 IgM 及抗磷脂酰丝氨酸 / 凝血酶原抗体 IgM 均为阳性。

第 14 届国际抗磷脂抗体大会提出非标准抗磷脂抗体检测包括抗凝血酶原 / 丝氨酸复合物抗体、抗磷脂酰乙醇酰胺抗体、抗磷脂酰肌醇抗体、抗膜联蛋白 A5 抗体、抗鞘磷脂抗体、抗磷脂酰胆碱抗体等抗体。Arachchillagede 等于 2015 年提出 NOAPS 的定义和诊断标准。

1)临床诊断标准:① 2 次原因不明的自然流产;② 3 次不连续自然流产;③晚发型子痫前期;④胎盘早剥或早产;⑤两次辅助生殖失败。

2)实验室标准:① ACA 或抗 β_2- 糖蛋白 -1 抗体低度阳性(第 95~99 百分位数);②符合 APS 的临床诊断标准合并不连续抗磷脂抗体阳性。对既往病例观察和队列研究表明,NOAPS 患者如未得到合理有效的处理,也可能发生不良妊娠。此患者符合临床诊断标准,和非典型的实验室检查(间隔 12 周以上两次查 ACA-IgM 低滴度阳性、查非标准抗体阳性),NOAPS 诊断成立。

(3)NOAPS 的妊娠期管理:孕期监测需要产科和风湿免疫科等多学科组成的团队共同参与,加强母胎监护,警惕不良结局的发生。本例患者诊断为 NOAPS 后,孕期持续使用低剂量阿司匹林联合低分子量肝素,定期风湿免疫科随诊。患者良好的依从性及多学科团队的处理意见共同保障了母胎安全。

(4)NOAPS 的分娩期及产后管理:NOAPS 分娩时机及方式目前尚无统一规范,其分娩时机、方式及产后管理参见本章病例 13-1。

【专家点评】

本例患者的成功诊治,概括起来有以下三点值得学习和借鉴。

1. 该患者既往有早发型重度子痫前期病史,系子痫前期高危人群,此次妊娠早期给予低剂量阿司匹林、钙及足量蛋白质预防子痫前期的再次发生,孕中期检测 sFlt-1 阴性,可很好地预测子痫前期的发生。

2. 此患者既往三次不良孕产史,其中两次胚胎停育(已排除胚胎染色体异常),一次早发型重度子痫前期,此次妊娠较早出现反复脐血流异常,间隔 12 周以上两次查 ACA 低滴度阳性,查 LA、抗 β_2- 糖蛋白抗体、免疫全套检测均阴性,进一步筛查非标准抗体,并最终证实 NOAPS 的诊断,按照专家共识,积极给予低分子量肝素治疗后,胎儿脐血流逐渐正常,降低了不良妊娠的发生风险。

3. 围产期及产褥期给予了患者积极的处理,且术后及时预防性应用低分子量肝素,产后 42 天风湿免疫科随诊,由风湿免疫科医师评估病情后决定是否继续用药,多学科团队共同管理给患者提供了个体化的诊疗方案。

(韩金标　单　丹　肖　雪)

病例 13-3　妊娠合并系统性红斑狼疮

【病史】

患者孙某,29 岁,G_2P_1。因"停经 23 周,发现全身皮疹 10 月"入院。

患者平素月经规律。此次妊娠未规律产前检查。患者面部出现大片红斑并有表皮脱屑、溃疡,周身皮肤遍布大量豆粒大小皮疹 10 个月,双下肢明显水肿 2 周,伴双侧膝关节肿胀。

3^+ 年前确诊系统性红斑狼疮,未规律治疗。3^+ 年前于外院顺产一女活婴,现存活,体健。

入院查体:T 36.7℃,HR 87 次 /min,R 20 次 /min,BP 118/76mmHg,身高 160cm,体重 58kg。面部典型蝶形红斑皮损,四肢关节等部位均有大块不规则皮损,全身散在小丘疹,背部尤重。口腔伴有溃疡形成,肝脾未触及,腹水征明显,周身水肿,双下肢水肿明显。心肺未见异常。

辅助检查:血常规示,WBC 14.4×10^9/L,N%81%,RBC 3.8×10^{12}/L,Hb 97g/L,PLT 78×10^9/L。尿常规示,WBC 27 个 /μl,24 小时尿蛋白 1.7g;血生化示,胱抑素 C 1.42mg/L,血清 Cr 183μmol/L,BUN 8.7mg/L,ALB 25.4g/L,GLB 48.5g/L。甘油三酯 2.96mmol/L,LDH 290U/L,肌酸激酶同工酶 69U/L;免疫球蛋白 IgG 28.9g/L,补体 C3 169mg/L,补体 C4 20mg/L;CRP 15.1mg/L,血沉 58mm/h,风湿检查,ANA(+)、抗 ds-DNA 抗体(+)、抗 Sm 抗体(+)、抗 SSA 抗体(+)、抗 UI-RNP 抗体(+),循环免疫复合物(CIC)560,p-ANCA(-)、c-ANCA(-)。肾脏活检提示系膜增生性狼疮性肾炎,单纯不同程度的系膜细胞增生或基质增多,伴系膜区免疫沉积,为Ⅱ型狼疮肾炎。专科查体,宫高 20.5cm,腹围 81cm,无宫缩。孕妇心脏超声、心电图无异常。产科常规彩超提示头位,BPD 5.7cm,FL 4.1cm,胎心率 136 次 /min,宫内单活胎。胎儿心脏超声未见明显异常。

 【诊治思路】

1. 诊断及诊断依据

(1) 妊娠合并系统性红斑狼疮(重度活动型):①面部蝶形红斑皮损,全身散在小丘疹,背部尤重。②口腔有溃疡形成。③ 24 小时尿蛋白 1.7g,血清 Cr 183μmol/L,BUN 8.7mg/L。④免疫球蛋白 IgG 28.9g/L,补体 C3 169mg/L,补体 C4 20mg/L。⑤ CRP 15.1mg/L,血沉 58mm/h。⑥ Hb 97g/L,PLT 78×10^9/L。⑦风湿免疫检查,ANA(+)、ACA(+)、抗 ds-DNA 抗体(+)、抗 Sm(+)、抗 SSA(+)、抗 UI-

RNP 抗体(+)。

(2)狼疮肾炎:①肾脏活检提示系膜增生性狼疮性肾炎,单纯不同程度的系膜细胞增生或基质增多,伴系膜区免疫沉积,为Ⅱ型狼疮肾炎。②24 小时尿蛋白 1.7g,血清 Cr 183μmol/L,BUN 8.7mg/L。

(3)G_2P_1,23 周宫内孕,头位,单活胎,待产:停经 23 周,根据早期 B 超核实孕周无误,彩超提示宫内单活胎。

2. 处理

总原则:积极治疗,稳定病情,延缓疾病进展、降低器官损害,如病情无改善或加重,考虑终止妊娠。

针对该病例,参照国内外指南与建议,特别是我国《2020 年中国系统性红斑狼疮诊疗指南》和《2015 年中国系统性红斑狼疮患者围产期管理建议》,给出以下几点意见供参考。

(1)糖皮质激素治疗:本例患者属于重度活动的系统性红斑狼疮,糖皮质激素是治疗系统性红斑狼疮的基础用药。重度活动的系统性红斑狼疮,推荐使用标准剂量的激素[泼尼松 1mg/(kg·d)]或等效剂量的其他激素进行治疗,联合免疫抑制剂,待病情稳定后调整激素用量;对病情严重者,必要时可使用激素冲击疗法[静脉滴注甲泼尼龙 500~1 000mg/d,通常连续使用 3 天为一疗程,疗程间隔 5~30 天。冲击治疗后改口服泼尼松 0.5~1mg/(kg·d)或等效剂量的其他激素进行治疗,治疗时间为 4~8 周]。免疫抑制剂在妊娠期可以选择硫唑嘌呤、环孢素 A、他克莫司,禁用的免疫抑制剂有甲氨蝶呤、吗替麦考酚酯、来氟米特、环磷酰胺、雷公藤等。针对该患者,我们按标准剂量的激素[泼尼松 1mg/(kg·d)]治疗 1 周后,面部红斑及皮疹明显缓解,口腔溃疡治愈,免疫指标明显好转。

(2)羟氯喹治疗:对于抗磷脂抗体阳性的患者,在妊娠后应该使用羟氯喹,以减少血栓形成的危险,对于抗 SSA 抗体或抗 SSB 抗体阳性的系统性红斑狼疮患者,建议服用,以降低胎儿心脏传导阻滞的发生率,推荐剂量为 200mg,2 次 /d。

（3）**口腔溃疡的处理**：使用复方氯己定含漱液漱口,病情较严重时进食易消化食物,待口腔溃疡治愈后改进食高蛋白食物。

（4）**低蛋白血症、水肿、腹腔积液的处理**：①补充白蛋白或血浆,每日给予白蛋白 10~20g 静脉输入；②为减轻容量负荷,输入白蛋白后给予呋塞米 20mg 静脉推注利尿。本例患者 ALB 25.4g/L,入院后给予白蛋白 20g 输入,入院第 2 天再次给予白蛋白 10g 输入,注意输入白蛋白后给予呋塞米利尿。再次复查 AlLB 34.3g/L,后嘱患者高蛋白饮食。

（5）**中度贫血,血小板减少的处理**：本例患者血常规提示 Hb 97g/L,可口服多糖铁复合物 0.15g b.i.d.,加强营养；PLT 78×10^9/L,可密切随访观察。1 周后再次复查 Hb 103g/L,PLT 82×10^9/L。

（6）**抗 ACL（+）的处理**：本例患者抗 ACL（+）,可口服小剂量阿司匹林,推荐剂量为 75mg/d,一直服用至妊娠结束后 6~8 周,终止妊娠前 1 周停用阿司匹林。

（7）**对该患者进行下一步的诊疗计划**：加强监测,包括血常规、尿常规、24 小时尿蛋白排泄定量、肝功能、肾脏功能、血生化及电解质水平、血糖、血尿酸水平、血清补体、免疫球蛋白定量、抗 ds-DNA 抗体等检测；以及胎儿宫内情况,尤其是胎儿心脏超声检查,监测胎儿心脏结构及传导情况。如果发现胎儿出现心脏一、二度房室传导阻滞,可以使用地塞米松或倍他米松进行治疗；建议地塞米松剂量为 4mg/d 或倍他米松 4mg/d,一直使用至终止妊娠时,如病情稳定,建议在 37 周时终止妊娠,期间如果患者病情加重,不宜继续妊娠者,则终止妊娠。本例患者定期复查胎儿心脏超声,未发现胎儿心脏传导阻滞问题,病情控制较好,于妊娠 37 周行择期剖宫产终止妊娠,1 分钟、5 分钟、10 分钟新生儿 Apgar 评分 10 分、10 分、10 分,出生体重 2 800g,身长 48cm,生后再次复查心脏超声未见异常。

【专家点评】

该患者的诊治要点概括为以下几点。

1. 系统性红斑狼疮是一种以致病性自身抗体和免疫复合物形成并介导器官、组织损伤为特点的自身免疫性疾病,临床常存在多系统受累表现,由于妊娠期性激素水平在系统性红斑狼疮中的作用,系统性红斑狼疮患者在妊娠期间会出现病情复发或加重,所以系统性红斑狼疮患者妊娠期的管理尤为重要。

2. 加强患者及家属的宣传教育,使其认识到疾病的严重性,定期随访。

3. 一经产科确定妊娠后,系统性红斑狼疮患者需立即至风湿免疫科专科随诊,并完善相关检查。建议每月复诊 1 次。

4. 本例患者检查比较完善,诊断依据明确,给予精准治疗,激素联合免疫抑制剂、羟氯喹等,同时针对其他症状进行对症处理(如补充白蛋白、口服多糖铁复合物、口服阿司匹林等),严密监测治疗效果。在治疗过程中,如果疗效欠佳或病情加重,则需评估母胎情况,并给出医学建议。

（龚美琴　单　丹　肖　雪）

第十四章 妊娠合并甲状腺功能异常

病例 14-1 妊娠合并甲状腺功能亢进症

【病史】

患者陈某,31 岁,G_1P_0,平素月经规律。孕 12^{+3} 周我院建档。

孕期查体,T 36.6℃,P 110 次 /min,R 21 次 /min,BP 122/79mmHg,BMI 18.3kg/m²。甲状腺Ⅲ度肿大,两侧对称、质中,未触及结节,可随吞咽运动上下移动。心肺听诊窦性心动过速,无杂音,肺部听诊阴性。双眼有外突,双手有震颤,偶有心悸,伴焦虑、多汗,无头晕、头痛、视物改变、气促、呼吸困难,无腹痛、阴道流血排液、皮肤瘙痒等不适。

辅助检查: 促甲状腺激素(thyroid stimulating hormone,TSH)0.013mIU/L,游离三碘甲状腺原氨酸(free triiodothyronine,TT_3)9.46pmol/L,游离甲状腺素(free thyroxine,FT_4)60.77pmol/L,总三碘甲状腺原氨酸(total triiodothyronine,TT_3)5.75nmol/L(0.92~2.79nmol/L),总甲状腺素(thyroxine,TT_4)362.8nmol/L(58.1~140.6nmol/L),甲状腺过氧化物酶抗体(thyroid peroxidase antibody,TPOAb)> 1 300U/ml

(<60U/ml)，促甲状腺激素受体抗体(thyroid stimulating hormone receptor antibody,TRAb)5.08U/L(<1.75U/L)，甲状腺球蛋白抗体(thyroglobulin antibody,TgAb)10U/ml(<60U/ml)。甲状腺彩超提示甲状腺弥漫性肿大，上下动脉血流加速、阻力降低。产科彩超提示宫内单活胎，NT 1.8mm。心电图示窦性心动过速。

诊断为妊娠合并 Graves 病，建议口服丙硫氧嘧啶(propylthio-uracil,PTU)100mg q.d.、普萘洛尔 10mg t.i.d.。

患者孕 14^{+3} 周复查心率 93 次 /min，血压 112/72mmHg。TSH 0.13mIU/L(参考范围 0.55~4.78mIU/L)，FT_3 6.91pmol/L(3.5~6.5pmol/L)，FT_4 41.42pmol/L(11.5~22.7pmol/L)。自觉心悸、焦虑、多汗等症状有缓解，继续药物治疗，每 2 周复查甲状腺功能，内分泌科随诊。患者孕期平顺，甲状腺功能控制良好，最终产下一名健康男婴。

 【诊治思路】

1. 诊断及诊断依据

(1)**妊娠合并 Graves 病**：患者有心悸、焦虑、多汗、消瘦等高代谢症状；查体有突眼征、双手震颤、窦性心动过速。甲状腺功能检查提示 TSH 明显降低(<0.1mIU/L)，FT_4 明显增高，伴 TPOAb、TRAb 阳性。彩超提示甲状腺弥漫性肿大。

(2)G_1P_0，12^{+3} 周宫内孕，单活胎，待产：有停经史，核实孕周无误，彩超提示宫内单活胎，无宫缩。

2. 处理

诊治原则参照 2019 年中华医学会围产医学分会和内分泌学分会联合发布的《妊娠和产后甲状腺疾病诊治指南》(第 2 版)。妊娠期甲状腺疾病患者的管理需要由内分泌科、产科、儿科等组成多学科团队，共同制订最佳的诊疗方案。

妊娠期一般推荐采用抗甲状腺药物(antithyroid drug,ATD)如甲巯咪唑(Thiamazole,MMI)或 PTU 控制甲状腺功能亢进(简称甲亢),原则上不使用 ^{131}I 或手术治疗甲亢。考虑到 ATD 可以通过胎盘屏障,且在孕早期有导致出生缺陷的风险,指南推荐在妊娠前及妊娠早期应优先选择 PTU,MMI 作为第二选择用药。妊娠期甲亢的监测主要参考 FT_4/TT_4 值,控制目标是在给予最小剂量的 ATD 时维持血 FT_4/TT_4 值接近或者轻度高于参考值上限。监测频率建议在妊娠早期每 1~2 周复查一次,及时调整 ATD 剂量,妊娠中晚期可视控制情况每 2~4 或 4~6 周复查一次。当出现甲亢高代谢症状时,可加用 β 受体拮抗剂,例如普萘洛尔 20~30mg/d,每 6~8 小时一次。

结合本例患者病情,其就诊时处于妊娠早期,及时给予 PTU 100mg p.o.q.d.、普萘洛尔 10mg p.o.t.i.d.。2 周后复查,患者临床症状有缓解,甲状腺功能指标有明显改善,治疗有效。患者继续 ATD 治疗,2 周后再复查,必要时调药。因患者在妊娠早期 TRAb 阳性,甲亢未控,基于妊娠中晚期高滴度 TRAb 是发生胎儿 / 新生儿甲亢、甲减的危险因素,故在妊娠 18~22 周需复查 TRAb 滴度,并应从妊娠中期开始监测胎儿心率及心功能等,出生后还需密切监测其甲状腺功能。

【专家点评】

妊娠合并 Graves 病和妊娠期一过性甲状腺毒症(GTT)是妊娠期甲状腺功能亢进症的两种主要病因,由于诊治方式不同,临床需注意区分。

Graves 病是一类常见的自身免疫性疾病,又称为弥漫性毒性甲状腺肿。多数患者会出现高代谢症状和甲状腺肿大,常伴突眼征、胫前黏液水肿等。

GTT 的特点是妊娠早期发病,患者出现一过性高代谢症状,常继发于妊娠剧吐。孕中期随着血 hCG 水平降低,甲状腺功能可逐渐恢复正常,具有自限性特点。该病与孕早期 hCG 过高所致甲状腺激素大量生成有关。

Graves 病和 GTT 均有实验室指标如 FT_3 和 FT_4 升高,TSH 降低。但 Graves 病多数有 TRAb、TPOAb 等甲状腺抗体阳性,而 GTT 多为阴性。

本例患者临床表现、实验室指标等符合典型的妊娠合并 Graves 病特点,故诊断并不困难。治疗上,妊娠合并 Graves 病主要给予 ATD 治疗;而 GTT 与孕早期高 hCG 有关,具有自限性,故治疗以对症支持为主,不主张给予 ATD,如高代谢症状严重,可以加用 β 受体拮抗剂。

由于妊娠期甲亢未控对孕妇和胎儿均有较严重的不良影响,其与流产、早产、妊娠期高血压疾病、胎儿生长受限、死胎、甲状腺危象及甲亢性心脏病、心力衰竭等密切相关,故强调孕前甲状腺功能筛查的重要性。对于孕前发现甲亢的妇女,建议应在甲状腺功能控制至正常并平稳后再妊娠,以期获得良好的妊娠结局。

(彭雪　姚强)

病例 14-2　甲状腺癌术后妊娠

【病史】

患者郭某,33 岁,G_1P_0。平素月经规律。孕早期外院行甲状腺功能筛查提示 TSH 2.1mIU/L,FT_4 12.71pmol/L,专科就诊后调整左甲状腺素(Levothyroxine,LT_4)至 125μg/d 替代治疗。孕 15 周我院建档,规律产前检查。

患者 2 年前体检时发现甲状腺一个直径 1cm 结节,B 超提示为 T1-RADS 4 级病变,经过超声引导下细针穿刺活检(US-FNAB)

最终确诊为甲状腺乳头状癌,遂行甲状腺全切除术＋治疗性中央区和侧颈区淋巴结清扫,术后 TNM 分期 $T_{1a}N_1M_0$。术后长期口服左甲状腺素 100μg/d 替代治疗。随访肿瘤无复发。

　　实验室检查示,TSH 2.20mIU/L,FT_4 15.11pmol/L。产科彩超提示宫内单活胎。

 【诊治思路】

1. 诊断及诊断依据

(1)**妊娠合并甲状腺乳头状癌术后**:患者既往有明确的甲状腺乳头状癌病史及手术史。

(2)G_1P_0,**15 周宫内孕,单活胎,待产**:停经史,孕产史,核实孕周无误,彩超提示宫内单活胎。

2. 处理　　诊治原则参照 2019 年中华医学会围产医学分会和内分泌学分会联合发布的《妊娠和产后甲状腺疾病诊治指南》(第 2 版)、2015 年美国甲状腺协会(ATA)的《成人甲状腺结节与分化型甲状腺癌指南》、2017 年 ATA 的《妊娠和产后甲状腺疾病诊治指南》。妊娠合并甲状腺肿瘤患者的管理需要由甲状腺外科、内分泌科、产科、儿科等组成多学科团队,共同制订最佳的诊疗方案。

甲状腺癌术后妊娠患者的甲状腺激素调控具有特殊性,给予 LT_4 不是单纯的替代治疗,还有抑制 TSH 水平控制肿瘤复发和进展的作用。指南建议,肿瘤复发高风险患者,TSH 控制在<0.1mIU/L;中风险患者,TSH 控制在 0.1~0.5mIU/L;低风险患者,TSH 控制在 0.5~2.0mIU/L。另外,妊娠期需定期随访血清 TSH 水平,每 2~4 周复查,直至妊娠 20 周;TSH 稳定后可每 4~6 周复查。

结合本例患者病情,专科评估其为肿瘤复发低风险,多科会诊后 TSH 抑制目标建议控制在 0.5~2.0mIU/L。由于妊娠期对甲状腺激素需求显著增加,故甲状腺癌术后患者一旦妊娠需尽快检测甲状腺功能,及时调整 LT₄ 剂量,尽快达到 TSH 抑制目标并维持在稳定水平。

患者于专科就诊后因 TSH(2.20mIU/L)未达抑制目标,调整 LT₄ 至 150μg/d,每 4 周复查。孕 19 周复查甲状腺功能:TSH 1.2mIU/L,FT₄ 19.03pmol/L。专科建议药物使用量如前,每 4 周复查甲状腺功能,内分泌科随诊。患者孕期平顺,最终产下一名健康男婴。

【专家点评】

TSH 抑制治疗是分化型甲状腺癌患者术后管理的重要措施。研究表明,长期 TSH 抑制治疗对于甲状腺癌妇女的生育是安全的。妊娠期女性的 TSH 抑制治疗的难点在于既要服用足够剂量的 LT₄ 以满足母体和胎儿对甲状腺激素的需求,以及控制肿瘤进展和降低肿瘤复发,又要避免亚临床甲亢对母胎可能造成的影响。研究表明,妊娠早期 LT₄ 使用剂量需逐渐增加 9%,妊娠中期需逐渐增加 21%,妊娠晚期需逐渐增加 29%。长期 TSH 抑制治疗使患者可能发生医源性亚临床甲亢状态,但研究认为其并不增加妊娠或新生儿并发症风险。

另外,即使妊娠后血 hCG 会刺激甲状腺癌细胞增殖,但目前没有证据表明妊娠会增加甲状腺癌的复发风险。指南建议,对于甲状腺癌术后患者,如果随访中未发现影像学或血液学指标(甲状腺球蛋白水平升高)异常的证据,妊娠不会增加肿瘤复发的风险。但若孕前已知存在复发或残留肿瘤病灶,妊娠后应在专科进行严密随访监测。对于甲状腺癌术后妊娠患者的管理,仍然强调需要以甲状腺专科为主导,产科、儿科等组成多学科团队参与,以期获得良好的母胎结局。

(彭　雪　姚　强)

病例 14-3　妊娠合并甲状腺功能减退症

 【病史】

患者王某,28 岁,$G_2P_0^{+1}$,2017 年生化妊娠一次。

2017 年体检查甲状腺功能 TSH 3.37mIU/L,FT_4 正常,TPOAb 阳性,未治疗;2018 年体检再次查 TSH 5.63mIU/L,FT_4 正常,TPOAb 阳性,未治疗。

患者平素月经规律。孕早期查甲状腺功能提示 TSH 7.95mIU/L,FT_4 10.63pmol/L,TPOAb 阳性,考虑甲状腺功能减退症,给予口服左甲状腺素片 75μg/d 替代治疗。孕 13^{+4} 周我院建档,自述无特殊不适。

实验室检查示,TSH 3.52mIU/L,FT_3 4.55pmol/L,FT_4 12.73pmol/L,TPOAb >1 300U/ml,TgAb 73.4U/ml。甲状腺彩超提示甲状腺大小正常,腺体内部回声欠均匀。产科彩超提示宫内单活胎,NT 1.6mm。

 【诊治思路】

1. 诊断及诊断依据

(1) 妊娠合并甲状腺功能减退症: 患者既往有不良孕产史(生化妊娠)。孕早期甲状腺功能提示 TSH 明显高于妊娠期参考范围上限(>4.0mIU/L),FT_4 明显低于参考范围下限,伴 TPOAb 阳性。

(2) $G_2P_0^{+1}$,13^{+4} **周宫内孕,单活胎,待产:** 停经史,既往妊娠史,核实孕周无误,彩超提示宫内单活胎,无宫缩。

2. 处理

诊治原则参照 2019 年中华医学会围产医学分会和内分泌学分会联合发布的《妊娠和产后甲状腺疾病诊治指南》(第 2 版)。妊娠期甲状腺疾病患者的管理需要由内分泌科、产科、儿科等组成多学科团队,共同制订最佳的诊疗方案。

妊娠合并甲状腺功能减退症(简称甲减)者首选药物为左甲状腺素(LT$_4$)治疗。LT$_4$起始剂量一般在每天50~100μg。由于妊娠期血清TSH没有标准的特异性参考范围,指南建议通常可控制TSH在2.5mIU/L以下。对于妊娠期初次发现甲减者,建议尽快专科就诊和启动药物治疗,争取尽早达到治疗目标。如果是孕前诊断的甲减,妊娠后LT$_4$药物不仅不可随意停用,而且因孕期尤其是孕早期对甲状腺激素需求显著增加,药物剂量通常需要在原基础上增加约1/5~1/3。建议患者及时至内分泌专科就诊,并根据妊娠期血清TSH治疗目标及时调整药物剂量。整个妊娠期间仍需监测甲状腺功能变化,随访频率为孕20周前每2~4周检测一次,孕中晚期TSH控制良好者可以每4~6周检测一次。

根据本例患者孕早期甲减病史和实验室检查结果,建议其于内分泌科再次评估甲状腺功能。患者于专科就诊后因TSH未达目标值故调整口服LT$_4$剂量为87.5μg/d,4周后复查。孕17^{+4}周复查甲状腺功能,TSH 1.29mIU/L,FT$_3$ 4.51pmol/L,FT$_4$ 15.83pmol/L。TSH已达目标范围,故继续目前药物治疗,每4周复查甲状腺功能,内分泌科随诊。患者孕期平顺,最终产下一名健康女婴。

【专家点评】

回顾病史,患者有孕早期不良孕产史,非孕期甲状腺功能检查曾提示TSH增高,FT$_4$在正常范围,TPOAb阳性,故患者曾有亚临床甲状腺功能减退症,且多数与自身免疫性甲状腺炎有关。由于已经受到自身免疫损伤的甲状腺不能产生足够的甲状腺激素以满足妊娠期对甲状腺激素的高需求,故极易进展至临床甲减。已知妊娠期甲减会影响胎儿神经系统发育,甚至损伤远期智力,并且增加不良妊娠风险,如流产、胚胎停育、胎儿生长受限和妊娠期高血压疾病等。故孕前已患甲减或亚甲减者,尤其是既往有复发性流产、胎停等病史者,指南强烈建议应控制 TSH 至正常范围后备孕,且甲状腺功能的密切监测需持续整个孕期、产褥期。血清 TSH 一般治疗目标为 0.1~2.5mIU/L,更严格的标准是 1.2~1.5mIU/L。孕期发现甲减或亚甲减者必须治疗,控制标准同前。亚甲减者口服 LT_4 剂量可能小于甲减。总体原则是根据 TSH 具体水平,给予个体化的起始剂量,一般为 50~100μg/d。

　　孕前患有甲减或亚甲减者,产后 LT_4 一般应逐渐减量至妊娠前水平;妊娠期甲减,产后应根据甲状腺功能复查情况及时减量,必要时停药;妊娠期亚甲减,产后可以考虑立即停药。以上情况均需在产后 6 周复查甲状腺功能,内分泌科随访。另外,强调整个孕期 LT_4 药物剂量的调整均应在内分泌科专科医师指导下进行。

(彭雪　姚强)

病例 14-4　妊娠期甲状腺危象

 【病史】

　　患者索某某,25 岁,藏族,$G_2P_0^{+1}$,因"停经 24^{+3} 周,恶心呕吐 1 个月,发热、心悸伴精神异常 1 天"由当地医院急诊转至我院。

　　末次月经时间不详,家属述已孕 6^+ 月,孕期未产前检查,根据孕早期彩超胎芽值核实孕周 24^{+3} 周。1 个月前患者感冒后出现进食后恶心、呕吐,偶有腹泻,未诊治。1 天前无明显诱因出现发热,体温最高 39℃,无畏寒、寒战,常规退热措施效果欠佳,伴咳嗽、咯黄痰、多汗、心悸、气促、皮肤黄染、精神差、神志淡漠、对答不切题。

　　患者 1 年前孕 7^+ 月时因宫内死胎在当地医院引产,自述引产时发现"甲亢",曾口服药物(不详),1 个月后自行停药,未复诊,否认其他疾病史。

入院查体:T 38.9 ℃,HR 133 次/min,R 27 次/min,BP 135/85mmHg。平卧位,精神差、神志淡漠、对答不切题。脑膜刺激征阴性。全身皮肤巩膜黄染。甲状腺Ⅳ度肿大,两侧对称、质中,未触及结节,可随吞咽运动上下移动。呼吸急促,双肺呼吸音粗,中下肺野可闻及少许湿啰音。心率133 次/min,律齐,第一心音亢进,余无杂音。腹部膨隆,腹软,无压痛,双肾区无叩痛。双下肢脚踝有轻度凹陷性水肿,四肢肌张力正常。神经系统检查未见异常。产科查体,宫高18cm,腹围77cm,胎心率171 次/min。未扪及宫缩。阴道无流血、排液。

辅助检查:动脉血气分析示,pH 值7.28,PO_2 10.8kPa,PCO_2 4.0kPa,HCO_3^- 16mmol/L。血常规示,WBC $19.4×10^9$/L,N% 90.5%,Hb 101g/L,PLT $337×10^9$/L,CRP 125mg/L。血生化示,ALT 574U/L,AST 612U/L,TB 45.6μmol/L,直接胆红素 52.8μmol/L,间接胆红素 15.4μmol/L,ALB 28.1g/L,LDH 303U/L,尿素 6.61mmol/L,肌酐 88μmol/L,空腹血糖 5.0mmol/L,血钾 2.8mmol/L,血钠 134mmol/L,血钙 2.01mmol/L。甲状腺功能示,TSH<0.001mIU/L,FT_3 28pmol/L,FT_4>100pmol/L,TPOAb>1 300U/ml,TGAb 155U/ml,TRAb 68U/L。痰培养阳性,提示铜绿假单胞菌。凝血功能、心肌损伤标志物、心肌酶谱、N 端脑钠肽等未见明显异常。

产科彩超提示,宫内单活胎,胎儿测值明显小于孕周,EFW(410±50)g,羊水最大深度1.1cm,羊水指数3.2cm,多普勒血流显示脐动脉舒张末期血流缺失。甲状腺彩超提示,甲状腺体积明显增大,上下动脉血流加速、阻力降低。肝胆胰脾、泌尿系及心脏彩超未见明显异常。肺部CT提示双肺中下野广泛斑片状密度增高影,且密度不均匀,多系感染。心电图示窦性心动过速。

 【诊治思路】

1. 诊断及诊断依据

(1)**妊娠合并甲状腺危象:**患者既往有甲亢病史,未治疗、随访。

此次妊娠未正规产前检查。发病前有妊娠、感染(感冒)诱因。甲状腺功能提示 TSH 明显降低(<0.1mIU/L),FT_4、FT_3 明显增高,伴 TPOAb、TGAb、TRAb 阳性,符合甲状腺毒症诊断标准。彩超提示甲状腺增大、血供丰富。患者出现多汗、发热、心悸、气促等高代谢和高肾上腺素能反应症状,并出现多器官功能衰竭,如消化系统(肝功能明显受损)和神经系统(精神异常)。根据表 14-1 Burch-Wartofsky 甲状腺危象评分量表(BWPS),该患者 BWPS 评分 85 分,可诊断甲状腺危象。

表 14-1　Burch-Wartofsky 甲状腺危象评分量表

临床表现	评分/分	临床表现	评分/分
体温		**心血管系统(心动过速)**	
37.2~37.7℃	5	90~109 次/min	5
37.8~38.2℃	10	110~119 次/min	10
38.3~38.8℃	15	120~129 次/min	15
38.9~39.4℃	20	130~139 次/min	20
39.5~39.9℃	25	≥140 次/min	25
≥40℃	30		
		充血性心力衰竭	
中枢神经系统		无	0
无	0	轻度(足部水肿)	5
轻度(烦躁)	10	中度(双肺底湿啰音)	10
中度(谵妄、精神错乱、昏睡)	20	重度(肺水肿)	20
重度(抽搐、昏迷)	30		
		心房颤动	
消化系统		无	0
无	0	有	10
中度(腹泻、恶心、呕吐、腹痛)	10		
重度(不明原因的黄疸)	15	**诱发因素**	
		无	0
		有(手术、感染等)	10

注:总分>45 分,甲状腺危象;25~45 分,危象前期;<25 分,不提示甲状腺危象。

(2)**肺部感染**:发热、咳嗽、咯黄痰,血象增高,查体双肺呼吸音粗,中下肺野可闻及少许湿啰音,CT 提示肺部感染征象。痰培养阳性。

(3)**严重胎儿生长受限**:根据患者孕早期彩超胎芽值核实入院时孕周 24^{+3} 周,现产科彩超提示胎儿测值明显小于孕周,EFW (410 ± 50) g,估测体重低于相应胎龄第 3 百分位数,伴脐血流异常,符合严重胎儿生长受限诊断。

(4)**羊水过少**:产科彩超提示羊水最大深度<2cm,羊水指数<5cm。

(5)**脐血流异常**:彩超提示脐动脉舒张末期血流缺失。

(6)**窦性心动过速**:心电图提示。

(7)**低蛋白血症**:血白蛋白 28.1g/L。

(8)**代谢性酸中毒**:血气分析报告提示。

(9)**低钾血症,低钙血症**:血钾 2.8mmol/L,血钙 2.01mmol/L。

(10)**轻度贫血**:Hb 101g/L。

(11)**不良孕产史**:患者 1 年前孕 7^+ 月时因宫内死胎在当地医院引产,未进一步检查,死因不明,现推测与患者甲亢病史有关。

(12)**$G_2P_0^{+1}$,24^{+3} 周宫内孕,单活胎,待产**:停经史,既往妊娠史,末次月经不详,自述妊娠 6^+ 月,孕早期彩超胎芽值核实入院时孕周 24^{+3} 周,现彩超提示宫内单活胎,无宫缩。

2. 处理　目前国内外尚无妊娠期甲状腺危象的参考指南,我们的诊治原则参照了 2021 年中华医学会急诊医学分会发布的《甲状腺危象急诊诊治专家共识》、UpToDate、美国 ATA 和临床内分泌医师协会(AACE)相关甲状腺疾病指南。患者病情危重,需转至重症监护病房治疗,并由产科、内分泌科、呼吸科、心血管科、重症医学科等组成的多学科团队共同管理。

(1)妊娠期甲状腺危象的抢救措施

1)支持治疗:吸氧(鼻导管或面罩,根据患者血氧饱和度调整氧流量)、持续心电监护;高热首选对乙酰氨基酚,并配合物理降温措施;感染时,积极寻找感染源,请感染科会诊,根据药敏试验结果给予敏感抗生素抗感染治疗,在药敏试验结果出来前可经验性用药;纠正水、电解质紊乱及酸碱失衡;营养支持,补充白蛋白,必要时利尿。

2) 主要药物治疗:①抑制甲状腺素合成。尽快给予抗甲状腺药物,首选 PTU。PTU 口服推荐剂量 600mg/d,最大剂量 1 600mg/d;MMI 口服推荐剂量 60mg/d,最大剂量 100mg/d。②抑制甲状腺素释放。可给予无机碘化物,例如碘化钾,推荐剂量为 200mg/d,过敏者禁用。③阻断外周组织 T_4 向 T_3 转化,支持肾上腺皮质功能。主要是糖皮质激素冲击治疗,例如氢化可的松 300mg/d 或地塞米松 8mg/d,病情缓解后应逐渐减量。④阻断外周 β 肾上腺素受体。首选普萘洛尔,普萘洛尔口服后约 1 小时起效,剂量常为 60~80mg/4~6h,最大剂量为 120mg/4h;静脉注射普萘洛尔能够获得更快效果,负荷剂量为 0.5~1.0mg,然后以 1~2mg/15min 持续输注,同时应密切监测心率。

3) 对症治疗

A. 血液净化治疗:如果甲状腺危象患者经过药物控制和对症治疗后,24~48 小时内临床症状和检查指标无改善,则应尽快考虑血浆置换;出现多器官功能衰竭时,建议血浆置换和连续性血液滤过治疗联合使用。

B. 甲状腺危象引起心力衰竭的治疗:积极启动药物治疗纠正心力衰竭,给予呼吸循环支持,必要时使用 ECMO 等。

C. 甲状腺危象引起肝脏 / 胃肠道症状的治疗:①腹泻、恶心、呕吐,降低血清甲状腺激素水平并抗感染治疗,有助于改善胃肠道症状;②胃肠道出血,应激性溃疡是主要原因,建议预防性使用抑酸药物,如质子泵抑制剂、H_2 受体抑制剂;③肝功能损伤,甲状腺毒症、心力衰竭、感染是肝细胞损伤和黄疸的常见原因,降低血清甲状腺激素水平、纠正心力衰竭、积极抗感染等有助于肝功能的恢复。当出现急性肝衰竭,应考虑联合血浆置换和连续性血液滤过治疗。

针对本例患者病情,治疗过程如下:

1)一般支持对症治疗:患者入院后立即收入 ICU,给予持续吸氧、心电监护、补液,纠正低钾、低钙血症和代谢性酸中毒,以及抑酸保护胃黏膜、保肝降酶降胆红素等对症支持治疗。

2)强有力的抗感染治疗:因患者体温持续波动于 38~39℃,给予对乙酰氨基酚及温水擦浴降温,立即启动多学科会诊,呼吸科及感染科会诊后考虑有肺部感染,根据痰培养及药敏试验结果建议使用头孢哌酮钠舒巴坦钠 2g q.12h. 抗感染治疗。

3)内分泌科会诊后建议予口服 PTU 400mg q.6h.,Lugol's 碘液每 6~8 小时服用 4~8 滴(20 滴 /ml,6~8mg 碘 / 滴),静脉滴注氢化可的松 300mg/d(100mg/8h)冲击治疗,口服普萘洛尔 80mg q.4h.。入院后 24 小时因复查各项指标提示病情有恶化趋势,遂再次多科会诊后立即开始予以血液净化(血浆置换和连续性血液滤过)治疗。每日复查相关指标,直至 3 天后各项指标出现明显好转。患者神志较前清楚,对答尚切题,无发热、腹泻、恶心、呕吐等不适。

(2)终止妊娠的时机和方式:应结合孕周、患者病情严重程度和胎儿宫内情况综合评估,立即启动多学科会诊评估继续妊娠的风险,以及终止妊娠的时机及方式。

考虑本例患者前次妊娠有可疑甲亢导致死胎病史,本次妊娠因感染短期内诱发甲状腺危象,并发全身多脏器功能障碍,继续妊娠母体风险极大;现孕周仅 24 周,胎儿发育不良、病情危重、随时可能胎死宫内,预后极差,充分告知患者及家属病情,建议终止妊娠。经孕妇家属知情同意,该例患者在病情稳定后行水囊和缩宫素引产,过程顺利,产后继续予以 PTU 口服、抗感染及血液净化等治疗,3 天后转入内分泌科继续治疗。随访患者现恢复良好,已开始规范治疗甲亢。

【专家点评】

甲亢控制不理想是甲状腺危象发生的首要原因,也可能由应激状态诱发,例如手术、创伤、感染、急性碘负荷或妊娠及分娩。妊娠引起甲状腺危象极其罕见,但死亡率极高,对母胎危害极大。该孕妇发病可能与甲亢未有效控制及感染有关。妊娠合并甲状腺危象时,药物治疗是决定性的方法,应尽早使用抗甲状腺药物抑制甲状腺素的合成。本例患者抢救成功,还得益于及时给予血液净化治疗。血液净化治疗可尽快去除患者血清中过多的甲状腺激素、纠正水电解质紊乱、维持内环境平衡,对缓解病情起重要作用。该患者入院后予以抗甲状腺药物治疗,并立即启动血液净化治疗,内环境得到改善,肝功能明显好转,甲状腺激素水平下降,体温正常,神志恢复。病情稳定后顺利引产。产后6周随访患者甲状腺功能、肝肾功能、电解质等指标均已恢复正常。

在我国,妇女孕前检查和孕期保健工作依然任重道远,特别是在偏远农村、山区、少数民族地区等医疗教育欠发达地区,妇幼保健机构应重视和加强孕前有甲状腺疾病或病史患者的监护与管理,孕前应建议规律口服药物,定期复查,指导怀孕时机;需重视孕妇甲状腺疾病的筛查、既往病史询问、生化指标异常的严密随访,早期诊断与规范治疗甲亢;对各级医疗机构的产科医生需培训和提高对妊娠期甲状腺危象的早期识别与诊断能力,一旦高度怀疑或诊断妊娠合并甲状腺危象,应尽快转诊至有抢救能力的三级妇产科医院或综合性医院,多学科救治团队是治疗成功的关键。

(彭雪　姚强)

第十五章　妊娠期其他危急重症

病例 15-1　孕 7⁺ 周药物流产第 2 天黄体破裂

【病史】

患者王某,26 岁,G_1P_0,因"停经 50 天,药物流产后腹痛 3 小时"急诊入院。

患者平素月经规律,末次月经为 2021 年 5 月 21 日。2 天前(停经 48 天)外院使用米非司酮(口服 50mg q.12h.,共 200mg)+米索前列醇(停经 50 天,顿服 600μg)药物流产。服米索前列醇 2 小时后阴道排出明显绒毛组织。现药物流产后下腹隐痛持续 3 小时不缓解,阴道少许流血伴肛门坠胀感。

入院查体:T 36.7℃,HR 103 次/min,R 20 次/min,BP 98/63mmHg。心肺无特殊,腹软,无肌紧张、压痛及反跳痛,麦氏点有压痛,双肾区无叩击痛。妇科检查,第二性征女性,外阴外观正常,阴道内见少许血性分泌物,黏膜色泽正常,后穹窿饱满;宫颈光滑伴抬举痛,宫颈口无组织嵌顿、无活动性出血;子宫前位,孕 50 天大小,无压痛；右侧附件增厚、压痛，反跳痛；左侧附件无压痛。阴道后穹窿穿刺抽出不凝血 3ml。

辅助检查：入院时血常规示，WBC 9.3×10⁹/L，N%80.3%，Hb 99g/L（药物流产前为 121g/L），CRP 3.0mg/L，血 hCG 22 193.1mIU/ml（药物流产前为 74 355.8mIU/ml）。妇科超声提示宫腔下段查见 4.2cm×1.6cm×2.1cm 不均质稍强回声（药物流产前宫内孕囊可见胎心搏动），右卵巢上查见大小 4.0cm×3.2cm×6.6cm 囊性包块（药物流产前右卵巢包块为 3.3cm×2.2cm×3.4cm），囊壁厚，囊液欠清亮，囊壁探及血流信号，盆腔积液 4.8cm。阑尾及泌尿系统超声未见异常。

 【诊治思路】

1. 诊断及诊断依据

（1）妊娠合并右侧卵巢囊肿破裂伴盆腔积血：①药物流产排出明显绒毛组织后才首次出现下腹痛伴肛门坠胀感，妇科查体发现右侧附件增厚、压痛，超声提示右侧卵巢囊性包块，且药物流产后包块较药物流产前明显增大，囊壁探及血流信号，未查见孕囊或胎心；②妇科检查宫颈有举痛，超声检查提示盆腔积液 4.8cm，阴道后穹窿穿刺抽出不凝血；③血常规检查血红蛋白从药物流产前 121g/L 下降至入院时的 99g/L；④泌尿系统超声未提示结石高回声及其后方声影，阑尾区也未见肿大的阑尾征象，血液炎症指标 WBC 及 CRP 正常。

（2）药物流产后宫腔占位：药物流产前血 hCG 74 355.8mIU/ml，超声证实宫内孕囊可见胎心搏动；口服米非司酮及米索前列醇后阴道排出明显绒毛组织；药物流产后复查超声提示宫腔下段 4.2cm×1.6cm×2.1cm 不均质稍强回声。

（3）失血性贫血：药物流产后血红蛋白从流产前的 121g/L 下降至 99g/L。

2. 处理

总原则:积极手术探查止血。

患者药物流产排出绒毛组织后首次发生下腹痛持续不缓解,血红蛋白较药物流产前下降 22g/L(从 121g/L 降为 99g/L),估计腹腔内出血约为 880~1 100ml,且阴道后穹窿穿刺抽出不凝血,有明确的手术探查指征。遂在全麻下行经脐部单孔腹腔镜探查术 + 清宫术,术中吸出盆腹腔不凝血 650ml,陈旧性血凝块 200ml,右侧卵巢被血凝块包裹,吸净血凝块后右侧卵巢囊肿表面见破裂口伴活动性出血,清除右侧卵巢囊肿送病理检查,修复成形右侧卵巢;检查输卵管、子宫、左侧卵巢及盆腹腔肉眼外观无异常。清宫术吸刮出蜕膜样组织送病理检查。该患者术后第 1 天腹痛缓解,复查血hCG 729.0mIU/ml(hCG 较术前下降>15%),复查 Hb 81g/L,给予多糖铁复合物口服纠正失血性贫血,病情稳定后出院。术后 2 周患者复查超声未见异常,血 hCG 3.2mIU/ml,Hb 110g/L,恢复良好。术后石蜡病检结果为(右卵巢囊肿)黄体囊肿伴出血,(宫内组织)蜕膜组织。

📋 **【专家点评】**

该患者的成功诊治,概括起来有以下三点值得学习和借鉴。

1. 孕早期宫内妊娠已流产后发生持续性下腹痛的女性,尤其是终止妊娠前就已合并附件包块者,在考虑诊断妊娠合并卵巢囊肿破裂前,也应考虑到可能引起急腹症的其他疾病,如妊娠合并卵巢囊肿蒂扭转(通常妊娠期间卵巢囊肿直径长大到 6~10cm 时更容易发生囊肿蒂扭转,该患者腹痛前卵巢囊肿直径不到 5cm,发生扭转的可能性小)、腹腔内炎症(如急性盆腔炎、急性阑尾炎、泌尿系统结石嵌顿等,该患者的临床表现及辅助检查均不支持这些炎症疾病)以及流产引起的子宫收缩痛等。对于任何一名妊娠早期腹痛伴阴道流血的患者,特别是辅助生殖技术或促排卵后怀孕的患者,都要警惕宫内妊娠同时合并宫外妊娠的发生,及时复查血hCG 及妇科超声,关注宫外有无异常。

2. 手术治疗需要明确的指征。如病情平稳、腹腔内出血不多,可在严密监护下药物保守治疗。本例患者终止宫内妊娠后持续性下腹痛,右侧附件包块增大伴腹腔内出血多,血红蛋白进行性下降,为避免延误治疗时机,在充分告知患方病情后施行手术,医患沟通时应着重强调手术的必要性及右侧附件包块性质的不确定性。

3. 经脐部单孔腹腔镜手术以脐部为切口,较传统腹腔镜具有创伤小、恢复快、住院时间短、切口美观等优点,但对术者的技术水平有一定的要求。

(周盛萍　周 容)

病例 15-2 孕 15 周卵巢畸胎瘤蒂扭转

 【病史】

患者李某,27 岁,$G_2P_0^{+1}$,因“停经 14 周,右下腹疼痛 10^+ 小时”急诊入院。

患者既往月经周期规律,末次月经为 2020 年 1 月 24 日。孕期我院建档,定期产前检查。停经 40^+ 天彩超提示右侧附件区约 6.5cm×5.9cm×5.8cm 的囊性占位,囊内可见不规则稍强回声,疑似卵巢畸胎瘤;左侧附件区未见确切占位,未进一步诊治。10^+ 小时前解大便后出现右下腹疼痛,为持续性隐痛,阵发性加重,不能平躺,不伴恶心、呕吐、放射痛等不适,遂至我院急诊就诊。超声检查提示宫内单活胎,盆腔偏右查见大小约 7.6cm×7.1cm×5.9cm 囊性占位,边界清楚,囊内可见不规则稍强回声,瘤蒂血管似麻花样改变,盆腔未见明显积液。

患者既往体健。

入院查体:T 37.7℃,HR 112 次 /min,R 20 次 /min,BP 129/75mmHg。急性病容,心肺无异常,右下腹压痛、反跳痛(+),子宫无压痛。专科检查,右下腹可扪及一直径 8cm 左右囊性包块,边界清楚,可活动,触痛明显,左侧附件区未扪及异常。

辅助检查:血尿常规、肝肾功能、凝血功能等均未见异常。

 【诊治思路】

1. 诊断及诊断依据

(1)**妊娠合并右侧卵巢囊肿蒂扭转:**①患者孕早期超声提示右侧卵巢囊肿,疑似畸胎瘤,大便后突发右下腹疼痛。②查体提示右下腹压痛及反跳痛,再次超声提示右侧卵巢囊肿有长大趋势,瘤蒂血管似麻花样改变。

(2)$G_2P_0^{+1}$,14 周宫内孕,单活胎,待产:既往人工流产一次,此次根据孕早期超声核实孕周,无宫缩。

2. 处理

总原则:评估患者急腹症的严重程度,并根据孕周采取最合适的治疗方案。

在该患者的处理过程中,存在较多需要特别关注的点,参照国内外指南,特别是我国《妊娠期卵巢肿瘤诊治专家共识(2020)》,列出以下注意点并给出参考意见。

(1)**及时准确地判断妊娠合并卵巢囊肿蒂扭转:**妊娠期卵巢囊肿合并蒂扭转的主要诊断取决于患者的病史、专科查体以及辅助检查(以彩超为主)。从临床表现来看,大部分并发卵巢囊肿的患者,无明显临床表现,即便有症状,往往多为非特异性症状,如腹部或背部疼痛、腹胀、便秘等,这些症状在正常的孕妇中也较普遍存在。因此,卵巢囊肿的诊断多依赖于查体及辅助检查来明确。对于本例患者,停经 40$^+$ 天超声明确宫内孕的同时发现右侧附件区占位,且根据超声的描述,考虑为右侧卵巢畸胎瘤。怀孕后随着子宫增大,卵巢囊肿的位置由盆腔逐渐进入腹腔,囊肿的活动空间增大,使得蒂扭转的发生率较非孕期增加 2~3 倍。突发局限性腹痛是卵巢囊肿蒂扭转最常见的临床症状,部分可伴恶心、呕吐,常在体位突然改变时发生。其中,中等大小(直径 6~10cm)、活动度较大的卵巢囊肿,容易发生蒂扭转,尤其是卵巢畸胎瘤重心不平衡时,更易发生。对于本例患者,无论是从症状还是体征上考虑,都需高度怀疑囊肿蒂扭转。但因右下腹压痛、反跳痛,伴低热,尚不能完全排除急性阑尾炎的可能。

(2)根据患者的具体情况选择手术途径: 如妊娠合并卵巢肿瘤无明显急腹症症状,且考虑卵巢肿瘤恶性风险不高,可选择期待治疗,密切随诊。但对于本例患者来说,无论是高度怀疑的卵巢囊肿扭转,还是不能排除的急性阑尾炎,均有手术探查指征,不推荐保守治疗。

手术途径有腹腔镜和开腹,腹腔镜较开腹具有以下优势:患者自觉疼痛轻,创伤小,出血少,下床活动早,胃肠道功能恢复快,静脉血栓栓塞风险降低,住院时间更短,切口感染风险低。但气腹的建立可能增加腹压,导致流产风险增加,因此,须适当降低术中气腹压力(不超过 12mmHg)或无气腹。该患者现孕 14 周,暂不存在术中同时行剖宫产的问题,且腹腔镜可提供更好的手术视野及操作空间,因此,行腹腔镜手术更适合该患者。

(3)妊娠合并卵巢囊肿蒂扭转术中保留卵巢的问题: 对于妊娠合并卵巢囊肿蒂扭转的患者,需尽快手术探查明确诊断并解除扭转。此类患者均为育龄期女性,卵巢对于维持患者体内激素水平、维持第二性征、保持月经来潮及生育功能均有重要的作用。在症状出现 72 小时后卵巢功能会急剧下降,而卵巢活力指标并不能依靠术中的卵巢外观,一般在解除扭转后 36 小时卵巢功能可恢复正常。因此,除非卵巢已经严重坏死,切除无法避免,否则无论卵巢外观和扭转持续时间如何,均可考虑保留卵巢。各国指南均指出,目前没有明确的证据支持卵巢囊肿扭转复位会增加发生血栓栓塞的风险;并不能通过行卵巢固定术降低扭转复发的风险。

该患者积极完善术前准备后行腹腔镜手术。术中见:右侧卵巢增大,根底部扭转 2 圈,卵巢表面成蓝黑色,内见大小约 7cm × 8cm × 6cm 囊肿,囊内为黄色脂肪样组织、毛发,囊内壁光滑。右侧卵巢复位术后行卵巢囊肿剥除术,复位术后约 30 分钟,右侧卵巢皮质由蓝黑色恢复为白色。术后听诊胎心正常,无明显宫缩;术后患者恢复顺利,术后第 3 天出院。

【专家点评】

该患者的成功救治,概括起来有四点值得学习和借鉴。

1. 对该患者的诊治,主要是及时并精准地判断出患者急腹症的原因可能是卵巢囊肿蒂扭转。同时积极准备手术解除病因。

2. 手术时机及时。针对需要外科干预的急腹症患者,处理要及时果断,避免因时机延误造成不良后果,该患者最大可能为囊肿蒂扭转,但不能完全排除妊娠合并急性阑尾炎,而两种病因均须及时的外科处理,才能获得良好结局。

3. 手术途径的选择,无论是腹腔镜还是开腹,均存在不同的手术优缺点,针对患者实际情况,选择患者获益最大的方式。

4. 手术方式的选择,患者系年轻育龄期女性,卵巢功能对患者非常重要,从症状上看,该患者蒂扭转时间短,且术中查见患侧卵巢尚未完全坏死,因此选择了保留卵巢的手术方式。

(史梦丹　周 容)

病例 15-3　孕 34 周双胎急性阑尾炎合并胎儿宫内窘迫

 【病史】

患者田某,27 岁,G_1P_0。因"停经 34 周,转移性右下腹疼痛 10^+ 小时"急诊入院。

患者平素月经规律,末次月经为 2020 年 6 月 17 日。入院前 31^{+4} 周移植 2 枚 3 天鲜胚。孕 13 周超声提示双绒毛膜双羊膜囊双胎妊娠。定期产前检查,无异常。入院前 10^+ 小时前无明显诱因出现右上腹疼痛,逐渐转移至右下腹,呈持续性牵拉痛,伴低热,体温最高 37.5℃,无腹泻、阴道流血排液、恶心、呕吐等不适。自觉有宫缩。查体:右下腹压痛、反跳痛明显。急诊腹部彩超提示右下腹肠管病变:阑尾炎? 产科超声未见明显异常。电子胎心监护提示有宫缩,间隔 1~2 分钟,持续约 60 秒,双胎之一偶有晚期减速。

患者 6^+ 年前诊断慢性阑尾炎,偶有急性发作。余无特殊。

入院查体: T 37.5℃,HR 113 次 /min,R 20 次 /min,BP 129/70mmHg,腹部膨隆,右下腹压痛、反跳痛明显。宫高 31cm,腹围 103cm。胎心率 144~152 次 /min。宫缩间隔 1~2 分钟,持续约 60 秒,强度强,偶有联波,双胎之一有较频繁的晚期减速。阴道检查,臀先露,S-3,宫颈居后,质中,消退 50%,宫口未开。

辅助检查: 产科超声提示胎儿 1 胎方位右骶前(RSA),BPD 8.89cm,FL 6.64cm,胎盘附着于子宫后壁,厚 2.5cm,成熟度 0 级;羊水深度 5.1cm,脐血流 S/D 值 =2.2,胎心率 147 次 /min。胎儿 2 胎方位 LOA,BPD 9.01cm,FL 6.75cm,胎盘附着于子宫后壁,厚 2.5cm,成熟度 0 级;羊水深度 5.6cm,脐血流 S/D 值 =2.5,胎心率 152 次 /min。腹部彩超提示右下腹阑尾区探及"鼠尾状"肠管回声,管径最粗约 13mm,其上端与盲肠相连,其腔内查见数个强回声团,彩色多普勒血流成像(color Doppler flow imaging, CDFI)见此肠管壁血流信号增多。血常规,WBC 16.24×10^9/L,N% 88.1%,淋巴细胞百分比 5.8%,RBC 3.66×10^{12}/L,Hb 114g/L,PLT 185×10^9/L。尿常规、凝血、肝肾功能、血电解质等检查未见异常。

 【诊治思路】

1. 诊断及诊断依据

(1)妊娠合并急性阑尾炎:①患者既往有慢性阑尾炎病史,偶有急性发作;②此次入院前出现右上腹疼痛,逐渐转移至右下腹,呈持续性牵拉痛,伴低热,体温最高 37.5℃。③入院时专科查体可扪及右下腹压痛、反跳痛明显。④急诊超声提示右下腹阑尾区探及"鼠尾状"肠管回声,管径最粗约 13mm,其上端与盲肠相连,其腔内查见数个强回声团,CDFI 见此肠管壁血流信号增多。血常规提示白细胞总数和中性粒细胞比例升高。

(2)胎儿宫内窘迫:急诊电子胎心监护提示胎儿之一偶有晚期减速,入院后持续电子胎心监护,出现较频繁晚期减速。

(3)双绒毛膜双羊膜囊双胎妊娠:患者行辅助生殖时向宫内移植 2 枚 3 天鲜胚,孕早期超声提示宫内双活胎,孕 13 周行超声明确绒毛膜性。

(4)G_1P_0,34 周宫内孕,双活胎,先兆早产:根据辅助生殖移植情况推算孕周,超声提示宫内双活胎。患者现宫缩间隔 1~2 分钟,持续约 60 秒,强度强。

2. 处理

总原则:早诊断,早治疗。妊娠合并急性阑尾炎确诊后首选手术治疗。在可疑胎儿宫内窘迫,且胎儿有存活可能时,应尽快终止妊娠。

(1)妊娠合并急性阑尾炎的诊断：妊娠合并急性阑尾炎是妊娠期最常见的外科合并症之一。由于妊娠后子宫增大，使阑尾及大网膜位置改变。因此临床症状大多不典型，易误诊、延误治疗。对于既往有阑尾炎病史，合并腹痛、发热或辅助检查提示阑尾炎征象的妊娠期妇女，都应高度警惕阑尾炎可能。

该患者能够及时得到诊治的原因之一为症状比较典型，出现转移性右下腹疼痛，伴低热、血象升高。同时因为该患者既往有慢性阑尾炎病史，此次诊疗过程中对急性阑尾炎警惕性高，故能比较及时的做出判断。如无法及时诊断，因妊娠期生理改变，使得炎症不易被包裹局限，容易弥散，进展为阑尾穿孔、弥漫性腹膜炎的概率较非妊娠期明显增大，会造成比较严重的后果，发生流产、早产，甚至导致孕产妇死亡或胎儿死亡。因此对于确诊急性阑尾炎的孕妇，首选手术治疗。如高度怀疑急性阑尾炎，即便一时难以明确诊断，在积极抗感染、维持水电解质及酸碱平衡的同时也应立即手术探查。其目的是为避免病情迅速进展，发生阑尾穿孔、弥漫性腹膜炎等严重后果，危及母胎生命。

(2)该患者分娩时机的选择及方式：该患者系双绒毛膜双羊膜囊双胎妊娠，孕周仅 34 周，胎儿尚未足月，但分娩后已经可以存活。入院后电子胎心监护提示双胎之一发生频繁晚期减速，可疑急性胎儿宫内窘迫，如不尽快分娩，可能导致胎死宫内。且因患者在阑尾炎发生后逐渐诱发宫缩，甚至过强宫缩，不能排除阑尾炎进展为弥漫性腹膜炎，子宫及胎盘出现感染征象，如不尽快手术，甚至可能危及孕妇及胎儿的生命。而患者系初产妇，入院后阴道检查提示宫颈条件不成熟，且胎儿 1 为臀位，胎儿 2 为头位，如阴道分娩容易发生胎头交锁，导致难产，因此选择剖宫产终止妊娠。

术中见：子宫下段水肿明显，臀位娩出一活男婴，1 分钟、5 分钟、10 分钟 Apgar 评分分别为 7 分、9 分、10 分，其羊水Ⅲ度粪染。头位娩出一活女婴，1 分钟、5 分钟、10 分钟 Apgar 评分分别为

9分、10分、10分,羊水清亮。胎盘及脐带均未见明显异常。胎盘娩出后子宫收缩差,予以捆绑子宫下段、持续按压子宫以及结扎子宫动脉上行支等对症处理后子宫收缩好转。剖宫产术毕探查阑尾位于盆腔,长约6cm,充血水肿,明显增粗,局部呈暗紫色,上有脓苔附着。阑尾系膜水肿增厚。同时请胃肠外科医生台上会诊,协助行阑尾切除术。手术顺利,术中出血约500ml,术毕盆腔留置血浆引流管一根。

(3)妊娠期急性阑尾炎手术方式的选择: 对于妊娠早期、中期发生的急性阑尾炎,因腹腔空间尚可,胎儿尚未成熟,出生后存活概率低,术后患者多需继续妊娠,延长孕周。因此可选择腹腔镜阑尾切除术,术中注意尽量不刺激子宫收缩,且术后予以抗感染、充分镇静镇痛、抑制宫缩等对症治疗。对于妊娠晚期发生的急性阑尾炎,由于子宫大,腹腔镜视野受限,探查阑尾困难,因此多选择开腹阑尾切除术。原则上仅处理阑尾炎,不同时做剖宫产,因同时行剖宫产会增加患者切口愈合不良、感染等风险。但对于以下几种情况可先行剖宫产再行阑尾切除:①阑尾穿孔且并发弥漫性腹膜炎,盆腔严重感染,子宫及胎盘已有感染征象;②近预产期或胎儿近成熟,已具备体外生存能力。因近年来新生儿科的救治能力的提升,早产儿或极早早产儿存活率极大提高;③病情严重,危及孕妇生命,而术中暴露阑尾困难。该患者的救治即满足这几种情况。因此术中先行剖宫产后再请胃肠外科医生行阑尾切除术。

(4)同时行剖宫产和阑尾切除手术的过程中的注意事项: 在手术过程中需注意:①因患者系双胎妊娠,术中、术后出血风险高,容易发生产后出血,因此在手术过程中需充分止血,在围手术期合理使用促宫缩药物,该患者胎盘娩出后子宫收缩差,出血汹涌,在常规使用促宫缩药物及持续按压子宫等处理后出血仍多,故同时予以子宫下段捆绑、子宫动脉上行支结扎以减少出血。②因该患者系化脓性阑尾炎,盆腔充血水肿,感染征象明显,因此行阑尾切除术过程中予以纱布保护切口,术后予以温盐水充分冲洗盆腔创面,同时盆腔放置引流管,充分引流,均为促进术后患者恢复的措施。

【专家点评】

该患者的成功救治,概括起来有三点值得学习和借鉴。

1. 对该患者的诊治,主要是及时并精准地判断出患者急腹症的原因可能是合并急性阑尾炎;且因患者系孕34周双胎妊娠孕妇,入院后密切监护胎儿宫内情况,及时识别胎儿发生宫内窘迫,同时积极准备手术,最终母胎平安。

2. 手术成功主要得益于多科协作,在该患者的救助过程中,以产科医生为主导,其中胃肠外科医生团队、新生儿科抢救团队以及麻醉、护理团队等多科团队协作,才能够快速且顺利的完成手术。

3. 术后的管理也是其快速恢复不可或缺的原因。急性阑尾炎中厌氧菌所致感染占75%~90%,应选择针对厌氧菌的抗生素,患者术后体温波动在38.5℃左右,经胃肠外科、感染科及临床药学科等会诊后经验性换用头孢哌酮钠舒巴坦钠抗感染后体温逐渐下降至正常,同时术中取脓液送需氧及厌氧培养,术后培养提示大肠埃希菌感染,药敏试验结果回示头孢哌酮钠舒巴坦钠敏感。该患者术后的恢复快速、感染迅速控制,离不开多学科协作以及术后的精细管理。对于产科医生而言,在救治危急重症患者的过程中,需积极发挥多学科协作的优势,迅速、精准地做出判断,以保障母胎平安。

(史梦丹　周　容)

病例 15-4　孕中期发现进行性增大的腹腔包块

【病史】

患者徐某,31 岁,因"停经 33^{+2} 周,发现腹腔包块 2^+ 月,明显长大 1^+ 月"入院。

患者平素月经周期规律。孕期外院建档,定期产前检查, 2^+ 月前(孕 24 周)产科超声发现右侧附件区囊实性包块,直径约 7^+ cm,考虑"卵巢畸胎瘤",未予以进一步诊治; 1^+ 月前超声发现子宫后方稍偏右侧直径约 13cm 囊实性包块,其内探及丰富血流信号,查肿瘤标志物甲胎蛋白(α-fetoprotein,AFP)413μg/L,3 天前患者来我院复查超声,盆腹腔查见 18cm×13cm×11cm 的囊实性包块,探及丰富血流信号,无自觉不适,血 AFP 2 297μg/L。

6 年前顺产一男婴,健在。2 年前当地医院行腹腔镜下"卵巢畸胎瘤剥除术"(未见手术记录及病理报告,具体不详)。

入院查体:生命体征平稳,心肺无异常。腹部膨隆,可见陈旧性腹腔镜手术切口瘢痕;宫高 32cm,腹围 94cm,胎心率 140 次 /min。

辅助检查:电子胎心监护示 NST 有反应型;产科超声提示胎儿头位,头围 29.8cm,腹围 28.6cm,股骨长 6.7cm,羊水最大深度 4.3cm,脐动脉血流 S/D 值为 2.1。血常规、尿常规、凝血、肝肾功能等均正常。

【诊治思路】

1. 诊断及诊断依据

(1)盆腔巨大包块,卵巢卵黄囊瘤? :多次超声提示附件区囊实性包块,增长速度快,血 AFP 进行性升高。

(2)G_2P_1,33^{+2} 周宫内孕,头位,单活胎,待产:顺产一次,核实孕周无误,超声提示宫内单活胎,头位,无宫缩。

2. 处理

总原则:以母体生命安全为前提,根据卵巢肿瘤的恶性风险,结合孕周、对胎儿期望值等综合评估手术探查时机、终止妊娠时机与方式。

参考我国《妊娠期卵巢肿瘤诊治专家共识(2020)》及《卵巢恶性肿瘤诊断与治疗指南(2021 版)》,该患者的诊治尚需注意以下几点。

(1)明确卵巢肿瘤的性质:根据以上指南,该患者孕中晚期持续存在附件区囊实性包块,且增长速度快,最大直径 18cm,高度怀疑卵巢恶性肿瘤;当胎儿存在神经管缺陷时,孕妇血 AFP 水平可增高,但多数不超过 500μg/L,当血 AFP 大于 1 000μg/L 时,卵巢生殖细胞肿瘤(如卵黄囊瘤、混合性肿瘤等)可能性大,该患者血AFP 进行性增高,达 2 297μg/L,故考虑卵巢卵黄囊瘤可能。

(2)终止妊娠的时机及方式:根据我国指南,妊娠期卵巢肿瘤的处理,取决于卵巢肿瘤的恶性风险、孕周以及对胎儿的期望值等。该患者现已孕 33^{+2} 周,胎儿已有存活机会,可给予地塞米松促胎肺成熟后,积极终止妊娠。虽然患者为经产妇,但由于需同时行卵巢恶性肿瘤的相应手术处理,故建议行剖宫产术。

(3)妊娠期卵巢恶性肿瘤的术式:根据我国指南,妊娠期高度怀疑卵巢恶性肿瘤者,建议手术干预。手术范围需根据患者年龄、肿瘤性质、分期及类型等因素综合考虑。

治疗经过:入院后第 2 天,患者无明显诱因出现持续腹痛,可忍受,伴恶心,无呕吐、心慌等不适,查体:急性病容,T 36.8℃,HR 114 次/min,R22 次/min,BP 103/77mmHg,腹部尚软,有压痛及反跳痛,行电子胎心监护提示 NST 反应型,不规律宫缩,20s/(9~10)min,强度中弱,超声提示盆腹腔包块大小较之前无明显改变,盆腔少许积液,最深 2.0cm。考虑附件区包块破裂可能,复查血常规(Hb 117g/L)及凝血功能较前无明显改变,予以禁食、心电监护、建立有效静脉通道、交叉配血备用,完善术前准备,行急诊剖宫产 + 剖腹探查术。

术中见:盆腹腔游离血液约 400ml,壁腹膜及子宫浆膜面光滑。腹腔游离血证实附件包块破裂,但子宫遮挡,探查及操作空间受限,快速行剖宫产,1 分钟、5 分钟、10 分钟新生儿 Apgar 评分分别为 9 分、10 分、10 分,缝合子宫切口后,探查发现:右侧卵巢增大,呈 19cm×15cm×14cm 实性肿块,张力高,其上可见长约 2$^+$cm 破口,肿块内鱼肉样组织自破口外露,有活动性出血,增大的右卵巢与子宫右侧壁、右侧盆壁及盆底广泛致密粘连,右侧输卵管结构不清,右侧输尿管在近宫颈处与右侧卵巢肿块致密粘连,探查左侧附件、肝、胆、脾、胃、大网膜、结肠旁沟等无异常。术中右侧卵巢肿块冰冻病例提示卵巢卵黄囊瘤,向患者家属交代相关病情及术中发现,虽患者已生育两胎,但年轻(仅 31 岁),希望保留卵巢及生育功能,故仅行右侧附件切除术。因肿瘤巨大,与周围粘连严重,且血供极其丰富,术中出血共约 3 400ml,输入红细胞悬液 9U,血浆 600ml,纤维蛋白原 3g,术后恢复好,术后第 4 天 Hb 104g/L,顺利出院。

术后病检报告为右侧卵巢卵黄囊瘤,结合术中探查情况诊断为右侧卵巢卵黄囊瘤 IC2 期,术后 17 天给予 BEP 方案(博来霉素、依托泊苷、顺铂)行第 1 次化疗,进行卵巢卵黄囊瘤后续治疗。

【专家点评】

该患者的成功救治,概括起来有三点值得学习和借鉴。

1. 该病例 2 年前有卵巢畸胎瘤手术史,此次妊娠后在孕中期发现附件区囊实性包块时,误认为是卵巢畸胎瘤再发,未引起重视,未定期随访监测,致使卵巢包块进行性快速增大。该病例再次提醒我们,妊娠期附件区包块性质的评估非常重要,恶性包块的超声学特点同非孕期,如果卵巢肿瘤直径大于6cm,多房,且为实性或囊实性,囊壁内见乳头或结节,血流信号丰富,甚至伴有腹水,高度怀疑恶性肿瘤。

2. 把握妊娠期卵巢肿瘤手术治疗的时机及方式。①当高度怀疑妊娠合并卵巢恶性肿瘤时,具体手术途径及方式须结合卵巢肿瘤的类型、期别、孕周、对胎儿的期望值等进行个体化治疗(见图15-1)。②当出现与卵巢肿瘤相关的急腹症(卵巢肿瘤蒂扭转或破裂)时,因为肿瘤细胞具有侵袭性,当妊娠合并卵巢恶性肿瘤发生腹痛时,要考虑到肿瘤破裂的可能性。如妊娠期仅行卵巢肿瘤的手术治疗,不终止妊娠,不推荐常规使用宫缩抑制剂预防流产或早产。

3. 妊娠期卵巢恶性肿瘤涉及手术分期,手术难度增大,尤其是巨大包块,血供丰富,建议术中请经验丰富、操作娴熟的妇科医师会诊,并做好大出血急救应对措施。

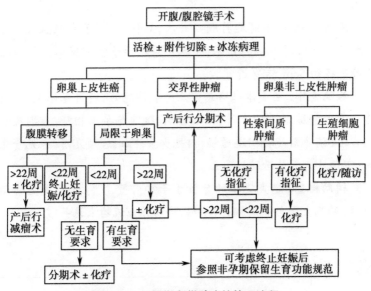

图 15-1　妊娠期卵巢肿瘤的管理流程
引自:《妊娠期卵巢肿瘤诊治专家共识(2020)》。

（陈洪琴　周　容）

病例 15-5　子宫腺肌瘤挖出术后的妊娠期子宫破裂

【病史】

患者张某,35岁,因"停经32⁺⁶周,阴道无痛性少量流血2⁺小时"急诊入院。

平素月经周期29~30天,根据孕早期超声核实孕周无误。孕期建档,定期产前检查,24周产科系统超声提示胎盘前壁,下缘完全覆盖宫颈内口。2⁺小时前便秘后出现阴道流血,量少,色鲜,无腹痛。

患者G_2P_1,6年前足月顺产一次,3年前因"子宫腺肌瘤"行腹腔镜下子宫腺肌瘤挖出术,手术记录提示子宫前壁中段挖出腺肌瘤直径约5cm,未穿透宫腔。

入院查体: 生命体征均正常。一般情况好,内科查体无特殊;建立有效静脉通道后专科查体,宫高、腹围与孕周相符,未扪及明显宫缩;消毒后窥视阴道通畅,内见少量鲜血,宫颈光滑,未见赘生物,宫颈外口未见活动性出血。

辅助检查: 超声提示胎盘位于子宫前壁,下缘完全覆盖宫颈内口;胎儿大小与孕周相符,羊水、脐动脉血流均未见异常。

【诊治思路】

1. 诊断及诊断依据

(1)**中央型前置胎盘伴出血:** 孕32⁺⁶周,超声提示胎盘下缘完全覆盖宫颈内口,阴道内少量出血。

(2)**瘢痕子宫**：既往子宫腺肌瘤挖除术。

(3)G_2P_1,32^{+6}周宫内孕,单活胎,先兆早产：既往足月分娩一次,阴道内少量出血。

2. 处理

总原则：处理原则同中央型前置胎盘,但该病例并非只是中央型前置胎盘,还是子宫腺肌瘤挖出术后的瘢痕子宫,需警惕子宫破裂的风险。

(1)**中央型前置胎盘的处理原则**：入院后完善相关检查,根据《前置胎盘的诊断及处理指南(2020)》,前置胎盘的处理应遵循的原则是,为了提高胎儿存活率,在母胎安全的前提下,适当延长孕周。该患者32^{+6}周(正是中央型前置胎盘出血的好发孕周),目前阴道流血少,故给予地塞米松促胎肺成熟,硫酸镁保护胎儿脑神经,尽量延长孕周,同时交叉配血备用,做好随时急诊手术的准备。

入院后经上述处理,患者病情稳定,入院后1周(即孕33^{+6}周),进食晚餐后,突然出现上腹部持续隐痛,不伴恶心、呕吐,无阴道流血等,生命体征平稳,腹部软,中上腹部有轻压痛,子宫张力不高,考虑胃肠痉挛,给予山莨菪碱10mg肌内注射解痉治疗。

用药后2小时患者全腹疼痛加重,查体：急性病容,生命体征平稳,全腹软,有压痛,脐周最明显,子宫张力不高。给予心电监护,建立有效静脉通道,确认已备合血；因进食后出现腹痛症状,首发为上腹部疼痛,蔓延至全腹,不能排除胰腺炎、胃肠穿孔等原因引起的急腹症,故急查血常规(Hb 124g/L)、淀粉酶、脂肪酶,同时行肝胆胰脾超声未见异常,胸腹腔超声未见盆腹腔游离气体或液体。行床旁产科超声,结果提示：胎心率147次/min,羊水最大深度5cm,脐血流S/D值为2.3。因患者曾行子宫腺肌瘤挖出术,故重点观察子宫前壁肌壁的完整性,尤其是中份,超声显示肌层完整,胎盘前壁,完全覆盖宫颈内口,宫体部胎盘后间隙未见占位；行电子胎心监护了解胎儿宫内情况。

捆绑电子胎心监护带时,患者诉有大便感并突然由平躺改为坐立位,随即出现腹痛加剧,面色苍白,大汗淋漓,心率135次/min,血压90/53mmHg;考虑有内出血,立即在全麻下行急诊剖宫产+剖腹探查;术中发现腹膜呈紫蓝色,腹盆腔游离血约1 200ml,子宫体部见5cm×4cm破口,此处可见胎盘附着,活动性出血,立即取子宫下段切口,行胎盘打洞后取出胎儿,捆绑子宫下段,积极输血、输液纠正休克,娩出胎盘后行双侧子宫动脉上行支结扎,子宫出血减少,常规缝合子宫切口及破裂口。新生儿重度窒息,1分钟、5分钟、10分钟Apgar评分分别为1分、5分、6分。

(2)孕晚期急腹症的鉴别:

1)急性胰腺炎:常有暴饮暴食、胆石症或孕期高脂血症的病史。妊娠期的急性胰腺炎常发生于孕中晚期,多表现为突然发作的持续性上腹部疼痛,可向腰背部放射,可伴有恶心、呕吐,呕吐后腹痛无明显好转,发热甚至低血压、休克等;血淀粉酶或脂肪酶升高3倍以上有助于诊断,孕期行胰腺超声、核磁共振可了解胰腺影像学改变。

2)急性阑尾炎:多为转移性右下腹疼痛,右下腹压痛、反跳痛、肌紧张等,血常规提示白细胞总数升高,阑尾超声可有助于诊断,但妊娠期症状较隐匿,查体可不典型,易发生穿孔、感染性腹膜炎甚至感染性休克。

3)胃肠穿孔:常伴原发疾病,如消化道溃疡、肿瘤、炎症等,超声或放射平片提示肠腔外游离积气。

该患者首发为上腹部疼痛,但血常规、血淀粉酶、脂肪酶及腹部超声均未见异常,故可与急性胰腺炎、急性阑尾炎、胃肠穿孔等疾病相鉴别。该患者曾有子宫腺肌瘤挖除史,因此,子宫腺肌瘤挖除后局部瘢痕破裂需要高度警惕。

(3)孕晚期瘢痕子宫破裂的临床表现及诊治:相比于子宫肌瘤挖出术者,子宫腺肌瘤挖出术后的瘢痕子宫再次妊娠时更易发生子宫破裂,因为子宫腺肌瘤多合并弥漫性子宫腺肌病,不宜挖出干净,切缘存在的腺肌病病灶,组织质脆且弹性差,子宫切口愈合不良概率增加。对于孕前挖出肌瘤或腺肌瘤者,需要警惕孕期子宫破裂的风险(特别是在妊娠晚期)。此外,对于前次剖宫产的患者,特别是再次妊娠间隔时间较短的患者(如间隔时间不足18个月),再次妊娠后也有发生子宫破裂的风险。子宫破裂的症状不典型、缺乏特异性;当妊娠期出现腹痛、腰背痛、胎动异常、胎心异常的时候,结合瘢痕子宫的病史,应考虑子宫破裂的可能性,应立即急诊就诊,必要时急诊手术探查。

【专家点评】

该患者虽抢救成功,但诊治过程有经验,更有教训。

经验包括:①妊娠合并急腹症的诊断及鉴别诊断比较困难,该患者进餐后出现上腹部隐痛,为首发症状,结合全腹压痛不排除急性胰腺炎、胃肠穿孔等消化系统急症,同时进行相关检查,包括超声,了解子宫肌壁完整性。②无论何种病因导致的急腹症,给予心电监护,建立有效静脉通道、备血等紧急救治措施都是非常有必要的;③该患者为中央型前置胎盘、子宫破裂伴失血性休克,术中由经验丰富的医师快速止血,为抗休克治疗赢得时间,避免前置胎盘进一步大出血,甚至发生 DIC,给抢救"雪上加霜"。

教训包括:①患者出现腹痛后,一线医师未引起足够重视,未行相关病因筛查,简单考虑为"胃肠痉挛",处理较草率;当妊娠合并急腹症时,应汇报至有经验的医师,并且要在床旁查看患者。②超声影像学对子宫破裂的诊断意义尚有争议,不能过于依赖超声影像学结果,须结合既往病史、临床症状及体征综合判断。③患者急性腹痛,病因不明,而生命体征稳定的情况下,对于有生机儿,也应积极行胎儿电子监护评估胎儿宫内情况。该患者起病症状不典型,休克前血红蛋白无变化,超声无阳性发现,推测可能为子宫不全破裂;当体位改变,腹压增加后子宫不全破裂加重变成完全破裂,活动性大出血,继而快速引起休克,而子宫破裂最常见的首发表现为胎心改变,早期行电子胎心监护可能会有阳性发现。

(陈洪琴　周　容)

病例 15-6　孕晚期脐动脉血流比值升高

 【病史】

患者李某,32 岁,因"停经 34^{+3} 周,发现脐血流异常半天"入院。

患者孕 12 周建档,规律产前检查,孕期无特殊。现孕 34^{+3} 周,半天前门诊常规产前检查时彩超提示宫内单活胎,脐血流 S/D 值为 4.05,搏动指数(PI 值)为 1.29。自数胎动正常,电子胎心监护示 NST 反应型。

入院查体: T 36.7℃,HR 91 次 /min,R 20 次 /min,BP 117/65mmHg,心肺无异常。专科查体,宫高 30cm,腹围 92cm。头先露,胎心率 138 次 /min。腹软,无宫缩。骨盆出口横径 8cm。阴道检查,先露高浮,S-3,宫颈居后,质硬,未消退,阴道内未见血迹及异常分泌物。

辅助检查: 产科彩超提示宫内单活胎。双顶径 8.50cm 头围 30.11cm,股骨长 6.42cm,腹围 29.50cm,EFW(2 174±200)g。羊水深度 3.8cm,羊水指数 10.2cm。胎儿颈部见脐带绕颈一周,脐动脉血流 S/D 值为 4.05,PI 值为 1.29。有胎心胎动,胎心率 145 次 /min,心律齐。

【诊治思路】

1. 诊断及诊断依据

(1)脐动脉血流 S/D 值异常:脐动脉多普勒超声检查提示脐动

脉血流 S/D 值为 4.05,PI 值为 1.29(>第 95 百分位数)。

(2)**脐带绕颈**:超声提示脐带绕颈一周。

(3)G_1P_0,34^{+3} **周宫内孕,头位,单活胎,待产**:既往无妊娠史,核实孕周 34^{+3} 周,超声提示宫内单活胎,无宫缩。

2. 处理　妊娠晚期特发性胎儿脐动脉血流频谱异常的诊治尚无相关临床指南,对类似患者的处理可参照国内外产前监护指南或胎儿生长受限指南中有关脐动脉血流异常的处理,特别是我国《胎儿生长受限专家共识(2019 版)》。

(1)**脐动脉血流频谱异常的一般处理**:孕 34^{+3} 周的胎儿出生后已有存活能力,胎儿脐动脉血流频谱异常(S/D 值和 PI 值均大于第 95 百分位数)提示胎儿胎盘循环障碍、胎盘功能不足,需警惕可能发生胎儿宫内缺氧窘迫,甚至死胎。考虑到该患者 7 天内存在早产风险,入院后应给予糖皮质激素促胎肺成熟,地塞米松 6mg 肌内注射,每 12 小时 1 次,共 4 次。

(2)**脐动脉血流频谱异常的病因学分析**:胎儿脐动脉血流频谱异常通常涉及母体、胎儿及胎盘脐带三个因素。对于本例患者,母体相关高危因素如高血压、糖尿病、免疫系统疾病、易栓症等在入院后进行了相关检查,发现 D- 二聚体 7.88mg/L,血栓弹力图中凝血反应时间(R 值)3.60 分钟(参考范围 5~10 分钟)、血凝块形成时间(K 值)0.90 分钟(1~3 分钟)、血凝块生成速率 α 角(angle)76.00°(53°~72°)、最大血凝块强度(MA)76.10mm(50~70mm)、凝血综合指数(CI 值)4.60(−3~3),提示患者血液存在高凝状态,余检查未见异常。胎儿因素如生长受限、结构异常、遗传学异常等在常规产前筛查中暂未发现异常;胎盘脐带因素在常规产前检查中发现脐带绕颈一周。因此,目前胎儿脐血流异常原因不明,可疑患者血液高凝状态和脐带因素,因尚未足月,目前胎动正常、电子胎心监护正常,可住院严密监护下继续期待观察,并予低分子量肝素(4 000U i.h.,q.d.)改善血液高凝状态。对于采用预防剂量的低分子量肝素的患者,至少应在择期终止妊娠前 12 小时停用。

(3)胎儿宫内监护方法：主要包括胎动计数、超声评估和电子胎心监护。首先需告知患者每日早、中、晚严格自数胎动的重要性，如有胎动异常需立即进一步评估。超声检查应包括胎儿生长发育、羊水情况，并适时参考多普勒血流和生物物理评分等。该例患者住院期间每周行一次全面的产科彩超检查，需警惕胎儿宫内生长受限、羊水量异常等情况。超声多普勒血流的评估内容主要包括胎儿脐动脉血流、大脑中动脉血流、静脉导管血流等。入院后该患者立即进一步完善了大脑中动脉血流、静脉导管血流等检查，结果未见异常。对于脐血流异常，目前尚无建议的最佳的监测频率。英国皇家妇产科学会（RCOG）指南推荐对于未足月胎儿行期待治疗、脐动脉搏动指数>第95百分位时，每周行超声多普勒血流监测2次；但当脐血流明显异常时（舒张末期血流缺失或反向），应每天监测1次。故该例患者一周行2次脐血流监测。电子胎心监护需每天至少1次，如有异常增加监护频率，必要时行生物物理评分。

(4)分娩时机及方式：单纯的脐动脉多普勒血流比值增高不是需要立即终止妊娠的指征，应对母胎情况做好全面评估并密切随访。如胎儿监护正常，通常可期待至孕足月。对于37周后脐血流比值仍较高者，需权衡继续期待的利弊，并做好医患沟通。脐血流S/D值增高不是剖宫产的绝对指征，有阴道试产意愿者在告知相关风险后可先行催产素激惹试验（OCT）预测胎儿宫内储备能力，结果阴性可适时引产，产程中应严密监护，必要时放宽剖宫产指征。但若OCT阳性或脐血流明显异常（舒张末期血流缺失或反向），建议剖宫产终止妊娠。

患者入院后第2周（孕35^{+3}周），复查产科彩超提示宫内单活胎，头位，双顶径8.52cm头围30.44cm，股骨长6.48cm，腹围30.10cm，EFW（2 281±200）g。羊水深度2.3cm，羊水指数7.2cm。胎儿颈部见脐带绕颈1周，脐动脉血流S/D值5.99，PI值1.62。胎心率138次/min。患者诉当日胎动减少，电子胎心监护提示

NST 无反应型(基线 130 次 /min,微小变异,无有效加速,刺激无反应),生物物理评分 6 分。因胎儿宫内情况恶化(胎儿生长速度减慢、羊水减少、脐血流指标明显增高、胎动减少、异常 NST、生物物理评分 6 分),孕周>34 周,已完成促胎肺成熟,可考虑积极终止妊娠。向患者及家属交代后其签字要求行急诊剖宫产。术中发现羊水偏少(约 300ml)、Ⅲ度粪染,胎儿脐带绕颈一周,脐带较细直径约 1cm、长度 55cm,脐带呈螺旋式扭转约 33 周,近胎儿脐部约 5cm 处脐带可见一段长约 1cm 暗红色极度扭转变细区域。新生儿出生体重 2 100g,1 分钟、5 分钟、10 分钟 Apgar 评分分别为 8分、10 分、10 分,脐动脉血 pH 值 7.20。随访新生儿预后良好。术后推测该患者脐动脉血流异常归因于脐带因素所致。

【专家点评】

1. 多普勒超声是目前唯一的非侵入性胎儿血流动力学检查方法,其结果可用于胎儿监测。纳入随机试验的 meta 分析证实,对于存在子宫胎盘功能不全的妊娠,在脐动脉多普勒超声结果的指导下进行产科管理可降低围产期死亡率和并发症发生率。通常情况下,对于并发胎儿生长受限(FGR)和 / 或高血压疾病的妊娠,脐动脉多普勒评估的作用最大,也可用于监测双胎妊娠,尤其是双胎生长不一致和双胎输血综合征等并发症。

2. 妊娠 28 周后,脐血流 S/D 值>3.0 或阻力指数(RI 值)>0.6或 PI 值>1.0 是识别不良妊娠结局的警戒值。如果上述脐血流指标超过相应胎龄的第 95 百分位数,则通常认为具有一定的风险,需严密监测随访。最初较高的 S/D 值或 PI 值可能随着胎龄增加而逐渐降低,提示胎儿胎盘循环改善,而上述指标增高可能表明胎儿宫内情况恶化。

3. 脐血流异常时的产科处理取决于多普勒检查结果异常的严重程度、基础产科并发症的严重程度以及孕周。胎儿畸形和染色体非整倍性是额外因素,应个体化处理。如果存在舒张末期血流,但S/D值或PI值较高或升高,则应强化胎儿监测,如每周进行1~2次脐动脉多普勒超声,并根据临床情况每周进行1~2次NST、生物物理评分或改良型生物物理评分(门诊管理),住院患者建议每天进行1~2次NST,必要时行生物物理评分或改良型生物物理评分。如果胎儿监测提示胎儿受损(如NST无反应型、胎心率基线变异性较差、持续性晚期减速、羊水过少或生物物理评分<4分,以及脐血流指标恶化、静脉导管α波缺失或反向),则强烈提示应该进行分娩,并且应依据产科因素(如胎龄、电子胎心监护图形)和母体因素(如并发症和宫颈状况)确定分娩方式。

　　该例患者的成功救治首先取决于正规的产前检查,以及医生对胎儿脐动脉血流频谱异常的正确判读和重视。其次,入院后对患者立即进行了病因学分析排查,制订了合理的胎儿监护方案,并在发现胎儿宫内情况恶化后及时终止妊娠,避免了不良结局,有效改善了新生儿预后。

(彭雪　周容)

第十六章 感染篇

病例 16-1　单核细胞增生李斯特菌感染

【病史】

　　患者陈某,31 岁,$G_3P_1^{+1}$,因"停经 31 周,高热半天,腹痛 2 小时"入院。孕期定期产前检查无特殊。半天前无明显诱因出现高热,最高 39.4℃,偶有咳嗽,无明显咳痰,无尿频、尿急;2 小时前出现不规律腹痛,强度强,无阴道流血、排液,电子胎心监护提示胎心率基线高,变异差,NST 无反应型(微小变异,加速 <10 秒),生物物理评分 6 分。

　　患者 5 年前足月顺产一男活婴,出生体重 3 400g,3 年前人工流产一次。

　　入院查体:T 39.5℃,HR 121 次 /min,R 26 次 /min,BP 126/76mmHg。听诊双肺呼吸音较清,咽部无充血水肿。专科查体,子宫无明显压痛及反跳痛,宫高 27cm,腹围 90cm,宫口未开。

　　辅助检查:血常规示,WBC $17.7×10^9$/L,N%79.7%,RBC $3.1×10^{12}$/L,Hb 114g/L,PLT $132×10^9$/L,CRP 23mg/L,PCT 0.14ng/ml。

产科彩超提示,BPD 8.2cm,FL 6.1cm,羊水深度 4cm,羊水指数 10.5cm,胎盘位于子宫后壁,胎心率 167 次/min。

入院后立即给予左侧卧位吸氧、5% 葡萄糖注射液 500ml 输入等宫内复苏措施,以及地塞米松促胎肺成熟、硫酸镁保护胎儿脑神经。复查电子胎心监护提示 NST 反应型。在此过程中患者胎膜自破,阴道排液多,阴道后穹窿可见清亮液池,pH 试纸变蓝,无明显异味,不规律宫缩,取阴道分泌物送培养。

【诊治思路】

1. 诊断及诊断依据

(1)**发热待诊,上呼吸道感染? 宫内感染?**:①患者有高热,偶有咳嗽,WBC 17.7×10^9/L,N% 79.7%,CRP 23mg/L,PCT 0.14ng/ml。②患者发热、腹痛、胎膜早破,虽暂无子宫压痛、阴道分泌物异味等,宫内感染不能排除。

(2)**胎膜早破**:患者入院后出现阴道排液多,阴道后穹窿可见液池,pH 试纸变蓝。

(3)$G_3P_1^{+1}$,**31 周宫内孕,头位,单活胎,先兆早产**:患者 5 年前足月顺产一男活婴,3 年前人工流产一次。彩超提示宫内单活胎,有不规律宫缩,强度强。

2. 处理

总原则:积极抗感染治疗,明确感染源,严密监测胎儿宫内情况,必要时终止妊娠。

对该患者的处理,参考 2014 年澳大利亚 *Management of Perinatal Infections* 和 2015 年 ACOG 委员会 *Management of Pregnant Women With Presumptive Exposure to Listeria monocytogenes*,列出以下几点供参考。

(1)**诊断单核细胞增生李斯特菌感染**:本例患者入院后立即给予头孢曲松钠经验性抗感染治疗,但治疗效果不满意,体温仍高,波动在 37.5~38.8℃。入院后第 3 天因宫缩难以抑制、持续Ⅱ类电子胎心监护,胎儿生物物理评分 4 分,考虑胎儿宫内窘迫,交代相关风险后立即行急诊剖宫产,术中取宫腔分泌物、新生儿外耳道分泌物送需氧、厌氧培养,胎盘送病理检查。患者第一次宫腔分泌物培养结果提示大量单核细胞增生李斯特菌,新生儿痰培养提示大量单核细胞增生李斯特菌,再次追问患者病史,自诉 1 周前曾食用冰箱内水果后自觉有低热,无腹痛、腹泻、恶心、呕吐等症状,未引起患者重视。

单核细胞增生李斯特菌广泛存在于自然界中,属于革兰氏阳性菌,食品常被此菌污染,并可通过胎盘感染胎儿,造成新生儿败血症、脑膜炎、甚至死亡。结合本例患者入院前 1 周曾有食用冰箱内水果后出现低热病史,应考虑有单核细胞增生李斯特菌感染可能。患者反复高热,血培养及生殖道分泌物培养尤为重要,如果培养结果为单核细胞增生李斯特菌,则可诊断明确,如果培养为阴性,则行经验性抗感染治疗,并继续寻找感染源,本例患者宫腔分泌物培养结果为单核细胞增生李斯特菌,诊断明确。所生新生儿痰培养及血培养均提示单核细胞增生李斯特菌感染,新生儿宫内感染诊断明确。

(2)治疗单核细胞增生李斯特菌感染:对于单核细胞增生李斯特菌感染,常用的治疗方案有以下四种。

1)选择有效的抗单核细胞增生李斯特菌的抗生素,需要满足血管内高浓度剂量以及可通过胎盘屏障,疗程至少 2 周。

2)这种特殊细菌天然对头孢类抗生素不敏感,对青霉素、氨苄西林、链霉素、庆大霉素、磺胺甲噁唑 / 甲氧苄啶(复方磺胺甲噁唑)等均敏感,没有证据证明青霉素优于氨苄西林,但是氨苄西林或阿莫西林被认为是首选,单次剂量为 2g,4~6 小时 1 次,共14 天。

3)氨苄西林或青霉素在与庆大霉素联合应用时有协同作用,但耳毒性与胎儿毒性需要进一步衡量。

4)复方磺胺甲噁唑对李斯特菌有体外杀菌作用,对青霉素过敏者可选用,治疗疗程至少2周。

本例患者诊断明确后,加用复方磺胺甲噁唑(青霉素皮试阳性)继续抗感染。术后第3天体温恢复正常,体温正常4天后再次取宫腔分泌物送培养,结果阴性,共用药14天,痊愈出院。

(3)可疑感染单核细胞增生李斯特菌的患者终止妊娠的时机:紧急分娩取决于患者疾病的严重程度和胎儿宫内情况。对于感染来源部位不明的发热患者出现难以抑制的宫缩时,高度怀疑宫内感染,应尽快终止妊娠;或有生机儿存在宫内窘迫时,需立即终止妊娠,否则可在严密监测胎儿宫内情况下积极抗感染治疗。

(4)新生儿感染单核细胞增生李斯特菌的处理:新生儿感染单核细胞增生李斯特菌根据孕周分为两型,早发型常为早产儿,出生后2天内发病多见,多由母婴垂直传播所致,主要表现为败血症,可伴有急性呼吸窘迫及肺炎,脑膜炎相对较少见。晚发型多发生于出生7天后至数周,足月儿多见,主要症状为脑膜炎。因单核细胞增生李斯特菌可直接通过血脑屏障进入脑实质及脑干,从而引起脑膜脑炎及脑干脑炎,存活婴儿中约30%~50%留有严重神经系统后遗症,包括脑积水、癫痫、耳聋、皮质盲、智力障碍等。

对新生儿感染后抗生素的选择:经验性抗感染治疗,阿莫西林或氨苄西林50mg/kg,每12小时1次,加用庆大霉素2.5mg/kg,每12小时1次。对培养结果阴性的新生儿,抗生素使用48小时后停用;培养结果为阳性患者,再根据脑脊液培养结果情况而定,脑脊液培养结果也为阳性的新生儿,抗生素使用至少21天,脑脊液培养结果阴性的新生儿,抗生素使用至少14天。

(5)预防孕产妇感染单核细胞增生李斯特菌

1)避免食用高风险食物,如未经消毒的牛奶,生牛奶制作的食物,未煮熟的海鲜、鱼、蛋、肉类等。

2)注意卫生、勤洗手。

3)生、熟食物分开。

4)剩菜充分加热后食用,尽量食用新鲜食物。

5)水果蔬菜彻底洗净削皮后食用。

6)制作沙拉前,蔬菜或肉类需完全煮熟。

【专家点评】

从该患者的救治中,我们得到以下体会。

1. 单核细胞增生李斯特菌感染,临床不多见,绝大多数孕妇感染后早期无特异性症状,极易作为上呼吸道感染处理甚至忽略。

2. 当按照常规方案治疗,疗效不佳时,需积极寻找病因,明确诊断。因此,详细询问病史,仔细的体格检查、多途径的辅助检查(如宫腔分泌物培养、新生儿外耳道分泌物培养、胎盘病检等)就非常重要。

3. 由于单核细胞增生李斯特菌可通过胎盘感染胎儿,因此,针对胎儿或新生儿的治疗至关重要。即使新生儿转入新生儿科后,产科医师也要将患者的检查结果第一时间通知儿科医师,以便儿科医生有针对性的用药。

4. 单核细胞增生李斯特菌的治疗,必须足量、足疗程。

5. 由于食品,特别是存放于冰箱中的食品,常被单核细胞增生李斯特菌污染,因此,孕产妇保持健康的生活习惯,可以有效避免"病从口入",减少感染风险。

(龚美琴 李 涛 胡雅毅)

病例 16-2　宫颈功能不全合并解脲 支原体阳性

【病史】

患者王某,32 岁,$G_3P_0^{+2}$,因"停经 14 周,要求宫颈环扎"入院。

患者有 2 次孕中期不明原因自然流产史。此次妊娠前在无麻醉情况下 8 号扩宫棒无阻力通过宫颈管,诊断子宫颈功能不全。

3^+ 年前孕 26 周及 2 年前孕 24 周无明显诱因、无阴道流血及宫缩的情况下流产。

入院查体:生命体征平稳。内科查体无特殊。

专科查体:宫高 11cm,腹围 85cm,胎心率 150 次 /min。未做阴道检查。

辅助检查:血常规示,WBC 12.4×10^9/L,N%75%,RBC 3.8×10^{12}/L,Hb 124g/L,PLT 141×10^9/L。产科彩超提示,BPD 2.8cm,FL 1.3cm,羊水深度 4cm,胎心率 157 次 /min。阴道彩超提示宫颈管长 2.4cm。阴道壁无红肿、溃疡等,有少许乳白色分泌物,无异味,2 次阴道分泌物培养提示解脲支原体阳性。

【诊治思路】

1. 诊断及诊断依据

(1)**妊娠合并宫颈功能不全:**患者有 2 次孕中期不明原因自然流产史,此次妊娠前已诊断宫颈功能不全。

(2)**妊娠合并解脲支原体定植:**此次妊娠 2 次阴道分泌物培养解脲支原体阳性,但患者无尿频、尿急、尿痛,无腹痛、阴道流血、排液等不适,白带常规检查正常。

(3) $G_3P_0^{+2}$,14 周宫内孕,头位,单活胎,待产:2 次孕中期流产史,此次超声提示宫内早孕,无宫缩、无流血排液。

2. 处理

总原则:尊重患者意愿,交待相关风险,创造条件行宫颈环扎。

该患者的诊治主要参考了 2016 年《＜ACOG 宫颈环扎术治疗宫颈功能不全指南＞解读》和 2016 年《生殖道支原体感染诊治专家共识》,列出以下几点供参考。

(1)宫颈功能不全的诊断

1)基于病史进行诊断:本例患者有 2 次孕中期无阴道流血及宫缩的情况下流产史。

2)基于孕中期宫颈长度和宫颈缩短等超声标志进行诊断,本例患者孕 14 周时宫颈管长 2.4cm,小于 2.5cm。

3)非孕期的试验性诊断:本例患者非孕期无麻醉的情况下 8 号扩宫棒可无阻力通过宫颈管。

(2)解脲支原体定植的诊断及处理:宫颈拭子与阴道拭子是女性最常采用的检测手段,可培养或核酸检测,本例患者系阴道分泌物培养提示解脲支原体阳性。

对于泌尿生殖道支原体检出的处理原则:男女双方均无泌尿生殖道感染的相关症状,仅实验室指标阳性,考虑为携带者,不必治疗,且解脲支原体的根治极其困难。但该患者因宫颈功能不全,拟行宫颈环扎术,对于生殖道支原体定植者,阴道手术是否增加感染、胎膜早破甚至流产的风险,以及是否需要治疗,目前相关指南尚未明确指出。权衡利弊,该患者给予阿奇霉素 1g 顿服后,行宫颈环扎术。

(3)宫颈环扎:相关内容详见病例 1-6。

【专家点评】

1. 本例患者孕前已进行宫颈机能的检查,故宫颈功能不全诊断明确。

2. 虽然 2 次阴道分泌物培养提示解脲支原体阳性,但患者无相关症状及体征,考虑为解脲支原体定植(携带),无特殊处理。但仍需向患者及家属充分交代相关风险,包括胎膜早破、绒毛膜羊膜炎、宫颈裂伤、缝线移位、感染等。

3. 非孕期的扩宫棒检查,虽然是一种参考方法,但是因为有增加宫颈损伤及增加感染的风险,一般不推荐常规使用。

(龚美琴　李 涛　胡雅毅)

病例 16-3　孕 26 周,胎膜早破合并尿路感染

 【病史】

患者黄某,31 岁,因"停经 26^{+3} 周,阴道排液 3 小时"急诊入院。

患者平素月经规律,末次月经为 2021 年 2 月 21 日。孕期我院建档,定期产前检查。3 小时前出现阴道排液,量多、色清亮,无阴道流血,伴不规律下腹部发紧。

7 年前人工流产一次。

入院查体:T 36.9 ℃,HR 86 次/min,R 20 次/min,BP 124/75mmHg,SpO_2 99%。心肺听诊无异常。腹部膨隆,无腰痛、肋下痛等。专科查体,宫高 23cm,腹围 84cm,胎方位 ROA,胎心率 148 次/min。宫缩不规律,持续 15~20 秒,强度中等。消毒后阴道检查,头先露,S-3 以上,宫颈管居后,质中,消退 50%,宫口未开,阴道内未扪及条索状物搏动,阴道后穹窿有积液池,阴道口见清亮液体流出,pH 试纸变蓝。

辅助检查:血常规示,WBC $13.4×10^9$/L,N%83.2%,Hb 121g/L,PLT $157×10^9$/L;尿常规示,尿蛋白(−),WBC(−),脓细胞(±);凝血功能、

肝肾功能未见异常。产科彩超提示羊水深度 1.6cm,羊水指数 4.7cm。

入院第 2 天,患者出现尿频、尿急、尿痛,体温正常,查体无肾区叩痛,泌尿系超声提示右侧输尿管轻度积水,复查尿常规示脓细胞(+),取小便送需氧厌氧菌培养,结果回示:需氧菌培养结果为大肠埃希菌>10^5 CFU/ML,厌氧菌培养未分离出专性厌氧菌。

 【诊治思路】

1. 诊断及诊断依据

(1)**胎膜早破:**患者有阴道排液;查体阴道后穹窿见积液池,阴道口见清亮液体流出,pH 试纸变蓝。

(2)**妊娠合并尿路感染:**患者出现尿频、尿急、尿痛症状;尿常规示脓细胞(+);小便需氧菌培养示,大肠埃希菌>10^5CFU/ml。

(3)$G_2P_0^{+1}$,26^{+3} 周宫内孕,头位,单活胎,先兆早产:既往人工流产一次;宫高、腹围同孕周大;扪及不规律宫缩;胎膜已破。

2. 处理

总原则:①注意休息,加强营养,适当活动。②积极寻找并去除导致尿路感染的高危因素。③根据药敏试验结果针对性地使用抗生素。④对症支持治疗。

(1)**积极寻找并去除尿路感染发生的高危因素:**尿路感染在妊娠期很普遍,主要是由于增大的子宫压迫输尿管、孕期激素变化使输尿管蠕动缓慢、暂时性膀胱-输尿管活瓣关闭不全所致。寻找尿路感染的高危因素,如泌尿系结石、阴道炎等;排查泌尿系统是否结构异常,如肾盂输尿管畸形、多囊肾等;追问是否有泌尿系统手术史等。

(2)**完善尿培养并根据药敏试验结果使用抗生素:**妊娠合并尿路感染主要分为三种临床类型:无症状菌尿、急性膀胱炎、急性肾盂肾炎。尿路感染常见的致病菌是革兰氏阴性杆菌,约占尿路感染的 85%,其中以大肠埃希菌最为常见,其次为克雷伯菌、柠檬酸杆菌、变形杆菌等;约 5%~15% 的尿路感染由革兰氏阳性球菌引起,如肠球菌、葡萄球菌等。

因此,妊娠合并尿路感染多为细菌感染,需使用抗生素治疗。对于无症状菌尿及膀胱炎,首选第二代或三代头孢菌素,建议连续治疗 10~14 天,治疗后 1~2 周复查尿培养,结果阴性为治愈,若为阳性,需根据药敏试验结果更换抗生素,并持续治疗到产后 6 周。若为 B 族链球菌所致的尿路感染,首选青霉素 G 或氨苄西林,若青霉素过敏,可选用头孢唑林或克林霉素。该患者出现尿频、尿急、尿痛症状,立即完善尿常规及尿培养。在等待尿培养结果的同时,结合我院常见尿路感染的细菌谱及耐药性情况,经验性使用头孢西丁钠 2g i.v.gtt.,q.8h. 抗感染,根据疗效及培养结果调整治疗方案。该患者使用抗生素后症状明显好转,再次小便培养仍为大肠埃希菌感染,对头孢西丁钠敏感,因此维持治疗方案不变。头孢西丁钠治疗共 10 天,复查尿常规及尿培养均未见异常。

(3)对症支持治疗,关注患者一般状况及疾病进展:该患者出现尿频、尿急、尿痛等下尿路感染症状,嘱多饮水,注意休息,增强抵抗力,给予碳酸氢钠片口服,碱化尿液。若出现发热、腰痛、肾区叩痛,实验室检查提示菌尿,偶伴恶心、呕吐等不适,则需考虑是否有急性肾盂肾炎等上尿路感染。发热时应及时物理降温、酌情药物退热治疗。因尿路感染可能引起早产,及时专科评估病情。

(4)关注产科情况:在治疗过程中,因患者存在胎膜早破,需要警惕生殖道感染可能性,故同时行宫颈分泌物培养,结果为阴性。因患者及家属保胎意愿强烈,入院后给予胎膜早破护理常规,硫酸镁保护胎儿脑神经,感染控制后给予地塞米松促胎肺成熟。硫酸镁和地塞米松的具体用法及注意事项,详见病例 2-2。

患者治疗过程中体温正常,子宫无压痛,阴道分泌物无异味,胎心胎动好,无绒毛膜羊膜炎的临床表现。孕 28^{+2} 周早产临产,再次给予硫酸镁负荷量 4g 静脉滴注保护胎儿脑神经,经阴道分娩一活婴,1 分钟、5 分钟、10 分钟 Apgar 评分分别为 8 分、9 分、9 分,分娩后取宫腔及新生儿外耳道分泌物送培养,胎盘常规送病理检查,新生儿转 NICU 治疗。

【专家点评】

　　妊娠合并尿路感染在孕期较为常见,可能引起宫内感染、胎膜早破、早产等并发症,临床上对母胎影响较大。①积极寻找导致尿路感染的原因。由于妊娠期子宫生理性右旋,右侧的输尿管及肾盂受压概率大,但也有双侧均受压的情况发生。②要熟悉尿路感染的常见病原微生物。在药敏试验结果出来前,经验性使用抗生素;在药敏试验结果出来后,有针对性的使用抗生素。选用疗效好,且对胎儿相对安全的药物。抗生素的应用需要足量、足疗程。③在抗感染治疗的同时,全身支持治疗和密切监护母胎情况同等重要。

(袁　琳　李　涛　胡雅毅)

病例 16-4　羊膜腔穿刺后高热

 【病史】

　　患者李某,36 岁,因"停经 28^{+4} 周,羊膜腔穿刺术后 5 天,发热 2 天"由外院转入。

　　患者末次月经为 2021 年 04 月 1 日,孕期定期产前检查。5 天前因高龄行羊膜腔穿刺术,手术顺利。2 天前无明显诱因出现发热,最高温度 38.5℃,偶感腹痛、腹部发紧,伴有轻微头痛,无咳嗽、咳痰,无畏寒、寒战,无胸闷、气促,无尿频、尿急、尿痛等不适,无腹胀、腹泻等不适。血常规提示:白细胞 16×10^9/L,N%87%,C 反应蛋白 12mg/dl。超声提示宫内单活胎。予以物理降温、抗生素抗感染治疗等(具体不详)。孕期体重增加 5kg。

5 年前孕 38 周顺娩一活婴。

入院查体:T 38.5℃,HR 110 次 /min,R 20 次 /min,BP 120/74mmHg。咽喉部无红肿,无心脏杂音,双肺呼吸音清,双肾区无叩痛。专科检查,宫高、腹围同孕周。子宫压痛,阴道少许分泌物,伴异味。电子胎心监护提示有不规律宫缩,强度中等,胎心率 146 次 /min。

辅助检查:尿常规、心脏彩超、泌尿系 B 超、心电图均未见异常。血常规示,白细胞 $17×10^9$/L,N% 95%,淋巴细胞百分比 15%,C 反应蛋白 114mg/dl。

 【诊治思路】

1. 诊断及诊断依据

(1)**宫内感染:**患者羊膜腔穿刺史,穿刺后最高体温达 38.5℃,偶感腹痛及腹部发紧,子宫压痛,阴道少许分泌物,伴异味,白细胞、中性粒细胞百分比及 C 反应蛋白升高。

(2)G_2P_1,28^{+4} 周宫内孕,单活胎,先兆早产:根据末次月经核实孕周无误,有腹痛及腹部发紧,既往顺产一次。电子胎心监护提示有中等强度的宫缩。

2. 处理

处理原则应是积极抗感染和抑制宫缩,必要时促胎肺成熟和保护胎儿脑神经,适时终止妊娠。

(1)**抗感染治疗:**有报道,不同人群和地理环境,宫内感染的常见致病菌的种类有一定差异,其中 B 族链球菌在全球范围内具有普遍的流行性和变异性。在得到阴道分泌物培养或血、尿培养报告结果前,可以经验性使用抗生素,选用覆盖潜在感染源的抗生素(兼顾革兰氏阳性和阴性或者需氧和厌氧等)。该患者可选用覆盖面较广的青霉素类与甲硝唑联合抗菌,根据体温变化及培养结果调整抗生素种类或剂量。有报道提及耐甲氧西林金黄色葡萄球菌感染的病例,如果以上抗生素治疗无效,可用亚胺培南西司他丁钠、万古霉素等,同时联合物理降温控制患者体温。抗生素的选用兼顾对胎儿的影响。

(2)抑制宫缩:患者入院时即有宫缩,中等强度;入院后第一时间给予宫缩抑制剂。

(3)该患者入院后,在立即应用广谱抗生素和宫缩抑制剂的同时,做了血培养、阴道分泌物培养,根据体温动态监测血象、C反应蛋白和降钙素原的变化,为调整抗生素提供依据。

(4)终止妊娠指征:一旦发生宫内感染,孕妇的患病率明显升高,胎儿和新生儿的死亡率也明显上升。当感染不能控制、体温持续不降时,要考虑放弃保胎。大量的研究和临床实践已经告诉我们,通常宫内感染物不排除、感染无法控制。该患者虽入院后经过积极抗感染治疗,但体温仍逐渐升高,最高达 40℃;宫缩较入院时明显增强,自然破膜,羊水浑浊;阴道检查宫口 3cm。与患者及家属沟通后,患者放弃保胎。故停用宫缩抑制剂后 2 小时,分娩一死胎。分娩后送宫腔分泌物和死胎外耳道分泌物培养,胎盘送病理检查。继续抗感染治疗。由于患者感染未控制,故在保胎过程中未用促胎肺成熟治疗和保护胎儿脑神经的治疗。

【专家点评】

羊膜腔穿刺是孕期一项有创性的产前诊断方法,具有一定的风险,如出血、羊水渗漏、流产等,也有穿刺损伤胎儿和发生宫内感染、胎死宫内的可能。穿刺后发生感染的风险与多因素有关,其中比较重要的是患者穿刺前是否存在一些潜在的疾病,因此,要注意以下要点。

1. 穿刺前一定要仔细询问患者的病史;做好术前的检查,如查血常规、凝血功能、阴道分泌物检查等。

2. 严格掌握羊膜腔穿刺的指征,并做好与患者和家属的沟通,详细交代穿刺前的准备工作、穿刺后的注意事项,及可能出现的不良后果。

3. 穿刺过程中要严格的无菌操作。

4. 重要的是在穿刺后要特别注意观察患者可能出现的不良反应,尤其是穿刺术后 2 周以内,一旦出现发热、腹痛等不适,及时处理,以免延误最佳处理时机。

(刘亚娜　薛志伟　周　淑)

病例 16-5　妊娠剧吐

【病史】

患者李某,28 岁,因"停经 2 月,剧烈呕吐 5 天"入院。

患者末次月经为 2021 年 04 月 1 日,停经 6^{+2} 周出现早孕反应,恶心、时有呕吐,呕吐物为胃内容物,至妊娠 8^{+3} 周开始出现持续性剧烈呕吐,无法进食,伴头晕、口苦、乏力,神志清楚,精神状态差,体重下降 1.5kg。

入院查体: T 39.0℃,HR 110 次/min,R 20 次/min,BP 120/74mmHg。口唇干裂,皮肤干燥,眼球稍凹陷,心脏无杂音,双肾区无叩痛。专科检查,子宫无压痛,阴道无异常流血、排液。

辅助检查: 尿常规提示尿酮体(2+),尿比重增加;血钾 3.4mmol/L;肝功能,ALT 151U/L,AST 109U/L,TB 20μmol/L;肾功能未见异常。心电图提示窦性心动过速。心脏彩超、泌尿系 B 超未见异常。产科超声提示宫内早孕。

【诊治思路】

1. 诊断及诊断依据

(1)**妊娠剧吐:** 孕早期,持续性呕吐,不能进食;有头晕、口苦、乏力、神志清楚,精神状态差,体重下降 1.5kg;口唇干裂,皮肤干燥,眼球稍凹陷。辅助检查示,尿常规提示尿酮体阳性、尿比重增加;血电解质提示低钾血症;肝功能提示血胆红素、转氨酶升高。

(2)**宫内早孕**:有停经史,超声提示宫内早孕。

2. 处理 妊娠剧吐的病因至今未明。大多数研究认为可能与血hCG 水平、孕早期雌激素水平、精神社会因素(如紧张、焦虑、工作负担重等)有关。近年来有研究认为可能还与幽门螺杆菌感染有关。因此,针对妊娠剧吐的处理是一个综合性的。其总原则是:静脉补液、补充维生素,纠正脱水及电解质紊乱,合理使用止吐药物,防治并发症。

(1)**补液**

1)每日静脉补液量约为 3 000ml,至少连续 3 日,维持每日尿量 ≥ 1 000ml。除正常补液外,同时需要补充维生素 C、B_1 和 B_6。不能进食者,用普通胰岛素 10U、10% 氯化钾 10ml,加入 10% 葡萄糖液 500ml 中静脉滴注补充能量。需要强调的是,为预防韦尼克脑病的发生,应在滴注极化液之前先增加维生素 B_1 的摄入。

2)作为预防,通常补钾 3~4g/d,而当出现严重低钾血症,治疗时,补钾可至 6~8g/d。原则上每 500ml 尿量补钾 1g 较为安全,为防止补钾过快,甚至出现高血钾,应该进行血清钾水平的动态监测和心电图监测。

(2)**止吐治疗**

1)维生素 B_6:有文献报道,孕妇锌的缺乏是导致妊娠剧吐的一个高危因素,若尿锌低于 0.15mg/24h,则可用维生素 B_6 或维生素 B_6-多西拉敏复合制剂促进锌的吸收,我国指南已将其作为一线用药。

2)甲氧氯普胺:多巴胺 2(D2)受体拮抗剂,属中枢性镇吐药,可于每日餐前 30 分钟口服 5~10mg,每日 3 次。由于可能造成的锥体外系反应,将其作为二线用药。已有研究表明其在孕早期的使用并不会导致胎儿畸形或自然流产风险增加。

3)昂丹司琼:系中枢性止吐药,其对于胎儿的安全性评价尚缺乏足够的证据,虽然罕有报道其与胎儿异常有关,但使用时依然要权衡利弊,且务必控制该药物每次使用时最多不超过 16mg。加拿大指南提出,在其他方法难以抑制妊娠剧吐时,可采用该药物。

4)异丙嗪:异丙嗪的止吐效果与甲氧氯普胺基本相似,在国内外指南均有推荐,其中英国指南将其列为一线用药,但需要注意其引起的锥体外系等不良反应。

5)糖皮质激素:甲泼尼龙可缓解妊娠剧吐的症状,但不能作为孕 10 周前的一线用药,因为有研究表明其在妊娠早期的使用与胎儿唇裂的发生相关,糖皮质激素主要是作为其他手段治疗顽固性妊娠剧吐患者无效时的最终止吐方法。

6)给予患者心理支持,转移其注意力,可能对缓解妊娠剧吐有积极作用。

7)对于明确有幽门螺杆菌感染者,可以尝试抗幽门螺杆菌感染的治疗,但需和患者及家属充分沟通。

(3)使用肠外营养的指征:我国指南指出,若常规治疗不能缓解孕产妇妊娠剧吐甚至病情继续加重,且由于无法正常饮食获取营养而导致体重不能维持者,可考虑行鼻胃管肠内营养。美国指南则提出将肠内营养作为妊娠剧吐患者的营养支持一线治疗方案。肠外静脉营养可能发生多种并发症,包括外周静脉植入中心静脉导管的相关并发症、营养补充不足、代谢异常、空气栓塞等,因此只能作为其他支持治疗无法维持机体营养的最终手段,仅在病情严重,有必要时使用。

(4)终止妊娠的时机:绝大部分孕妇经治疗后病情好转可继续妊娠,但危及孕妇生命时需考虑终止妊娠。根据我国相应指南需终止妊娠的条件为:①发热,体温连续超过 38℃;②孕妇无发热,但静息心率超过 120 次 /min,可考虑终止妊娠;③肝功能出现异常,持续性黄疸或蛋白尿;④出现多发性神经炎伴有头痛、头晕、四肢抽搐等神经性体征;⑤有颅内或眼底出血,通过各种治疗而未有好转;⑥发生韦尼克脑病。在考虑终止妊娠前,要全面评估患者是否已经得到了充分的治疗,建议多学科会诊。该患者经过补液、补钾、补充维生素 C、B_1 和 B_6、胰岛素等治疗后,呕吐明显缓解,复查尿酮体阴性,尿比重正常,肝功正常后出院。

【专家点评】

1. 妊娠剧吐虽不是临床常见症状,但对孕妇的影响是比较严重的,尤其是发生韦尼克脑病时,因此,对妊娠剧吐需进行正确的临床处理,纠正脱水、电解质紊乱、合理使用止吐药物、防治并发症。

2. 妊娠剧吐的处理中,不可忽略的是心理疏导,可以转移患者的注意力,取得事半功倍的效果。

(刘亚娜　薛志伟　周　淑)

病例 16-6　产后妊娠物残留所致感染

【病史】

患者李某,28 岁,因"顺产后 12 天,第 2 次清宫术后 2 天,发热 1 天"入院。

12 天前孕 40 周顺娩一活婴,产后检查胎盘小叶部分缺损,遂在 B 超监测下行清宫术(第 1 次清宫),清出妊娠组织约 10g,因子宫较大,出血较多停止清宫,术后无发热,无腹痛、腹胀等不适,阴道出血少。产后体温正常,WBC $9.8×10^9$/L,N%86%,血 hCG 101mIU/ml;复查 B 超提示宫腔内查见不均匀低回声区,大小约 $2.0cm×1.2cm×1.5cm$,周边可探及少许血流信号。予以口服米非司酮(服药前后 2 小时禁食禁饮,50mg q.12h.,连续服用 3 天)。再次复查血 hCG:49mIU/ml,B 超提示宫腔内查见不均匀低回声区,大小约 $1.5cm×1.0cm×1.0cm$,周边可探及少许血流信号。遂再次行 B 超监测下清宫术(第 2 次清宫),清出妊娠组织约 10g,术后予以口服抗生素预防感染。术后第 2 天出现发热,最高体温 40.5℃,伴全身酸痛、畏寒,恶露多,有异味,无寒战,无咳嗽、咳痰,无胸闷、气促,无尿频、尿急、尿痛、排尿困难、血尿等不适。

入院查体: T 40.5℃, HR 115 次/min, R 23 次/min, BP 120/74mmHg。咽喉部无红肿,心肺查体未见明显异常,双肾区无叩痛。专科检查,子宫压痛明显,下腹压痛及反跳痛,阴道大量分泌物,伴异味。

辅助检查: 血常规提示,白细胞计数 20×10^9/L, N% 89%, 淋巴细胞百分比 11%, 血红蛋白 94g/L; C 反应蛋白 37mg/dl, 降钙素原 0.80μg/L; 血电解质、尿常规、心脏彩超、心电图、泌尿系超声等均未见异常。

 【诊治思路】

1. 诊断及诊断依据

(1) **产褥感染:** 产后妊娠物残留,先后清宫 2 次,体温升高,呼吸、心率增快,子宫压痛明显,下腹压痛及反跳痛,阴道大量分泌物,伴异味,白细胞计数、中性粒细胞百分比、C 反应蛋白、降钙素原升高。

(2) **轻度贫血:** 血红蛋白 94g/L。

(3) G_1P_1, 40 周宫内孕,已顺娩一活婴。

2. 处理 该患者分娩后已 12 天,超过了产褥病率的范围(产褥病率是指分娩后 24 小时至产后 10 天内,每日监测体温 4 次,间隔 4 小时,有 2 次体温达到或超过 38℃)。产褥感染是指分娩及产褥期生殖道受病原微生物的影响,引起局部或全身感染。该患者分娩后有宫腔操作史,有发热,查体子宫有压痛,阴道分泌物有异味,中性粒细胞百分比及 C 反应蛋白等均升高,符合产褥感染的诊断。其感染途径可能是多方面的,与二次清宫术也有关。对产褥感染的治疗,原则上是对症支持、应用广谱抗生素、积极清除宫腔残留等。

(1) **支持治疗:** 加强营养,补液纠正水、电解质失衡。配合物理降温,取半卧位,以利恶露排出,使炎症局限于盆腔最下部。保证充足的营养素摄入,口服铁剂纠正贫血。监测生命体征,完善血、宫腔分泌物培养,必要时行尿培养及药敏试验。

(2) **抗生素的应用:** 该患者有明显的子宫压痛,下腹部也有压痛和反跳痛,考虑存在子宫感染和/或盆腔腹膜炎,需要立即抗感染治疗。在药敏试验结果出来前,可经验性应用广谱抗生素。待药敏试验结果出来后,选用敏感抗生素。如果抗生素应用72小时,体温无持续下降,应及时重新评估,酌情更换抗生素。若全身中毒症状明显,可考虑肾上腺皮质激素治疗。

(3)感染控制后再次清宫:该患者的产褥感染,与宫腔残留有关。急性炎症期,首选积极控制感染,尽量在感染控制后行清宫术,避免炎症扩散加重病情;但如发生难以控制的感染时,须升级抗生素的同时行清宫,清除感染病灶有利于控制感染。

要做好清宫术前的准备工作,做好清宫过程中子宫出血的应急措施(如交叉配血备用、建立静脉通道、静脉滴注缩宫素等);同时,由于产褥期子宫软,且存在感染,因此,清宫操作者要动作轻柔,严格无菌操作。有条件者可在宫腔镜下清宫,可以避免损伤无残留附着的部位,尽可能保护产后较脆弱的子宫内膜,也可以降低术后发生宫腔粘连等并发症的发生率。

【专家点评】

1. 早期识别和诊断产褥感染,及时有效的治疗是防治产褥感染病情进一步恶化的关键。

2. 积极寻找引起产褥感染的原因,并针对性地处理。该患者的产褥感染,分析其发生原因与宫腔残留有关。这就提醒我们,产后应仔细检查胎盘胎膜是否完整;当发现胎盘胎膜不完整需要清宫时,由于刚分娩后的子宫腔大、软,因此清宫者需要有较高的技术水平,避免多次清宫。

3. 对于宫腔有残留,需要用米非司酮时,需足量、足疗程,并且在用药过程中监测血 hCG 和肝肾功能。

(刘亚娜　薛志伟　周 淑)

第十七章 产科麻醉相关问题

病例 17-1 分娩镇痛后发热

【病史】

患者张某,37 岁,初产妇。因"停经 39^{+6} 周,阴道流血、排液 3^{+} 小时,规律下腹痛 1 小时"入院。

患者既往月经周期规律。孕 13^{+} 周建档,按期产前检查,孕期产前检查无特殊。

入院查体:T 36.6℃,HR 89 次 /min,R 15 次 /min,BP 119/78mmHg,SpO$_2$ 98%。心肺无异常,双下肢轻度水肿(1+)。专科检查,宫高 34cm,腹围 104cm,头位,胎心率 142 次 /min,宫缩间歇 3~5 分钟,持续时间约 30 秒,宫颈管消退,宫口 1^{+}cm。

辅助检查:产科彩超提示胎儿头位,双顶径 9.46cm,股骨长 7.2cm,胎盘附着于子宫后壁,胎儿颈部见脐带绕颈 1 周,有胎心胎动。血尿常规、凝血功能、肝肾功能等未见异常。

患者宫口 2^{+}cm 时行硬膜外分娩镇痛,穿刺点 L$_{2~3}$,镇痛泵内镇痛药物为 0.1% 罗哌卡因 +0.5μg/ml 舒芬太尼,持续背景剂量

8ml/h，单次快速注射追加量 5ml，锁定时间 20 分钟。分娩镇痛后患者自觉疼痛明显缓解，VAS 疼痛评分 1~2 分，可间断入睡。分娩镇痛后 5 小时自觉发热，测体温 38.5℃。

 【诊治思路】

1. 诊断及诊断依据

(1) G_1P_0，39^{+6} **周宫内孕，单活胎，临产**：①初产妇，根据患者末次月经推算孕周无误；②宫缩规律，宫口 2^+cm。

(2) **硬膜外麻醉相关母体发热**：①发热发生于硬膜外分娩镇痛后，在镇痛 5 小时以后体温显著升高；②耳温 ≥38℃，轻、中等程度发热。

(3) **高龄初产妇**：患者 37 岁，第一次妊娠。

2. 处理

总原则：查找发热原因，有针对性处理，确保母胎安全。

就该患者发热出现于分娩镇痛过程中，给出以下处理。

(1) 立即对患者行生命体征持续监测，重点加强体温监测，每 30 分钟进行 1 次耳温测量，直到体温恢复正常，同时行电子胎心监测。

(2) 适当加强产房通风（避免穿堂风），降低产房温度（18~22℃），全身多处温水擦浴物理降温，查血常规、C 反应蛋白、降钙素原。观察 30 分钟后再次测患者体温，降至 37.5℃，生命体征平稳，血常规、C 反应蛋白和降钙素原均正常，推测该患者发热系非感染性发热的可能性大，暂时不考虑使用抗生素，调整硬膜外局部麻醉药的使用剂量（背景剂量由 8ml/h 降低到 6ml/h）及给药模式（自控镇痛给药间隔时间由 20 分钟调整为 30 分钟），且电子胎心监护结果无异常，继续在分娩镇痛下待产。

3 小时后患者顺利分娩，分娩过程中体温波动于 37~37.8℃，取新生儿外耳道分泌物行厌氧菌和需氧菌培养，产妇胎盘送病理检查。产后产妇体温恢复正常。新生儿外耳道分泌物培养及产妇胎盘病理检查均无异常。

【专家点评】

实施硬膜外分娩镇痛的患者出现产时发热在临床上非常常见,该患者主要的关注点在于两个方面:发热与感染的相关性以及发热的程度。①硬膜外分娩镇痛相关产时发热的发生机制尚未完全明确,硬膜外镇痛时间越长,产时发热的发生率也越高。所以接受硬膜外分娩镇痛的产妇,应加强分娩期间的体温监测。②发热后应排除感染方面的原因,及早采取降温措施,避免体温过高。该患者实验室指标正常,经过积极的物理降温有效,因此暂不考虑感染的可能,可在严密监测下继续待产。反之,对于有发生感染高危因素的产妇(如破膜时间长、孕期实施有创性操作等)或合并感染的发热,应积极使用抗生素,并适时终止妊娠。③产时发热的程度与患者预后密切相关,可能给母胎带来不利结局。因此,对于产时发热程度对母胎的影响应该个体化判断。一旦出现发热,应密切观察产妇及胎儿情况,特别是胎心监测有无异常,以便有针对性地采取措施,最大程度避免发热对母胎的不利影响。

(李　平　罗林丽)

病例 17-2　妊娠合并室上性心动过速的麻醉管理

【病史】

患者张某,37岁,因"停经38⁺⁶周,阴道排液4小时"入院。

孕期检查心电图提示窦性心动过速,心率 108 次 /min。心脏彩超、甲状腺功能及其他检查无异常。孕期偶有胸闷、气紧,无晕厥、黑矇等不适。4 小时前见阴道大量持续排液,色清,pH 试纸变蓝。无宫缩。

6 年前于外院因"临产后胎方位异常"行剖宫产。

入院查体:T 36.7℃,HR 89 次 /min,R 20 次 /min,BP 119/78mmHg,SpO_2 98%,心肺无异常,双下肢水肿(1+)。专科检查,宫高 34cm,腹围 104cm,臀位,胎心率 142 次 /min。

辅助检查:产科彩超提示单臀位,双顶径 9.46cm,胎盘附着于子宫后壁,胎儿颈部见脐带绕颈一周。血常规、凝血功能、肝肾功能、尿常规未见异常。

患者因"瘢痕子宫;臀位,胎膜早破"在全身麻醉下行急诊剖宫产。入室生命体征平稳,胎儿娩出后,静脉注射舒芬太尼和顺阿曲库铵加深麻醉,子宫宫壁注射缩宫素 5U,静脉滴注缩宫素 5U/h。患者心率突然由 100 次 /min 升高至 160 次 /min,血压 76/53mmHg,SpO_2 99%,心电图 P 波及 QRS 波可见,节律规则,未见宽大 QRS 波,触诊脉搏 150$^+$ 次 /min。

 【诊治思路】

1. 诊断及诊断依据

(1) **室上性心动过速:**患者术中突然发生的心动过速,心率 >150 次 /min,P 波及 QRS 波可见,未见宽大 QRS 波,节律规则。

(2) **胎膜早破:**阴道排液,pH 试纸变蓝。

(3) **妊娠合并瘢痕子宫:**6 年前行剖宫产术。

(4) G_2P_1,38^{+6} 周官内孕,臀位,单活胎,待产:患者系第 2 次妊娠,根据末次月经推算孕周为 38^{+6} 周无误,胎心率 142 次 /min,彩超提示臀位。无宫缩。

2. 处理

总原则：积极识别心律失常类型，并进行针对性处理，维持患者血流动力学稳定。

(1) 识别室上性心动过速：该患者发生心律失常时，首先通过心率>100 次 /min，判断为心动过速。由于该患者的心动过速和血压下降发生在使用缩宫素后，故推测为缩宫素的不良反应。立即静脉注射间羟胺 0.3mg 和艾司洛尔 20mg，行有创动脉血压监测，血压 92/62mmHg，心率 150$^+$ 次 /min，血钾 3.7mmol/L。其次，当经过上述处理后，患者的心率无好转，考虑为非药物导致的心律失常。第三，根据 QRS 波的宽窄来判断心室除极的指令为室性还是室上性。该患者心电图未出现宽大 QRS 波，则优先考虑为室上性心动过速。最后，根据患者血压明显下降，判定为不稳定型室上性心动过速。

室上性心动过速（supraventricular tachycardia，SVT）短时间内虽然对人的生命安全无明显危害，但随着心动过速持续时间的延长，心肌耗氧增加，会导致患者出现机体器质性损伤或发生猝死。且持续的心动过速伴随产妇血流动力学不稳定，严重影响重要脏器灌注（特别是心脑灌注），如果发生在胎儿娩出前，还会明显影响胎盘灌注，导致胎儿宫内缺氧，因此需要积极处理。

(2) 不稳定型室上性心动过速的处理：室上性心动过速根据 QRS 波形特点可以分为宽 QRS 波型和窄 QRS 波型（图 17-1）。后者又可分为稳定型和不稳定型两大类。若患者有以下体征则为不稳定型，包括：①收缩压<80mmHg；相对低血压；快速的血压下降。②或者急性心肌缺血。

对于稳定型窄 QRS 波型 SVT 的处理流程是立即吸氧、保证氧合（SpO_2 达到 95% 以上），若全麻状态下，则应减浅麻醉。首先考虑刺激迷走神经，如压迫眼球、Valsalva 动作、按摩颈动脉窦等。若迷走神经刺激无效，则可以静脉弹丸式注射腺苷，起始剂量为 6mg，如无效可予加倍剂量注射。若腺苷无效，则可以静脉应用维

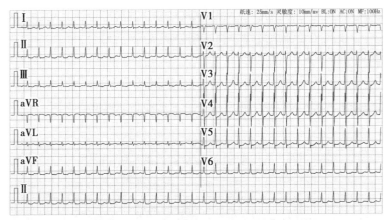

图 17-1　窄 QRS 波型室上性心动过速心电图

拉帕米或地尔硫䓬,维拉帕米初始剂量 2.5~5mg,之后每 15~30 分钟静脉注射 5~10mg;地尔硫䓬初始剂量 20mg,如果需要补充剂量 25mg,以 5~15mg/h 的速度静脉滴注;或者静脉推注 β 受体拮抗剂,首选美托洛尔 5~25mg,也可使用艾司洛尔 10~20mg。若药物使用无效,则应使用同步电复律。

对于不稳定型窄 QRS 波型 SVT,则可以直接行同步直流电复律。需注意清醒患者应该在镇静后使用电复律。电复律能量 50~150J,若电复律一次无效,可以再次加大能量使用。直流电复律对脐带血流无影响,母亲和胎儿总体安全,研究证实放电时通过胎儿的电流很少,但需关注电复律时镇静药物对胎儿的影响。

由于该患者术前血压为 119/78mmHg,发生心动过速后血压降为 92/62mmHg,血压明显下降,故判定为不稳定型窄 QRS 波型 SVT。该患者发生 SVT 时,胎儿已娩出,全麻状态下,立即呼叫准备除颤仪,同时减浅麻醉,压迫眼球刺激迷走神经,无效后行静脉弹丸式注射腺苷 6mg,腺苷治疗后无好转,除颤仪到位后立即行同步电复律 50J 一次成功。患者的血压心率逐步恢复正常,术中未再发心律失常。

对于宽 QRS 波型 SVT,也可按照血流动力学是否稳定进行处理,不稳定型处理措施与不稳定型窄 QRS 波型室上性心动过速一致,直接同步直流电复律。稳定型处理措施与稳定型窄 QRS 波型室上性心动过速前面处理措施一致,只是腺苷推注无效时,静脉使用普鲁卡因胺或胺碘酮,药物无效,则同步电复律。如图 17-2 为窄 QRS 波型与宽 QRS 波型相间的室上性心动过速心电图。

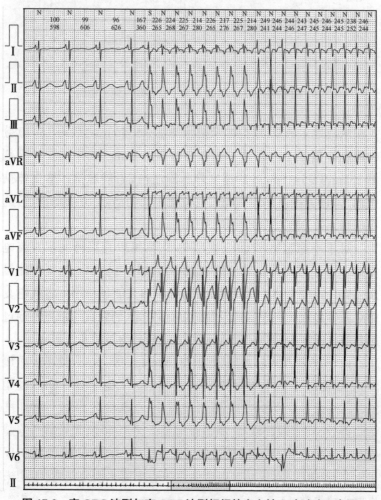

图 17-2　窄 QRS 波型与宽 QRS 波型相间的室上性心动过速心电图

(3)本例患者发生室上性心动过速的原因分析

1)本例患者术前有窦性心动过速,妊娠晚期血容量增加30%~50%,血容量的增加刺激心肌细胞,诱发心肌细胞早期去极化,不应期缩短,传导速度减慢,潜在折返环长度延长,增加了相关心律失常的发生概率。

2)该患者心律失常发生在胎儿娩出后,且宫壁和静脉使用了缩宫素。缩宫素可能导致血压降低、心率加快、心肌耗氧量增加、心肌缺血及心律失常。本例患者使用缩宫素后发生心动过速和低血压,首先使用了间羟胺收缩血管、升高血压,艾司洛尔抑制心脏传导、减慢心率。艾司洛尔、间羟胺治疗无效,根据心电图结果诊断为室上性心动过速,按照室上性心动过速的处理流程,立即注射了腺苷和准备同步电复律。但腺苷仍然效果不佳,最后进行同步电复律后,患者心率 95~105 次/min,血压 100/89mmHg。

【专家点评】

该患者的成功救治,有几点值得借鉴和学习。

1. 术中严密的监测,包括报警的有效设置(一定要有报警声音的开启),可以迅速发现心律失常等异常情况,迅速开始救治。

2. 迅速判断心律失常的类型及是否合并血流动力学不稳定(如收缩压<80mmHg、相对低血压、快速的血压下降或者急性心肌缺血),该患者出现明显血压下降,为不稳定型室上性心动过速。根据不同类型心律失常处理原则进行处理,特别强调同步电复律是心律失常救治的重要终极法宝。

3. 除颤设备要保证随时可用,手术室内定点放置,应该有专人负责每日的检查、充电、保养,加强对所有医护人员的培训,保证人人会用,包括非同步的除颤及同步电复律技术的掌握,医护人员掌握除颤设备的使用方法在关键时刻才能挽救患者的生命。

(李平　罗东)

病例 17-3　饱胃下突发阴道大出血的麻醉选择

【病史】

患者石某,39 岁,$G_3P_1^{+1}$。因"停经 35^{+3} 周,腹痛 1 小时,阴道流血 20 分钟"急诊入院。

孕期检查无特殊。入院前 1 小时硬物撞击腹部,下腹部疼痛逐渐加重,20 分钟前阴道开始流血,血色鲜红,量约 400ml。检查腹部呈板状,张力高,床旁超声提示臀位,胎心率 100 次/min,胎盘前壁,其后大片无回声暗区,电子胎心监护示宫缩后胎心晚期减速。

6 年前顺产 1 次。2 年前人工流产 1 次。余无特殊。

患者 2 小时前进食面包一片、牛奶 250ml,入室后患者痛苦面容,BP 137/78mmHg,HR 139 次/min,R 30 次/min,全腹压痛、反跳痛,阴道持续流出鲜红色血液。

【诊治思路】

1. 诊断与诊断依据

(1)**胎盘早剥**:①有硬物撞击腹部史;②有腹痛、阴道流血;③查体腹部张力高,呈板状;④超声提示胎盘后间隙无回声暗区。

(2)**胎儿宫内窘迫**:电子胎心监护示宫缩后胎心晚期减速。

(3)$G_3P_1^{+1}$,35^{+3} 周宫内孕,臀位,单活胎,先兆早产:1 次顺产、1 次人工流产,根据末次月经推算孕周,超声提示臀位,有腹痛。

2. 处理

总原则:尽快剖宫产终止妊娠。

由于患者胎盘早剥,且阴道持续流血,胎儿孕周已达35周,同时存在胎儿宫内窘迫,为抢救母胎生命,需立即手术终止妊娠,此时饱胃不应该成为紧急状态下选择全身麻醉的禁忌,故该患者选择气管插管全身麻醉。

(1)麻醉前准备

1)禁食:一旦确定了手术方案应该立即禁饮禁食。

2)抗酸药物和止吐药物:美国麻醉医师协会实践指南建议饱胃患者可使用非颗粒抗酸剂、H_2 受体拮抗剂或甲氧氯普胺。该患者入室后静脉给予甲氧氯普胺 10mg。

3)胃内容物排空:麻醉前置入胃管可吸引出胃内的液态内容量,却不能吸引出固态胃内容物。对于短期内进食大量固态食物者,可采用催吐的方式排空部分胃内容物,但有增加腹内压,加重出血的风险。该患者入室后由经验丰富的护士安置了胃管,吸引出胃内容物约 200ml。

4)其他:术前按照紧急剖宫产进行准备,准备产科全麻药品和气管插管物资、麻醉机、吸引器等。

(2)麻醉实施方案:充分预氧后,依次给予丙泊酚 120mg,琥珀胆碱 100mg,气管插管前拔除胃管,采用可视喉镜经口顺利插入 6.5# 气管导管。气管插管成功后给予顺阿曲库铵 5mg,吸入 3% 七氟烷维持麻醉,取出胎儿后静脉注射咪达唑仑 3mg,舒芬太尼 15μg,吸入 2% 七氟烷直至术毕。术毕手术医生评估患者再次出血的风险仍然较大,因此,术毕保留气管导管,带管入 ICU,术后第二天病情稳定后拔管。

【专家点评】

该患者在饱胃状态下发生胎盘早剥、胎儿宫内窘迫,急需手术迅速终止妊娠,选择全身麻醉,为成功救治母胎赢得了时间。就麻醉方面,有几点值得大家借鉴和学习。

1. 由于妊娠期激素和解剖结构的变化,产科患者是反流误吸的高危人群,误吸后导致的吸入性肺炎可引起急性呼吸窘迫综合征,甚至威胁患者生命安全。因此,正确评估饱胃状态对避免误吸的发生非常重要。

2. 对于阴道大出血合并饱胃的患者,其面临的最主要问题就是饱胃引起的反流误吸和大出血可能导致失血性休克及凝血功能障碍的风险。麻醉选择的主要依据取决于患者出血病情的危重程度和胎儿当前的状态。此时饱胃不再作为全麻的禁忌,麻醉前可通过置入胃管和催吐等方式排空胃内容物,给予抑酸剂提高胃酸pH 值,给予止吐药物。

3. 麻醉过程中采用快速顺序诱导,迅速占领气道,减少反流和误吸风险。术毕评估再次出血风险较小后,等待患者清醒,气道保护性反射恢复后再拔除气管导管。

（周文琴　罗林丽）

病例 17-4　妊娠合并法洛四联症的麻醉相关问题

【病史】

患者杨某,30 岁。因"停经 26^{+3} 周,发现胎动消失 8^{+} 小时"急诊转入。

孕期未正规产前检查。患者出生后彩超发现法洛四联症,因经济原因未行进一步治疗。自诉孕 16 周后开始出现活动后头晕、胸闷、气促、呼吸困难等,且逐渐加重至夜间不能平卧。8 小时前自觉胎动减少,外院急诊超声未见胎心搏动。

入院查体: T 36.5℃, HR 114 次 /min, R 22 次 /min, BP 98/56mmHg,

SpO_2 91%(持续吸氧 3L/min),神志清,口唇发绀,听诊心前区收缩期杂音 II 级,双肺呼吸音粗糙,双肺均闻及少量湿鸣音。手指、脚趾呈杵状指/趾,双下肢水肿。

辅助检查:心脏彩超示左心室收缩功能测值 67%,右心房、右心室增大,右心室流出道肌性狭窄,室间隔缺损,主动脉增宽骑跨于室间隔,骑跨率约 50%,房间隔缺损,超声探及室水平右向左分流,房水平左向右分流,三尖瓣反流压差(PG)为 85mmHg。腹部彩超提示死胎。双下肢动静脉彩超未见血栓。心电图提示,窦性心律,右心室肥大,间壁 T 波异常。血常规、凝血功能、心肌标志物未见异常。

【诊治思路】

1. 诊断及诊断依据

(1)妊娠合并先天性心脏病(法洛四联症,艾森门格综合征,心功能 IV 级,心律齐):①先天性心脏病(法洛四联症)病史。②心脏彩超提示右心室流出道狭窄、室间隔缺损、房间隔缺损、主动脉骑跨。③该患者有口唇发绀、杵状指的体征,提示在室间隔缺损的基础上出现了心脏血流从右向左分流,心脏彩超示心室水平探及右向左分流,根据三尖瓣反流压差为 85mmHg,估算肺动脉高压约 100mmHg,患者先天性心脏病病情进展,符合艾森门格综合征的诊断。④患者出现轻微活动后呼吸困难、气喘,孕晚期夜不能平卧。按照 NYHA 心功能分级评定,心功能 IV 级,属重度心力衰竭,心脏代偿能力已严重减退。⑤按照我国《妊娠合并心脏病的诊治专家共识(2016)》中心脏病妊娠风险分级,患者系未手术的发绀型心脏病,重度肺动脉高压(≥ 80mmHg),妊娠风险分级 V 级。

(2)G_1P_0,26^{+3} 周宫内孕,单死胎,待产:患者系第一次妊娠,根据末次月经推算孕周为 26^{+3} 周,自觉胎动消失,超声提示宫内死胎。

2. 处理

总原则：病情稳定后尽快终止妊娠。

经多学科讨论后，拟行剖宫取胎术。

(1) 术前准备：法洛四联症伴艾森门格综合征的患者，术前应该尽量改善心功能和降低肺动脉压力，避免急诊手术。

1）该患者急诊入院后转入 ICU，立即多学科讨论制订诊疗方案。

2）给予呋塞米（10mg i.v.）利尿降低前负荷，使用曲前列尼尔静脉［1.25ng/（kg·min）］持续泵入 48~72 小时控制肺动脉高压。

3）鼻导管吸氧，监测动脉血气，监测血氧饱和度及氧合指数，血氧饱和度最好维持在 90% 以上，氧合指数最好维持在 300 以上，避免利尿后导致的低血钾。

(2) 术前访视的内容：术前访视的内容包括：目前心功能情况及处理情况、有无急诊手术指征；血常规和凝血功能；是否使用抗凝剂、抗凝剂剂量及抗凝剂停用时间；腰椎、脊柱检查有无异常或皮肤感染；有无椎管内麻醉的禁忌证；患者困难气道评估，包括张口度、颈部活动度、甲颏距离、马氏评分等。术前准备血管活性药物及抢救药物、升温毯、有创动脉血压监测、中心静脉穿刺、超声、血液回收机等，以及针对患者围手术期可能发生的危机事件（如低氧血症）进行预案，准备相应的抢救药物和设备。该患者孕期未用抗凝剂，腰椎、脊柱检查无异常，气道通畅。

(3) 麻醉方式的选择：针对术前心功能较好的患者，更加推荐使用椎管内麻醉，而针对循环衰竭的患者则选用全身麻醉来保持血流动力学的稳定更为安全。选择全麻时，尽可能使用如利多卡因、瑞芬太尼等减轻插管、拔管导致的应激反应，儿茶酚胺的释放，可导致肺血管的收缩、肺动脉压升高，也要注意全麻药物可能引起的心肌抑制。选择椎管内麻醉时，给药遵循少量、分次、缓慢的原则，注意避免外周血管的扩张，导致体循环压力剧烈下降，右向左分流增加，缺氧，进一步加重肺血管收缩，肺动脉压升高。

该患者术前凝血功能正常,无椎管内麻醉禁忌证,心功Ⅳ级,但无明显循环衰竭,吸氧情况下血氧饱和度可以维持在 90% 以上,故决定使用持续硬膜外麻醉。

围手术期麻醉关注点如下。

1) 术中管理的目标:①维持足够的体循环血管阻力,减少右向左分流;②维持血管内容量和静脉回流;③避免主动脉和腔静脉受压;④预防疼痛、低氧、高碳酸血症以及酸中毒等一系列可能导致肺血管阻力增加的因素。

2) 围手术期的注意事项:①围手术期应尽量避免剧烈的循环波动和情绪紧张,故入手术室后静脉给予 2mg 咪达唑仑减轻焦虑,头高位持续鼻导管吸氧(3~5L/min)。②超声引导下为患者行动脉置管和中心静脉穿刺,行动脉血气监测,关注基础电解质水平和氧合指数(氧合指数至少维持在 300 以上),动态观察患者病情变化。③椎管内麻醉操作时体位变动可能诱发心力衰竭,操作过程中需缓慢变动体位,适当头高位或坐位操作。④选择 $L_{2~3}$ 穿刺,向上置管行持续硬膜外麻醉。穿刺成功后,给予 1.5% 利多卡因(含 5μg/ml 肾上腺素)3ml 作为试探剂量,确定无局麻醉药入血、无全脊麻后,根据麻醉平面适量加药,最终该患者分 3 次共使用 3% 氯普鲁卡因 15ml,麻醉平面达 T_6。⑤实施椎管内麻醉时判断是否到达硬膜外腔,建议使用生理盐水替代空气,开展阻力消失法,从而避免反常空气栓塞;对于心内或心外分流的患者,特别注意硬膜外针头不慎进入硬膜外静脉会出现反常性空气栓塞(患者可能出现咳嗽、呼吸困难、血氧饱和度下降,甚至血压下降等)。⑥在椎管内麻醉起效的同时,可以微量泵注升压药物,以避免低血压加剧右向左分流。该患者术中根据血压的变化使用去甲肾上腺素[(0.01~0.05μg/(kg·min)]维持血压稳定。⑦胎儿娩出后,可能有大量血液回心,可能诱发急性心力衰竭和肺动脉高压危象(下面将详细说明)。术后注意行硬膜外吗啡复合腹横肌平面阻滞(transversus abdominis plane block,TAPB)、静脉镇痛等多模式镇痛。

(4)围手术期急性心力衰竭的处理和预防:围手术期发生急性心力衰竭的时期主要在麻醉诱导时、胎儿娩出后及术后。故麻醉医生应该密切关注。

1)术前需准备心血管活性药物及降低肺动脉压的药物,如去甲肾上腺素、肾上腺素、硝酸甘油、米力农、去乙酰毛花苷、吸入一氧化氮等。

2)无论是椎管内麻醉还是全身麻醉,麻醉诱导时避免患者的情绪紧张焦虑(小剂量咪达唑仑),尽量头高位吸氧,椎管内麻醉分次、缓慢追加局麻药。

3)胎儿娩出后,可使用下肢驱血带、腹部压迫沙袋等措施减缓外周血液回心。驱血带压力:超过收缩压 10~20mmHg,之后视产妇血流动力学状态将双侧驱血带逐渐交替放气,每次每侧50mmHg,避免回心血量短时间的急剧增高。

4)若术中发生急性心力衰竭,可以吸氧、利尿(呋塞米5~10mg)、使用正性肌力药物[多巴胺 2~5μg/(kg·min)或多巴酚丁胺 2.5~10μg/(kg·min)、去乙酰毛花苷 0.2~0.4mg 等],必要时静脉给予 2mg 吗啡,吗啡通过抑制患者的交感神经活性,促进内源性的组胺释放,反射性的降低外周血管阻力,扩张容量血管,导致回心血量减少,肺循环压力减低,降低心脏前负荷,同时还有扩张小动脉的作用,可以降低心脏的后负荷。

(5)围手术期肺动脉高压预防和处理:围手术期避免引起肺血管收缩,肺动脉压增加的可能原因,包括缺氧、二氧化碳蓄积、高碳酸血症、酸中毒、交感神经张力增加、内源性或外源性儿茶酚胺增加等,术前使用肺血管扩张剂降低肺动脉压,如前列环素及其结构类似物、钙通道阻滞药和磷酸二酯酶 5 抑制剂等,该患者需要尽快手术,选择起效较快的曲前列尼尔[1.25ng/(kg·min)]扩张肺血管。

术中多种原因可能导致肺血管收缩,发生肺动脉高压危象(肺动脉高压危象是指由于缺氧、二氧化碳蓄积或高碳酸血症等多种原因使得肺血管收缩、肺动脉高压进一步升高,达到或超过体循环压力,患者出现烦躁、缺氧发绀、心率加快、急性右心衰、血压下降、低心输出量等一系列症状和体征,需要立即抢救的严重临床危机事件,是导致肺动脉高压患者死亡的主要原因之一)。建议立即给予纯氧面罩正压通气或气管插管控制呼吸,避免缺氧和二氧化碳蓄积。使用 5~40ppm NO 吸入治疗,前列环素 1~2ng/(kg·min)、去甲肾上腺素 0.05~3.3μg/(kg·min)、多巴酚丁胺 2.5~5μg/(kg·min)、米力农 0.25~0.75μg/(kg·min)等静脉滴注扩张肺血管,降低肺动脉压,治疗右心衰。术后持续用曲前列尼尔降低肺动脉压力。

(6)术中液体管理:患者术前心功能Ⅳ级,属重度心力衰竭,给予呋塞米(10mg i.v.)利尿降低心脏前负荷,硬膜外麻醉导致交感抑制,外周血管扩张,可能出现低血压,应预防性使用血管收缩剂如去甲肾上腺素来维持血压,而不是采用输液提高前负荷的做法。术中在没有明显出血的情况下要严格控制液体量,在血压稳定的情况下液体可以负平衡,输液既要注意总量,也要注意速度,速度控制在 15~30 滴 /min,短时间快速输液可能导致心力衰竭加重,建议这类患者在有容量监测(如心脏超声、肺超声等)的情况下进行液体管理。

该患者给予咪达唑仑减轻焦虑、吸氧的情况下,进行动脉置管和中心静脉穿刺,实时监测血压及中心静脉压,指导容量管理,采取缓慢、分次加药的硬膜外麻醉,麻醉平面控制在 T_6 以下,微泵泵注去甲肾上腺素维持血压稳定,避免通过增加容量负荷来治疗低血压。手术总出血量 400ml,输注平衡液 300ml,没有发生心力衰竭和肺动脉高压危象。

【专家点评】

该患者的成功救治,得益于入院后多学科的共同管理及诊治,就麻醉管理方面概括起来有几点值得大家学习和借鉴。

1. 术前使用呋塞米利尿降低前负荷纠正心力衰竭,使用曲前列尼尔控制肺动脉高压、头高位持续鼻导管吸氧(3~5L/min)纠正缺氧。

2. 术前充分的评估及完善的准备,包括血管活性药物及抢救药物、升温毯、有创动脉和中心静脉穿刺、超声、血液回收机等,有助于术中监测、管理,改善患者的结局。

3. 入手术室后小剂量咪达唑仑解除患者的焦虑,选择对血流动力学影响小的硬膜外麻醉,少量、分次、缓慢地给予局麻药,同时预防性持续泵注去甲肾上腺素,避免外周血管的扩张,维持血压稳定,避免右向左分流增加,同时控制输液量及输液速度,避免心力衰竭加重。

4. 术后多模式镇痛减少应激,避免加重心脏负荷。术后患者转入 ICU 后继续使用曲前列尼尔控制肺动脉高压,均有利于患者康复。

(李 平　罗 东)

病例 17-5　重度子痫前期/子痫患者的麻醉选择

【病史】

患者林某,23 岁,G_1P_0。因"停经 8^+ 月,血压升高 2^+ 日,抽搐 3^+ 小时"入院。

未规律产前检查。入院前 2 天因"头晕、头痛"在当地医院查血压、尿蛋白升高,诊断为"重度子痫前期",给予降压、解痉等对症治疗,效果欠佳。入院前 3 小时突发抽搐,全身肌肉强直,伴意识障碍,持续时间约 2 分钟,抽搐缓解后急诊转入。测血压最高达 176/96mmHg。

否认癫痫病史及既往痫性发作史。

入院查体:T 36.9℃,HR 121 次 /min,R 26 次 /min,BP 156/100mmHg。颜面部轻度水肿,双眼球结膜水肿明显,意识欠清,颈部软,心脏无异常,双肺底部闻及少许湿啰音,四肢肌张力正常,膝腱反射存在。专科查体:宫高27cm,腹围 90cm,胎心率 120 次 /min。

辅助检查:彩超见胸腔积液及腹腔积液,少量心包积液,心脏收缩测值正常。实验室检查示,尿蛋白(3+);血常规,Hb 100g/L,红细胞比容 0.3,WBC 10.5×10⁹/L,PLT 75×10⁹/L;凝血功能正常;血生化,ALT 356U/L,AST 320U/L,ALB 28g/L,LDH 1 073U/L。

入院后给予拉贝洛尔降压、硫酸镁解痉、地塞米松促胎肺成熟。后因病情控制不佳,胎心持续减速,且抽搐已控制,拟急诊行剖宫产术。

 【诊治思路】

1. 诊断和诊断依据

(1)**产前子痫:**①患者在子痫前期的基础上发生抽搐,全身肌肉强直,伴意识障碍,持续时间约 2 分钟。②否认癫痫病史及既往痫性发作史。

(2)**重度子痫前期:**①血压持续升高不可控制,最高达 176/96mmHg,超过了重度高血压(收缩压 ≥160mmHg 和 / 或舒张压 ≥110mmHg) 的标准;②转氨酶升高,ALT 356U/L,AST 320U/L;③血液系统改变,血小板进行性下降(从 75×10⁹/L 降至 65×10⁹/L);微血管内溶血,表现有贫血 Hb 90g/L,LDH 1 037U/L。④低蛋白血症(ALB 28g/L)伴腹水、胸腔积液和心包积液。

(3)**HELLP 综合征:**①微血管内溶血,LDH 水平升高至 1 037U/L,血红蛋白轻度下降 Hb 90g/L;②转氨酶升高(ALT 356U/L,AST 320U/L);③血小板计数下降,PLT 75×10⁹/L。

(4) G_1P_0,8+ 月宫内孕,头位,单活胎,待产:第一胎,根据末次月经推算,有胎心,无宫缩。

2. 处理

总原则:选择恰当的麻醉方式,尽快终止妊娠。

胎心率持续减慢,需急诊剖宫产,且血小板降低(术前1小时复查血小板仅 65×10^9/L),故选择全麻。

(1)患者麻醉前评估

1)气道评估:妊娠人群困难气道发生率高,在使用气道器械时容易出血。子痫前期/子痫患者存在气道黏膜淤血水肿,围手术期容易发生肺水肿,导致氧合不足。需准备困难气道设备,充分预氧,监测血氧饱和度及呼气末二氧化碳分压。

2)血压:术前注意对血压控制情况及使用药物进行评估。针对该患者合并重要脏器受损,目标血压控制在 130~139/ 80~89mmHg。由于该患者发生过抽搐,可能存在潜在的心功能不全、心肌损伤和肺水肿,围手术期需进行有创血流动力学监测,以便准确监测血压和治疗后的血压变化,预防高血压危象、液体超负荷、肺水肿等严重并发症的发生,此外,应注意麻醉药物的选择和剂量,避免血压骤降。

3)凝血功能:该患者合并 HELLP 综合征,血小板计数降低,但目前凝血功能尚正常。

4)其他需关注的情况:使用硫酸镁的患者当前血镁浓度及呼吸情况?发生子痫的患者是否合并颅内高压等?

(2)剖宫产麻醉方式的选择:全身麻醉的优点/适应证:紧急剖宫产时可快速实施麻醉;禁用椎管内麻醉的重度凝血功能障碍患者,无导致硬膜外血肿的风险。缺点:可能发生困难气道,插管及拔管过程中的应激反应可能导致严重高血压。

子痫前期/子痫患者常常有咽部黏膜水肿或肺水肿,功能残气量减少和氧耗量增加,氧合能力下降,可耐受的缺氧时间非常短,如果发生插管困难,对患者是致命打击。在喉镜暴露和气管插管、拔管的刺激下可能发生严重高血压导致颅内出血,更容易发生脑血管意外。麻醉诱导期间应采取有效的措施,包括使用降压药(拉贝洛尔、乌拉地尔、硝酸甘油等),还可使用利多卡因、瑞芬太尼、艾司洛尔、尼卡地平等静脉推注以尽量减少或消除由喉镜和插管引起的高血压反应。患者在全身麻醉诱导期间使用的药物均应告知新生儿复苏小组。由于硫酸镁的治疗剂量和中毒剂量接近,对于使用硫酸镁者,应警惕镁中毒导致的呼吸肌无力、心脏抑制等。镁剂能使肌肉松弛,增强非去极化肌松剂的作用,并可延长罗库溴铵、顺阿曲库铵和维库溴铵的作用时间,导致肌松作用残留。

该患者因血小板持续下降,术前 1 小时急查血常规 PLT 仅为 $65 \times 10^9/L$,Hb 90g/L,故选择全麻。入室心电监护示:HR 102 次/min,BP 176/96mmHg,SpO_2 98%,为避免应激反应导致的血压升高,入室后应用乌拉地尔 15mg 静脉推注降压,血压逐渐下降为 155/72mmHg,局麻下行桡动脉穿刺动态监测血压,甲氧氯普胺 10mg 静脉推注,充分预氧,静脉依次给予中长链脂肪乳 100mg、瑞芬太尼 50μg、罗库溴铵 45mg 快速顺序诱导,诱导时加用瑞芬太尼 50μg,控制插管反应,胎儿娩出后静脉给予咪达唑仑 2mg,舒芬太尼 20μg 加深麻醉,减小七氟烷的浓度至 2.5%。手术过程平稳,术中血压波动在 113~152/76~90mmHg,心率 72~102 次/min。手术结束给予术后镇痛泵控制疼痛,静脉给予乌拉地尔 15mg 预防拔管时血压升高,顺利拔除气管导管,患者生命体征平稳,出室时 HR 83 次/min,BP 128/75mmHg,R 18 次/min,SpO_2 99%,因后续还可能有血压升高、肺水肿等风险,转入 ICU 继续观察。

(3)子痫控制后或重度子痫前期患者的术中管理

1)血压的监测与管理:应在下列情况下考虑动脉置管,难治的持续性重度高血压(如收缩压>160mmHg 或舒张压>110mmHg),需要频繁采血(如凝血障碍、出血、重度肾或肝功能障碍),特别是外周静脉通路开放困难、需要频繁的动脉血气监测(如肺水肿和缺氧),以及使用脉压变异度指导血流动力学管理。

2)术中目标血压以接近基线水平为宜。在子痫前期/子痫患者中,快速液体输注可导致肺水肿风险增加,不建议使用预充液体的方式进行低血压的预防。血管活性药物应以小剂量递增方式开始应用,逐步调整剂量,达到目标血压。该患者的术中目标血压为130~155/80~105mmHg。

3)液体管理:子痫前期/子痫患者毛细血管通透性增加、胶体渗透压降低、静水压增加以及后负荷增加引起的左心功能下降,肺水肿风险高。在麻醉期间,都应限制液体量。液体总量限制在10ml/kg,输液速度控制在60~125ml/h,包括缩宫素和硫酸镁输注。还可利用床旁经胸心脏超声评估左心室收缩末期容积以及肺超声评估肺间质水肿情况来个体化地指导补液。该患者在没有出血风险情况下术中液体计划入量不超过500ml。

4)术后镇痛:多模式镇痛,包括鞘内吗啡、静脉镇痛、口服镇痛药、TAP阻滞等,但要注意非甾体抗炎药的心血管不良反应。该患者因HELLP综合征,血小板低,全麻术后选用曲马多静脉镇痛。

【专家点评】

该患者术前发生抽搐(产前子痫)、存在重度子痫前期和HELLP综合征,因胎心持续减慢,子痫控制后进行急诊剖宫产手术。麻醉方式选用了全麻,手术过程平稳。基于麻醉方面,有几点体会。

1. 术前多方面的评估(气道、血压、凝血功能等)。根据患者的特点,选择了安全系数较大的全身麻醉。目前认为,子痫前期/子痫患者在选择麻醉方式时应充分考虑椎管内麻醉和全身麻醉各自的优点和风险。若无其他凝血功能异常,通常对血小板计数>75×10⁹/L的患者可优先选择椎管内麻醉,避免插管、拔管的应激反应,避免困难气道的发生,但要密切观察硬脊膜外血肿的征象。正规产前检查、存在发生妊娠期高血压疾病的风险因素(高度和中度风险)的孕妇,往往孕期给予了小剂量阿司匹林预防子痫前期的发生,或低分子量肝素改善胎盘微循环,此时需注意停药时间。目前认为小剂量阿司匹林不增加椎管内血肿的风险,预防剂量的低分子量肝素应停药超过 12 小时,治疗剂量的低分子量肝素应停药超过 24 小时。若患者出现凝血功能恶化的临床征象(如出血倾向加重、诊断为 HELLP 综合征)时,在置管前应当有至少 6 小时以内的血小板及凝血功能结果,由于硬膜外拔管也可导致硬膜外血肿,因此对于病情变化迅速者,如无 6 小时以内的血小板结果,拔管前也应检测血小板。全麻患者在插管前使用降压药如乌拉地尔等逐步降压,使用瑞芬太尼减轻插管反应,手术结束时静脉给予乌拉地尔预防拔管时血压升高,保证患者安全。

2. 术前进行有创血压监测,有助于难治的持续性重度高血压患者(收缩压>160mmHg 或舒张压>110mmHg)的血压监测和控制。

3. 术中胎儿娩出后使用咪达唑仑、舒芬太尼加深麻醉,维持血压的稳定,限制性输液避免容量负荷加重,降低肺水肿的发生。没有出血或其他容量减少的情况下,液体输注速度应限制在 60~125ml/h〔1~2ml/(kg·h)〕,总液体量应限制在 10ml/kg,以避免麻醉消退后液体过多导致的肺水肿的风险。加强术后疼痛管理(该患者使用静脉镇痛泵减轻术后疼痛,实施椎管内麻醉的患者还可以鞘内使用吗啡、TAP 阻滞等多模式镇痛),术后 ICU 继续监测和治疗,保证术后的恢复。

(周文琴　罗　东)

病例 17-6　分娩镇痛后严重胎儿心动过缓

【病史】

患者李某,27 岁,初产妇。因"停经 38^{+6} 周,规律腹痛 2 小时"入院。孕期产前检查无异常。入院后各项检查无明显异常。

转入产房后阴道检查宫口扩张 2cm,宫缩间期 1~3 分钟,宫缩持续时间 30~45 秒,行硬膜外分娩镇痛。产妇入室时生命体征平稳,建立静脉通道后,在右侧卧位下于 $L_{3~4}$ 间隙行椎管内穿刺腰硬联合镇痛,蛛网膜下腔注入 0.125% 布比卡因和 15μg 芬太尼混合液共 2ml,固定硬膜外导管后嘱其平卧位,随即行持续电子胎心监护,平卧后患者心率迅速升高,最高达 130 次 /min,无不适,约 20 秒后患者心率迅速下降至 60 次 /min,无创血压监测显示血压为 95/62mmHg。此时电子胎心监护显示子宫收缩压 >100mmHg,持续时间 2~3 分钟,无明显间隔,并且出现胎儿心动过缓,波动于 60~90 次 /min。

 【诊治思路】

1. 诊断及诊断依据

(1)**胎儿宫内窘迫**:椎管内镇痛后出现宫缩过强过密,伴随胎儿心动过缓,波动于 60~90 次 /min。

(2)G_1P_0,38^{+6} **周宫内孕,活胎,临产**:初产妇,根据末次月经推算孕周,有规律宫缩,且宫口已开大。

2. 处理

总原则:立即查找分娩镇痛后发生胎心率减慢的原因并积极对症处理。

椎管内分娩镇痛后出现胎心率减慢的最常见原因为低血压和子宫强直收缩,此外还有脐带脱垂等产科原因。因此,其处理依据常见导致胎心率减慢的原因而进行。

(1)立即将产妇置于左侧卧位或子宫左倾位,避免仰卧位低血压的发生,面罩或鼻导管吸氧,并立即持续监测无创血压。产妇最低血压为 67/36mmHg,加快平衡液输注速度,同时静脉单次注射麻黄碱 3~6mg 或去氧肾上腺素 0.1mg 以提高血压;行宫口检查,排除因分娩镇痛后宫口开大,胎头快速下降受压、脐带脱垂等其他原因导致的胎心率减慢。该患者经快速补液、静脉用去氧肾上腺素后，血压升高达 105/63mmHg，但胎心仍未恢复正常；阴道检查排除了胎头快速下降、脐带脱垂等原因导致的胎心率减慢。

（2）通常，临床上引起子宫强直收缩的原因主要有缩宫素使用不当、宫颈球囊放置和椎管内麻醉等。该患者未使用缩宫素，也未行宫颈球囊放置，因此，该患者的强直性宫缩主要考虑是麻醉镇痛所致。虽然实施椎管内分娩镇痛的产妇，绝大多数是由于子宫收缩力受到影响而发生宫缩减弱，但临床上仍有极少部分患者出现宫缩过强，甚至强直性宫缩。椎管内麻醉尤其是腰硬联合镇痛的产妇比硬膜外镇痛的产妇子宫强直收缩发生率更高（约 20%）。虽然鞘内镇痛可获得快速、有效的镇痛效果，但可能导致异常电子胎心监护。另一方面，可能由于鞘内阿片类药物快速扩散到中枢神经系统，促进催产素释放，引起子宫收缩过度，继而发生胎心率变化。对该患者立即给予 2.5g 硫酸镁静脉滴注来对抗子宫的强直性收缩。

关于椎管内麻醉后子宫强直收缩的机制，目前尚未明确，最可能的假说为母亲血液中肾上腺素和去甲肾上腺素暂时失衡。肾上腺素具有拟交感神经 β 受体的子宫平滑肌松弛作用，而去甲肾上腺素对子宫有收缩作用。实施椎管内镇痛后，药物迅速起效使循环中儿茶酚胺浓度骤降，其中肾上腺素浓度比去甲肾上腺素降低幅度更大，导致了子宫强直收缩。腰硬联合麻醉与硬膜外分娩镇痛相比，起效更迅速，儿茶酚胺波动更大，尤其是那些疼痛明显的产妇，镇痛后疼痛评分下降越快，子宫张力过高和胎心率异常的发生率越高。

（3）该患者经过升高血压、抑制子宫收缩后，胎心率于宫缩间期有短暂恢复后又迅速下降至 60 次 /min，故采取紧急剖宫产术，同时通知新生儿科医生到场。新生儿 1 分钟、5 分钟、10 分钟 Apgar 评分分别为 10 分、10 分、10 分，随访无相关并发症。

【专家点评】

该病例的成功救治,有赖于椎管内分娩镇痛后的严密监测,迅速发现胎心异常,特别是迅速识别导致胎心率过缓的原因为子宫强直收缩。在积极升高血压、对抗子宫强直收缩无效后立即行剖宫产术,获得了较满意的结局。有几点值得借鉴。

1. 椎管内麻醉后多数患者会表现为子宫平滑肌松弛,宫缩频率减少,宫缩强度减弱,但部分患者会表现子宫强直收缩,发病率约8%。尤其是腰硬联合分娩镇痛发生子宫强直收缩和异常胎心率的概率比较高(高达20%)。因此,椎管内分娩镇痛后的严密监测非常重要(特别是完成椎管内分娩镇痛的30分钟内的监测),可以及早发现胎心异常,及时处理。

2. 当发生子宫强直收缩时,应快速分析其发生原因,有针对性地处理。此时应立即呼叫由产科高年资医生、助产士和麻醉师组成的团队,多管齐下,分别处理(如快速补液、静脉用升压药、抑制子宫强直性收缩等),在最短的时间内找出胎心率减慢的原因。

3. 如经积极处理,胎心率仍不能恢复正常,则应立即剖宫产术,挽救胎儿生命。

(周文琴　罗林丽)

病例 17-7　妊娠合并主动脉夹层

【病史】

患者刘某,33岁,单胎妊娠35^{+1}周,因"入院前11小时突发胸背部疼痛"经急诊入院。

入院前 11 小时，患者上厕所时突发胸背部持续性撕裂样疼痛，伴大汗淋漓、头晕、胸闷、气促，于当地医院就诊，考虑主动脉夹层。既往患有甲状腺功能减退和多囊卵巢综合征，每日服用左甲状腺素 50μg。其母亲因主动脉夹层破裂去世。

入院查体：T 36.9℃，HR 112 次/min，R 22 次/min，BP 163/95mmHg，SpO_2 99%，神志清，听诊心律齐，各瓣膜区未闻及明显杂音。专科检查，腹围 102cm，宫高 34，胎心率 143 次/min。双下肢水肿（+）。

辅助检查：主动脉 CTA 提示主动脉夹层（De Bakey Ⅲ型），主动脉壁内血肿，左锁骨下动脉起始处局部夹层；双侧胸腔少量积液。心脏彩超提示左心房稍大，左心室舒张功能减退。产科彩超提示宫内单活胎，臀位，胎盘Ⅱ级，胎儿脐带绕颈 1 周。

入院后立即给予倍他洛克（100mg p.o.，b.i.d.）控制心率、血压，并请多学科（心血管外科、产科、麻醉科、新生儿科、ICU）会诊，制订了治疗方案：先行剖宫产术，主动脉夹层采取药物保守治疗，定期复查。

【诊治思路】

1. 诊断及诊断依据

（1）妊娠合并主动脉夹层（De Bakey Ⅲ型）：①患者突发胸背部持续性撕裂样疼痛，伴大汗淋漓、头晕、胸闷、气促；② CTA 提示主动脉夹层（De Bakey Ⅲ型），主动脉壁内血肿，左锁骨下动脉起始处局部夹层。③有主动脉夹层家族史。患者母亲因主动脉夹层破裂去世。

主动脉夹层（dissection of aorta）诊断主要依据：①相应的病史，如马方综合征、主动脉疾病家族史、已知的主动脉瓣膜疾病等，该患者母亲因主动脉夹层死亡，有家族史。②高危胸痛症状，突发剧烈胸痛，"刀割样"或"撕裂样"持续性难以忍受的锐痛。该患者有明显的胸痛症状。③新发主动脉瓣杂音,动脉搏动消失或无脉,四肢血压差异明显,局灶性神经功能缺失,低血压或休克。④ CTA 的检查是诊断金标准,可以明确诊断及分型。1965年 De Bakey 教授首次根据主动脉夹层原发破口的位置及夹层累及范围,将主动脉夹层分为三型(表 17-1)。1970 年斯坦福大学的 Daily 教授根据近端内膜裂口位置将其简化为 A、B 两种类型,Stanford A 型相当于 De Bakey Ⅰ 型和Ⅱ型,Stanford B 型相当于De Bakey Ⅲ型。

表 17-1 主动脉夹层 De Bakey 分型

分型	破口位置	夹层累及部位
Ⅰ型	位于升主动脉或主动脉弓	大部或全部胸升主动脉、主动脉弓、胸降主动脉、腹主动脉
Ⅱ型	位于升主动脉	累及升主动脉,少数可累及主动脉弓
Ⅲ型	位于左锁骨下动脉以远	局限于胸降主动脉为Ⅲa 型,向下同时累及腹主动脉为Ⅲb 型

(2)G_1P_0,35^{+1} 周宫内孕,单活胎,待产:患者系第一次妊娠,根据末次月经推算孕周为 35^{+1} 周,胎心率 143 次 /min,无腹痛及阴道流血、排液。

2. 处理

总原则:尽快终止妊娠,拯救母胎。

(1)**术前准备的注意事项**:术前准备包括多学科团队的会诊、术前访视、术前方案的决策、物资及药物的准备。多学科团队中一定要包括心血管外科医师,根据患者的主动脉夹层的分型及孕周等综合情况制订相应的处理方案。该患者为 B 型主动脉夹层,相对 A 型风险较小,患者孕周已达 35 周,可以先行剖宫产后再治疗主动脉夹层。

术前访视的内容包括:①明确发病过程、病情是急性或亚急性、累及范围及分型;血压控制程度及目前的用药情况。②明确重要脏器有无受累及受累程度,如心、脑、肾、肺、胃肠道及胎盘等器官的受损程度。③明确是否存在充血性心力衰竭、心肌梗死病史等基础疾病。④呼吸道压迫及移位情况。⑤胎儿宫内情况。⑥向家属充分交代病情和风险,并签麻醉知情同意书,医务科报备。

经过查阅病例及问诊患者,总结该患者术前病情:①患者主动脉夹层急性期,主要累及降主动脉局部夹层,未累及其他脏器。②入院后使用美托洛尔和地西泮治疗,上下肢体及左右肢体血压无明显差异,患者血压和情绪稳定。③胎儿目前状况良好。患者既往无其他病史,无困难气道和穿刺困难表现。

术前准备包括:①患者的准备,包括稳定血压、情绪及必要时的镇痛。镇痛适当应用阿片类药物(吗啡、哌替啶)肌内注射或静脉镇痛,可降低交感神经兴奋导致的心率和血压上升,但该患者为妊娠妇女,考虑阿片类药物有影响新生儿呼吸的副作用,未使用相应药物。美托洛尔、艾司洛尔等 β 受体阻滞剂是血压管理最基础的治疗药物,药物治疗的目标是收缩压控制在 100~120mmHg、心率控制在 60~80 次 /min,以防止瘤体破裂;该患者使用美托洛尔(100mg p.o.,b.i.d.)控制血压及心率。若有 β 受体拮抗剂使用禁忌证,也可使用钙通道阻滞剂或者血管扩张药物降压。②物质的准备。抢救药物,如正性肌力药物(肾上腺素、多巴胺、多巴酚丁胺、去乙酰毛花苷、米力农、氯化钙等);血管扩张药(尼卡地平、硝酸甘油、硝普钠);血管收缩药(去氧肾上腺素、去甲肾上腺素、血管升压素);抗心律失常药物(利多卡因、艾司洛尔、胺碘酮等);麻醉药物(瑞芬太尼、局麻药、丙泊酚、舒芬太尼、罗库溴铵、七氟烷等);血液制品、心电监护、有创动脉血压监测、中心静脉的建立、血液回收装置、超声仪、体外循环仪等。③人员的准备。一定要有高年资主治医师以上级别的医生参与,必要时呼叫具有丰富临床经验的高级职称人员在场协助。

(2)麻醉方式的选择: 针对主动脉夹层的患者,麻醉方式的选择,目前尚无定论。若患者无椎管内麻醉的禁忌证,原则上可采用椎管内麻醉,椎管内麻醉可抑制交感神经,降低外周血管阻力及儿茶酚胺释放,可降低主动脉壁的应力,降低夹层破裂的风险。避免使用含有肾上腺素的局麻药作试探量,保证有足够的镇痛阻滞强度,以避免任何交感神经刺激,即使是轻微疼痛也应避免。为避免血压的剧烈波动,可考虑滴定式的硬膜外麻醉或者小剂量脊椎麻醉加滴定式的硬膜外麻醉。

由于该患者术前精神紧张、且已有夹层破裂,椎管内麻醉操作时的胸膝卧位可能加速破裂,故最终选择全身麻醉。

(3) **麻醉关注点**:围手术期关键是维持血流动力学指标的稳定,目标包括维持较慢至正常的心率(60~80 次 /min)、维持血压在基础值的 –20% 或者控制收缩压在 100~120mmHg 以下。应注意,①避免外周血管阻力的升高,用 β 受体拮抗剂预防或及时处理体循环血压骤升,必要时可使用血管扩张剂(如尼卡地平或硝酸甘油)。②维持正常的血管内容量,保证适当前负荷,避免过度降压及限制输液,维持胎盘及重要脏器灌注。术中液体的输入量和输注速度应根据患者的出血量和生命体征来调整。但要注意避免短时间快速大量输液,可能导致左心室负荷明显增加,左心室压力明显升高,血压快速上升致使病情恶化。③避免各种原因导致的心肌收缩力突然增加,避免患者呛咳。④术中及术后应该避免按压宫底,防止夹层破裂。⑤围手术期注意子宫收缩剂对血流动力学的影响,缩宫素可导致低血压和心率增快,麦角新碱和卡前列素氨丁三醇可收缩外周血管导致血压升高。

患者入手术室时,P 96 次 /min,BP 143/90mmHg,SpO_2 98%,局麻下行动脉穿刺置管及中心静脉穿刺,备血液回收机、升温毯。采用快速顺序诱导(利多卡因 + 丙泊酚 + 瑞芬太尼 + 罗库溴铵)麻醉后气管插管。胎儿娩出后静脉注射舒芬太尼 25μg 和咪达唑仑 2mg 加深麻醉,术中采用 2%~2.5% 的七氟烷维持麻醉。行动脉血气分析 1 次,与术前比较无较大差异。新生儿 1 分钟、5 分钟、10 分钟 Apgar 评分分别为 10 分、10 分、10 分。术后行静脉镇痛泵

(布托啡诺 12mg+ 生理盐水 150ml,泵设置为速率 2ml/h,追加 2ml/次,锁时 20 分钟)及腹横肌平面阻滞(0.25% 罗哌卡因 +0.125mg/ml 地塞米松,单侧注射 15ml),术后待自主呼吸恢复后深麻醉拔管,患者无呛咳。手术时间 40 分钟,出血量 450ml,尿量 80ml,输液量 1 000ml。

【专家点评】

　　该患者的成功救治,得益于入院后多学科的共同管理及诊治,概括起来有几点值得大家学习和借鉴。

　　1. 警惕妊娠合并主动脉夹层这类疾病的发生。虽然此类疾病发生率不高,但对于妊娠期突发胸背部剧痛者,仍需积极排查是否合并有主动脉夹层。本例患者突发胸背部剧痛后,及时就医迅速转院并行 CTA 检查(诊断金标准),明确了主动脉夹层的诊断及分型,为后续的成功救治提供了重要保障。此外,对妊娠合并主动脉夹层患者,多学科管理,制订周密的诊疗计划是很有必要的。

　　2. 严格的血流动力学管理。围手术期使用 β 受体拮抗剂(如美托洛尔)严格控制血压、心率,维持较慢至正常的心率(心率控制在 60~80 次 /min)、维持血压在基础值的 −20% 或者控制收缩压在 100~120mmHg 以下,避免交感神经刺激,以避免心肌收缩力或外周血管阻力增加所致的体循环血压升高。

　　3. 周密的术前准备。由于术中存在夹层破裂和大出血的风险,术前准备异体血及血液回收机,为了实时监测患者血压及可能的快速补液,患者术中行有创动脉血压监测及中心静脉穿刺置管等。

　　4. 主动脉夹层破裂风险高的患者,选择全麻下实施剖宫产。麻醉诱导插管及拔管时应注意:避免患者呛咳,避免高血压及低血压的发生,控制术后疼痛。术中及术后均应该避免按压宫底,防止夹层破裂。术后转入 ICU 加强监测,控制血压,多模式镇痛,保证患者的安全。

(李平　罗东)

第十八章 产后篇

病例 18-1 子宫收缩乏力致严重大出血

【病史】

患者尹某,27岁,因"停经39^{+6}周,见红伴规律下腹痛5^{+}小时"急诊入院。

患者平素月经规律,末次月经为2020年5月15日。孕期定期产前检查,无异常。孕期诊断为β-地中海贫血,其丈夫地中海贫血基因筛查未见异常,患者孕期血红蛋白波动于89~111g/L。患者身高1.6米,孕前体重45kg,孕前BMI 17.57kg/m^2,孕期体重增加17kg。

患者2^{+}年前行人工流产术1次,1年前因"宫内早孕、胚胎停育"行清宫术。

入院查体:生命体征平稳,心肺无异常。专科检查,宫高36cm,腹围98cm,胎儿估重3 800g,骨盆坐骨结节间径8.5cm,宫缩3~4分钟1次,持续30~40秒,宫颈居中,质软,消退100%,宫口一指尖,内骨盆未见异常。

辅助检查： 血常规示，血红蛋白 $108 \times 10^9/L$，平均红细胞体积 69.4fl，平均红细胞血红蛋白含量 21.4pg；产科彩超提示头位，双顶径 9.6cm，股骨长 7.4cm，头围 35.2cm，腹围 36.0cm，羊水深度 9cm，羊水指数 25.2cm。凝血功能正常。

患者有阴道分娩意愿，且具备阴道试产条件，入院时患者已临产，给予严密观察患者产程进展。第一产程 16 小时，第二产程 2 小时，顺利娩出胎儿，新生儿体重 3 820g。第三产程 15 分钟胎盘无剥离征象，行手取胎盘，检查胎盘胎膜完整。胎盘娩出后，子宫收缩差，阴道出血约 500ml。立即给予缩宫素加强宫缩，但子宫收缩仍差，持续出血达 1 800ml。行双侧子宫动脉栓塞术后出血控制。

 【诊治思路】

1. 诊断及诊断依据

（1）**严重产后出血：** 胎儿娩出后，阴道出血约 1 800ml，达到诊断标准。

（2）$G_3P_1^{+2}$，39^{+6} 周宫内孕，已分娩一活婴。

（3）足月成熟儿。

2. 处理

总原则： 早期识别产后出血的高危因素和原因，积极预防和处理产后出血，减少并发症的发生。

（1）**产后出血的风险评估及预防：** 该患者有多个发生产后出血的危险因素：①胎儿偏大（体重 3 820g）；②羊水过多（羊水深度 9cm）；③产程较长（总共 18 个小时）；④既往有 2 次宫腔操作手术史。同时，患者孕前体重较轻，BMI 仅 $17.57kg/m^2$，又合并 β- 地中海贫血，对失血的耐受性差，因此在分娩时应该有经验丰富的产科医生在现场指导，积极处理第三产程，预防产后出血。

第三产程的产后出血预防措施：我国的《正常分娩指南

(2020)》和《产后出血预防与处理指南(2014)》指出,①常规在第三产程使用宫缩剂以减少产后出血,首选缩宫素,在胎儿前肩娩出后静脉滴注稀释后的缩宫素 10U,或在胎儿前肩娩出后立即肌内注射缩宫素 10U。如果缺乏缩宫素,也可选择使用麦角新碱或米索前列醇。②可考虑控制性牵拉脐带以协助胎盘娩出。③预防性使用宫缩剂后,不推荐常规进行预防性子宫按摩来预防产后出血。但是,接生者应该在产后常规触摸宫底,了解子宫收缩情况。

该患者经上述处理后,子宫收缩正常。等待 15 分钟后胎盘无剥离征象,行人工剥离胎盘,发现胎盘与子宫前壁致密粘连。手取胎盘,检查胎盘胎膜完整。胎盘娩出后患者子宫质软、轮廓不清,阴道出血多,出血量共计 500ml。

(2)出血量的准确估计:临床常用的估计出血量的方法有:①称重法或容积法,在阴道分娩或剖宫产时要尽量准确地收集失血,通过称重等客观的测量方法进行失血量的计算,尽量少用目测法;②休克指数法,休克指数 = 心率 / 收缩压(mmHg),当休克指数为 1.0 时,考虑出血量达到 1 000ml;③血红蛋白水平测定,血红蛋白每下降 10g/L,出血量增加 400~500ml。但是在产后出血早期,由于血液浓缩,血红蛋白值常不能准确反映实际出血量。

(3)不同程度出血量的处理

1)一级急救处理:出血量达到 400ml 为预警线,应迅速启动一级急救处理,包括迅速建立 2 条有效的静脉通道、吸氧、监测生命体征和尿量、急查血常规及凝血功能、向上级医护人员求助、交叉配血,同时积极寻找出血原因并进行处理。产后出血的四大原因是:子宫收缩乏力、软产道损伤、胎盘因素、凝血功能障碍。因为该患者入院时凝血功能正常,出血原因应考虑前三者的可能性,此时应迅速检查产道有无损伤、确认胎盘胎膜的完整性,呼叫超声科医生到场,超声检查宫内是否有胎盘胎膜的残留,同时加强子宫收缩,并予止血治疗。

经检查,该患者产道没有损伤,娩出的胎盘胎膜完整,宫腔也没有残留,因此考虑产后出血的原因是子宫收缩乏力。

针对子宫收缩乏力的处理:子宫收缩乏力是导致产后出血的最常见原因,占产后出血原因的70%左右。对于子宫收缩乏力的处理,常常采用以下方法。

A. 子宫按摩或压迫法。经腹按摩或经腹经阴道联合按压子宫,可促进子宫收缩,按摩时间以子宫恢复正常收缩并能保持收缩状态为止。该患者胎盘娩出后子宫收缩差,应立即行经腹经阴道联合按压子宫。

B. 应用宫缩剂。a. 缩宫素:静脉滴注立即起效,但半衰期短(1~6分钟),故需持续静脉滴注;并且缩宫素有受体饱和现象,24小时总量应控制在60U以内;b. 卡贝缩宫素:其半衰期长(40~50分钟),起效快(2分钟),100μg单剂量静脉推注可减少治疗性宫缩剂的应用;c. 麦角新碱:直接作用于子宫平滑肌,作用强而持久,肌内注射2~3分钟开始生效,作用持续3小时,但高血压、心脏病患者禁用;d. 卡前列素氨丁三醇:能引起全子宫协调而强有力的收缩,3分钟起效,30分钟达作用高峰,可维持2小时,必要时可重复使用,总量不超过2 000μg。哮喘、心脏病和青光眼患者禁用,高血压患者慎用;e. 米索前列醇:可引起全子宫有力收缩,具有不需冷藏、口服用药方便、吸收迅速、半衰期较长及费用低廉等优点,在基层医院也可作为治疗子宫收缩乏力性产后出血的一线药物,应用方法为200~600μg顿服或舌下给药。但米索前列醇副作用较大,恶心、呕吐、腹泻、寒战和体温升高较常见;高血压,活动性心、肝、肾疾病及肾上腺皮质功能不全者慎用,青光眼、哮喘及过敏体质者禁用。

C. 止血药物。可考虑同时使用止血药物,推荐使用氨甲环酸,其具有抗纤维蛋白溶解作用。该药的常用方法是1g氨甲环酸静脉滴注,一天的总量不超过2g。

2）二级急救处理：经上述处理后，患者子宫收缩仍差，阴道仍有持续活动性出血，出血量共计850ml。当出血量达到500~1 500ml时，应启动二级急救处理，在抗休克治疗的同时，继续针对病因进行治疗。

该患者的药物促宫缩治疗效果不佳，应考虑手术治疗。针对宫缩乏力的手术治疗首先可考虑行宫腔填塞，宫腔填塞包括水囊压迫或宫腔纱条填塞。阴道分娩后宜选用水囊压迫（剖宫产术中可选用水囊或纱条填塞）。宫腔填塞同时应配合强有力的促宫缩药物使用，术后应密切观察患者出血量、子宫底高度、生命体征变化，动态检测凝血功能情况、血红蛋白变化，避免宫腔积血。水囊或纱条填塞24小时后取出，注意预防感染。在本案例中由产科二线医生为该患者进行了水囊宫腔填塞，注入液体500ml。

3）三级急救处理：该患者经宫腔水囊压迫后阴道仍有持续出血，累计出血量达到1 800ml。当出血量超过1 500ml时应启动三级急救处理。此时应组成以产科为中心，包括麻醉科、ICU、血液科、放射科等多学科的团队进行抢救。治疗方案包括继续抗休克治疗、输血治疗、预防性应用抗生素、纠正酸中毒等一般处理，针对病因的治疗是重中之重。该患者立即被送入放射科行经导管子宫动脉栓塞术，同时做好开腹手术止血准备。子宫动脉栓塞术适用于经保守治疗无效的各种难治性产后出血，但不适用于生命体征不平稳，不宜搬动的患者。若保守手术治疗效果不佳，可考虑开腹止血。可根据剖腹探查情况，行子宫压迫缝合术、盆腔血管结扎术，必要时子宫切除止血。

该患者接受双侧子宫动脉栓塞术后出血控制。

4）产后出血的输血治疗：该患者产时及产后5小时共出血3 500ml。根据患者出血量、生命体征及血红蛋白情况，患者输入同型去白红细胞悬液14U、新鲜冰冻血浆1 200ml、辐照机采血小板1U、纤维蛋白原6g，术后复查血常规示血红蛋白78g/L。

产后出血治疗的关键是正确估计产后出血量,出血量的绝对值对不同体重患者的临床意义不同,建议计算产后出血量占总血容量的百分比。产科大量输血在处理严重产后出血中的作用越来越受到重视,但目前无统一的产科大量输血方案,按照国内外常用的推荐方案,建议按照红细胞:血浆:血小板以 1:1:1 的比例(10U 红细胞悬液 +1 000ml 新鲜冰冻血浆 +1U 机采血小板)输注。

【专家点评】

该患者的成功救治,概括起来有三点值得学习和借鉴。

1. 正确识别患者产后出血的高危因素及对失血耐受性差的高危因素。患者系地中海贫血且孕前体重偏轻,应警惕患者对失血耐受性差;患者既往有宫腔操作史,警惕宫腔粘连甚至植入可能;此次妊娠胎儿偏大、羊水过多、产程较长,均是引起宫缩乏力、产后出血的高危因素。此外,值得一提的是,为避免产程较长引起的子宫收缩乏力,在待产过程中需保证产妇有足够的能量供应和良好的休息,必要时可静脉补液,用强镇静剂让产妇休息。

2. 积极止血的同时快速寻找产后出血的原因,正确判断子宫收缩乏力为患者产后出血的主要原因,针对宫缩乏力使用多种强有力促宫缩药物,行宫腔水囊填塞压迫止血,做好开腹手术止血准备,必要时开腹止血甚至切除子宫,保障患者生命安全。

3. 产科、血库、麻醉科、ICU、放射科等多科室的协助,血库快速提供血液制品,放射科在患者生命体征平稳后成功行双侧子宫动脉栓塞术均是本次患者抢救成功必不可少的因素。

(童龙霞 吴 琳 刘兴会)

病例 18-2　子宫黏膜下肌瘤患者晚期产后出血伴宫腔残留

 【病史】

患者孙某，28岁，因"剖宫产术后3⁺月，少许阴道流血3⁺月"入院。

患者孕期超声未提示子宫肌瘤，足月临产后因"羊水Ⅲ度粪染"行急诊剖宫产，手术顺利，术中宫腔探查未见异常。术后患者阴道少许流血，1⁺月前产后复查超声提示：宫腔内查见2.8cm×4.2cm×4.3cm不均质稍强回声，形态较规则，部分与子宫肌壁分界欠清，周边探及少许血流信号，其内未探及明显血流信号。查血 hCG<2.0mIU/ml，血常规、凝血功能未见异常，给予产妇安口服促进子宫收缩。1⁺周前复查超声，宫腔内查见大小2.9cm×4.0cm×3.4cm的稍弱回声团，部分与肌壁分界欠清，其内未探及明显血流信号。

自诉患支气管哮喘7⁺年，现已停药1⁺年，平素无喘息、呼吸困难等。

入院查体：阴道及宫颈未见明显异常，阴道内见少许血性分泌物，宫颈无举痛、摇摆痛，子宫饱满，无明显压痛及反跳痛，双附件区未扪及异常。

辅助检查：超声提示宫腔内查见大小2.9cm×4.0cm×3.4cm的稍弱回声团，部分与肌壁分界欠清，其内未探及明显血流信号，疑坏死组织，内膜来源？肌壁来源？血 hCG<2.0mIU/ml。血常规未见感染征象，凝血功能未见异常。

【诊治思路】

1. 诊断及诊断依据

(1)**宫腔占位**:妊娠组织残留?患者系剖宫产术后阴道少许流血,术中探查宫腔未见异常,术后超声提示宫腔内包块。

(2)**瘢痕子宫**:既往一次剖宫产史。

(3)**支气管哮喘**:自诉患支气管哮喘 7^+ 年。

2. 处理

总原则:对于阴道流血不多,占位病灶血流信号不明显,无感染征象者,可给予促进子宫收缩药物并密切随访,对于病灶较大或血流信号丰富者建议清除病灶组织。

(1)**剖宫产术后阴道出血可能原因**:产后阴道持续流血可能原因包括妊娠物残留、子宫复旧不全、感染、切口愈合不良、生殖道血肿、子宫血管异常、子宫宫颈肿瘤、滋养细胞疾病、凝血功能障碍等可能。需根据患者阴道异常流血特点及相关辅助检查来进一步明确患者出血原因。

(2)**辅助检查**

1)血常规:查看患者是否有贫血及感染。

2)β-hCG:产后持续升高对妊娠滋养细胞疾病有鉴别意义。

3)阴道超声:可以了解子宫大小、宫腔内有无残留、子宫切口愈合情况及宫旁、后腹膜是否有包块。

4)微生物学检查:对于怀疑感染者行宫腔分泌物培养有助于确定病原微生物种类及选用敏感抗生素。

5)数字减影血管造影:对于高度怀疑子宫血管异常者有意义。

6)CT 及 MRI:对于评估病灶范围、与子宫肌层关系及宫旁浸润程度更具有优势。

(3)**治疗**:患者超声提示宫腔包块大,血 hCG 阴性,无感染征象,考虑妊娠组织残留,建议患者行手术治疗。

产褥期宫腔操作应注意轻柔及有效。若合并感染,应清除大块残留组织,避免过度搔刮宫腔造成感染扩散,术后应继续使用广谱抗生素和子宫收缩剂,待感染控制后酌情二次清宫。

该患者因超声检查提示包块与肌壁分界欠清,为避免清宫手术困难、出血多,遂行宫腔镜手术。宫腔镜下见宫腔内满布淡黄色肌瘤样组织,与子宫前后肌壁致密粘连,分解粘连见包块位于子宫后壁,电刀切除宫腔包块致宫腔形态基本正常。术后病检提示:大量严重变性坏死的纤维平滑肌样组织及散在的子宫内膜呈增生期组织像,未查见胎盘绒毛及滋养细胞。患者术后给予促宫缩治疗。术后阴道少许流血 5^+ 天后血止,术后 1^+ 月复查阴道超声未见明显异常。

【专家点评】

该患者术前考虑为妊娠组织残留,术后病检提示为子宫黏膜下肌瘤,术前未考虑宫腔占位为黏膜下肌瘤,我们需吸取以下经验教训。

1. 患者因孕期超声未提示子宫肌瘤,剖宫产术中探查宫腔未见异常,故忽略了宫腔占位为黏膜下肌瘤的可能。

2. 需重视患者孕前妇科检查,孕期因子宫长大,孕期超声不一定能发现子宫肌瘤,剖宫产术中因子宫肌壁增厚,术中探查宫腔黏膜下肌瘤可能不明显。

3. 剖宫产术后宫腔残留,对于包块较大或血流信号丰富者建议积极宫腔镜探查,能较完整清除病灶,恢复宫腔解剖结构,减少对宫腔损伤,明确病灶性质。

(童龙霞　吴　琳　刘兴会)

病例 18-3　晚期产后出血伴宫颈管占位

【病史】

患者刘某,29岁,因"阴道分娩后33天,阴道流血4天"入院。

患者孕期规律产前检查,33天前因"妊娠高血压、抗磷脂综合征"于孕38⁺⁵周接受地诺前列酮栓、COOK球囊引产,孕39⁺¹周阴道分娩一活婴,产时因子宫收缩乏力发生严重产后出血,出血量共约2 030ml,检查胎盘胎膜基本完整,未见宫颈裂伤及外阴、阴道血肿。产后床旁超声提示宫体前后径9.0cm,宫腔中下份分离1.8cm,宫腔下份查见范围约1.8cm稍强回声。产后第1天复查血红蛋白67g/L,给予输红细胞悬液2U,产后第3天出院,持续有少量血性恶露。产后29天(即4天前)无明显诱因出现阴道流血,2天前阴道流血增加,伴大量血块,超过月经量,完全打湿4张夜用卫生巾,至急诊科就诊,给予促宫缩、止血、预防感染等治疗,查血常规提示Hb 117g/L,hCG 5.2mIU/ml。

2次宫外孕(2017年腹腔镜下左输卵管切除术,2018年保守治疗)。

入院查体: 阴道少量血迹、宫颈光滑肥大、无接触性出血,子宫丰满,无压痛,双附件区未扪及异常。

辅助检查: 超声提示,宫颈管内占位(大小约3.5cm×2.8cm×3.5cm,考虑产后动静脉瘘形成伴血凝块,畸形血管自前壁下段突入宫颈管上段),宫腔少量积液。

入院2天后再次查体,阴道后穹窿消失,宫颈稍渗血,后唇见直径3⁺cm暗红色赘生物脱出,质软,无明显接触性出血,宫体及双附件查体无特殊。入院 5 天后盆腔增强 MRI 提示,宫颈管内团状混杂回声(范围约 3.8cm×2.8cm×3.7cm),明显不均匀强化,考虑妊娠物残留? 或其他? 宫腔形态欠规则,内见不均匀信号影,内膜及结合带厚薄不均。宫颈癌筛查阴性。

 【诊治思路】

1. 诊断及诊断依据

(1)**晚期产后出血**:该患者产后 29 天突然出现阴道流血且量增大,大于月经量,符合诊断。

(2)**宫颈管内占位**:入院 2 天后查体发现阴道后穹窿消失,宫颈后唇有一占位。超声及盆腔增强 MRI 的检查结果均证实。

2. 处理

总原则:明确宫腔占位的性质并行相应处理。

我国 2019 年发布了《晚期产后出血诊治专家共识》。晚期产后出血处理的具体流程见图 18-1。

晚期产后出血的主要病因及临床特点包括以下几方面:①妊娠物残留。胎盘、胎膜残留是晚期产后出血最常见的病因,多数发生在产后 1~2 周,表现为血性恶露持续时间延长,之后反复阴道流血或突然发生大量流血。②子宫复旧不全。多数发生在产后 2~3 周,表现为突然发生的大量阴道流血,查体子宫软、大于相应阶段的产褥期子宫。③感染。切口感染、子宫感染等,以子宫内膜炎多见,导致子宫复旧不全、子宫收缩差,发热、恶露异味、盆腔痛、血象高等感染征象,查体子宫压痛。④剖宫产术后子宫切口愈合不良。主要原因包括横切口两端切断子宫动脉向下分支,切口位置选择过低或者过高,缝合不当等。⑤生殖道血肿。外阴、阴道血肿,查体可见外阴、阴道局部肿胀、触痛。⑥子宫血管异常。可能与既往多次宫腔操作有关,主要为子宫动静脉瘘,表现为无痛性的间歇性阴道流血或突然的大出血。⑦其他特殊类型原因。比如子宫肿

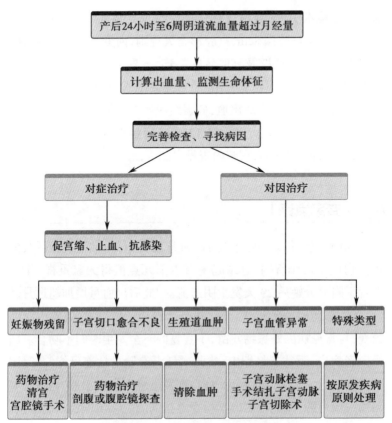

图 18-1 晚期产后出血处理流程图
参考《晚期产后出血诊治专家共识(2019)》

瘤、宫颈肿瘤、滋养细胞疾病、凝血功能异常等。值得注意的是,晚期产后出血的病因常可能同时存在,也可能互为因果,比如妊娠物残留或感染常与子宫复旧不全同时存在,感染严重时子宫组织结构被破坏可导致动静脉结构异常。

结合该患者产时大出血,产后超声提示宫腔下段强回声,宫腔占位为残留妊娠组织可能性较大;但根据查体情况,不排除宫颈病变,如宫颈肌瘤甚至宫颈恶性病变可能;且超声考虑产后动静脉瘘形成伴血凝块。做好介入及开腹手术预案后,进行宫腔镜探查手术。宫腔镜术中见：宫颈口有一直径约 6cm 杂乱组织嵌顿，清除部分组织后探宫腔深 8cm，宫腔形态欠规则，内见妊娠组织残留约 3cm，与子宫前壁肌壁及宫底致密粘连、分界不清；完整切除宫腔组织，术后病检提示（宫颈管组织）查见高度退变的胎盘绒毛组织。术后修正诊断：晚期产后出血，妊娠组织残留伴植入。

术后第 1 天出院。术后第 12 天门诊复查 B 超：子宫体大小 3.8cm×4.7cm×4.7cm，宫腔内查见点状强回声。

【专家点评】

本病例患者属于晚期产后出血常见类型——妊娠物残留，但残留物位于宫颈管内，总结起来有以下几点值得大家重视：①该患者于阴道分娩后 29 天发生阴道流血，此后出血量增加超过月经量，血性恶露时间延长，临床症状符合晚期产后出血，但发生时间较晚，与常见病因妊娠物残留、子宫复旧不全发生时间不吻合。回顾患者病史，既往有妊娠史，故此次妊娠有胎盘粘连可能，产时因子宫收缩乏力出现严重产后出血，现发生晚期产后出血，需考虑妊娠物残留可能，需完善影像学检查寻找病因。②不同病因的鉴别。B 超及 MRI 均提示宫颈管内占位，但诊断结果不同，超声提示子宫动静脉瘘可能，而 MRI 提示妊娠物残留？或其他？此两种不同原因引起的产后出血，治疗方式有所不同。针对怀疑子宫血管异常的晚期产后出血患者禁忌行刮宫术，若生命体征平稳，出血量少，可行子宫动脉栓塞术，当子宫动脉栓塞术失败、持续性大出血或生命体征不稳定时，可行子宫切除术。而针对妊娠物残留引起的晚期产后出血，对于占位病灶体积大或血流信号丰富的病灶建议行超声引导下清宫术。故此晚期产后出血的两种病因，在治疗上存在矛盾，如何选择治疗方式是临床工作的难点。患者入院后经促宫缩、止血等保守治疗，再次妇科查体于宫颈后唇见一占位，不排除宫颈、宫颈管病变，如宫颈管息肉、宫颈肿瘤等可能，故排除宫颈恶性肿瘤后再行宫腔镜手术。宫腔镜可以直视观察宫颈管、宫颈内口、子宫腔及输卵管开口的生理及病理变化,可针对病变组织直观准确地取材,同时也可进行手术切除病灶,对于胎盘粘连、胎盘植入的晚期产后出血患者,宫腔镜下妊娠残留物切除也是治疗方式之一。③晚期产后出血的预防。虽然晚期产后出血不像产后出血那样有较明确的高危因素,但我们仍可针对病因进行预防。如阴道分娩者产后仔细检查胎盘、胎膜,注意其完整性,如有残留应及时取出或清宫;剖宫产时仔细合理选择切口位置,避免子宫下段横切口两侧角部撕裂并仔细检查、合理缝合;严格无菌操作,术后应用抗生素预防感染。

(潘天颖 吴 琳 刘兴会)

病例 18-4 子宫动静脉瘘患者晚期产后出血

【病史】

患者龚某,34 岁,因“阴道分娩并清宫术后 1^+ 月,阴道出血 1^+ 天”入院。

1^+ 月前患者足月妊娠阴道分娩 1 次,产时因“胎盘粘连”行手取胎盘,术中因胎盘缺损 1/5 行 B 超监测下清宫术,手术过程顺利,术后 B 超提示宫腔线连续,宫腔内查见少许絮状稍强回声,左侧宫角处查见大小约 1cm×0.9cm×0.8cm 稍强回声,因分娩及清宫过程中共计出血约 400ml,遂未继续清宫,建议产后定期复查 B 超。产后 2 周患者少许阴道流血,无明显腹痛,常规复查 B 超提示子宫前位,大小约 10cm×8cm×7cm,宫腔上段及左侧宫角查见大小约 6cm×5cm×4.5cm 稍强回声,其内查见范围约

4.3cm×3.5cm×3.8cm 的无回声区,查血 hCG 385U/L。因患者系产后 2 周,少许阴道流血,无明显腹痛,且血 hCG 未下降至正常范围,故暂未清宫。入院前 2 天复查超声结果(图 18-2,见文末彩图):内膜居中,厚 0.25cm(单层),子宫左侧肌壁间突向浆膜下,查见不均质稍强回声(其与左宫角相贴),大小 6cm×5.6cm×4.7cm,内见范围约 4.2cm×3.7cm×3.6cm 的无回声区,无回声区内充满血流信号,内探及动静脉频谱;双侧附件区未见确切占位;提示子宫肌壁突向浆膜下占位。血 hCG 未见异常。1$^+$ 天前出现阴道流血,量多于月经量。

患者平素月经规律,9 年前孕 29 周因胎儿畸形引产 1 次。6 年前及 5 年前分别因孕 2$^+$ 月、胚胎停育外院行清宫术。

入院查体:生命体征平稳。专科查体,阴道内见少许暗红色血凝块。宫颈光滑,无接触性出血,宫颈管内少许出血。宫体后位,饱满,质中,表面光滑,无压痛。双附件未扪及异常。

辅助检查:超声造影结果(图 18-3A)提示,左宫角处肌壁间查见 4.6cm×4.9cm×4.7cm 稍强回声,内见多个无回声区,最大直径 4.1cm,无回声区内充满血流信号,内可见红细胞自显影,团块部分突向浆膜下,内探及动脉血流频谱。造影提示宫腔左宫角处稍强回声于注入造影剂 10 秒后出现增强,先于子宫肌壁,呈高增强,稍强回声病灶位于左前侧壁,范围约 4.9cm×5.7cm×5.3cm,其内可见造影缺失区域,范围约 4.0cm,局部宫壁最薄处似仅见浆膜层,疑妊娠后左前侧壁肌壁间病灶伴动静脉瘘形成。MRI(图 18-3B)提示,子宫后位,宫体大小 3.7cm×4.4cm×4.1cm,内膜居中,厚 0.1cm(单层),子宫占位,病灶位于左侧宫角和邻近宫壁肌层,病变凸向左侧宫底、子宫左后上壁和左侧上壁浆膜下,邻近肌壁肌层和双侧宫旁有明显异常曲张血管影,左侧宫旁曲张血管显示明显,左侧髂血管和卵巢血管增粗,考虑子宫左宫角妊娠物残留并穿透邻近肌层,形成子宫动静脉瘘。双侧附件区未见确切占位。胸片结果示心肺未见异常。

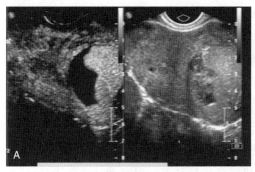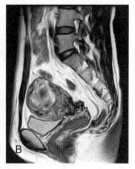

图 18-3 超声造影（A）与 MRI（B）

【诊治思路】

1. 诊断及诊断依据

(1)**晚期产后出血**：1^+ 月前足月顺娩 1 次，1^+ 天前出现阴道流血，量超过月经量。

(2)**子宫动静脉瘘**：超声造影提示左前侧壁肌壁间病灶伴动静脉瘘形成。MRI 同样提示子宫左宫角妊娠物残留并穿透邻近肌层，形成子宫动静脉瘘。

(3)**妊娠组织残留**：超声造影提示左宫角处肌壁间查见 4.6cm×4.9cm×4.7cm 稍强回声。

2. 处理

总原则：明确诊断，选取恰当方式尽快实施精准治疗。

该患者入院后接受了双侧子宫动脉介入栓塞术，术中发现左侧子宫动脉有动静脉瘘征象，双侧子宫动脉栓塞术成功。栓塞术后 1 天行宫腹腔镜探查术，宫腔镜术中见左侧宫角有大小约 2cm 占位，膨大，突向肌壁间且与肌壁界限不清。腹腔镜术中见子宫前位，左侧宫角膨大，表面呈蓝紫色，病灶范围广，部分区域仅见浆膜层。双侧附件未见异常，盆腔血管怒张，左侧为甚。套扎左侧宫角病灶后切除病灶，见血凝块及陈旧性妊娠组织。术中出血 20ml。

术中冰冻及术后石蜡病理检查均提示(左宫角)血块中查见陈旧性胎盘绒毛,(宫腔占位)查见陈旧性胎盘绒毛。术后诊断:左宫角肌壁间及宫腔占位(妊娠组织残留);子宫动静脉瘘。

【专家点评】

　　导致晚期产后出血的原因很多,如胎盘滞留、软产道损伤、凝血功能障碍、剖宫产切口感染或裂开等。子宫动静脉畸形(uterine arteriovenous malformation,UAVM)指子宫动静脉之间未经毛细血管网发生的异常交通。它属于子宫局部血管异常,通常累及子宫动脉及其分支,多与子宫血管损伤或感染有关,与其相关的产科操作主要包括剖宫产术、刮宫术、产钳助产等。UAVM 的临床表现无特异性,多表现为复发性阴道出血。其发病时间多波动在产后 6 天至 6 周,平均约产后 2 周。鉴于 UAVM 多发生于剖宫产分娩后,因此产后出血,尤其是晚期产后出血是最常见的临床表现。UAVM 的诊断借助彩色多普勒超声及 CT、MRI 即可确诊。经阴道彩色多普勒超声是诊断 UAVM 最常用的方法。UAVM 随时可能出现破裂导致致命性的大出血,建议诊断后积极治疗。治疗方式主要有选择性子宫动脉介入栓塞术及手术治疗。栓塞成功率约为 97%。

　　对该患者的介入治疗是成功的,但因病灶大,且大部分位于子宫肌壁间,不排除同时合并有妊娠组织残留甚至滋养细胞疾病等可能,故于介入治疗后在充分医患沟通及充足术前准备下进行了宫腹腔镜探查术,根据术中及术后病理检查明确诊断及决定下一步治疗。本病例特殊之处在于影像学检查提示子宫动静脉瘘同时合并妊娠组织残留(大部分位于肌壁间),推测其形成原因可能是刮宫过程中子宫内膜、肌层受损,形成不全穿孔,部分妊娠组织残留其中,或刮宫不全残留的妊娠组织浸润穿透邻近肌层,同时形成的子宫动静脉瘘为其提供了丰富的血供。该患者既往有多次的刮宫术史,这可能是导致她发生 UAVM 的原因。值得注意的是,刮宫等宫腔操作是获得性子宫动静脉瘘的常见病因,发病率也呈上升趋势,但子宫动静脉瘘病情发展有时较缓慢,症状的出现距离前次相关手术可能时间较长。在临床工作中,广大医务工作者应提高警惕,避免粗暴的宫腔操作,手术时动作应轻柔,忌盲目性刮宫,术后应仔细检查,尽可能刮宫完全,避免类似疾病的发生。对有多次流产、子宫创伤史的妇女,应充分考虑子宫动静脉瘘、妊娠组织残留等疾病的可能性。通过提高对疾病的认识及处理能力,制订个体化治疗方案,做到减少漏诊、误诊,提高治疗效果及预后。

(王　颖　吴　琳　刘兴会)

病例 18-5　产后突发肺栓塞

 【病史】

　　患者徐某某,28 岁,因"孕 37^{+2} 周,自觉胎动减少 1 天,生物物理评分 6 分"急诊入院。

　　平时月经规律,孕期规律产前检查,孕 9^{+2} 周行 OGTT 结果为空腹血糖 5.6mmol/L,餐后 1 小时血糖为 12.1mmol/L,餐后 2 小时血糖为 11.5mmol/L,诊断为孕前糖尿病。经饮食及运动治疗血糖控制不佳,联合胰岛素治疗后血糖稳定,现三餐前门冬胰岛素20U,睡前精蛋白生物合成人胰岛素注射液 32U。孕 13 周开始口服阿司匹林(100mg q.d.)至今。

　　既往有重症肌无力,已治愈。患甲状腺功能减退症 3^+ 年,一直口服左甲状腺素,甲状腺功能正常。孕前被诊断为胰岛素抵抗,口服二甲双胍至孕后停药;孕前体重 89kg(BMI 32.7kg/m²)。母亲有糖尿病史。

入院查体：生命体征平稳。身高 165cm，体重 112kg，BMI 41.1kg/m²，其余体格检查无特殊。专科查体，宫高 39cm，腹围 136cm，胎方位 LOA，坐骨结节间径 8⁺cm。阴道检查，头先露，S-3，宫颈管居后位，质中，消退 50%。

辅助检查：胎儿生物物理评分 6 分。

入院后行急诊剖宫产术，术后 16 小时给予依诺肝素每日 40mg 皮下注射、间歇充气加压治疗预防血栓。术后 25 小时，患者脱氧后血氧饱和度波动在 91%~93%，吸氧后血氧饱和度波动在 94%~96%。心电监护示心率、血压正常，血浆 D-二聚体 0.7mg/L，脑钠肽（BNP）、肌钙蛋白、肌酸激酶同工酶、肝肾功能及电解质结果正常。

术后 30 小时因患者脱氧后血氧饱和度一直持续波动于 91%~93%，行胸部大血管 CT 血管成像（CT angiography，CTA），结果提示：左右心系统未见确切形态学异常；左肺下叶后基底段以下肺动脉分支内局部见少许充盈缺损影。

 【诊治思路】

1. 诊断及诊断依据

（1）**妊娠合并肺栓塞**：脱氧后血氧饱和度 91%~93%，胸部大血管 CTA 提示左肺下叶后基底段以下肺动脉分支内局部见少许充盈缺损影。

（2）**孕前糖尿病**：孕 9⁺² 周行 OGTT，餐后 2 小时血糖 11.5mmol/L，高于 11.1mmol/L，达到孕前糖尿病的诊断标准。

（3）**妊娠合并肥胖症**：孕前 BMI 32.7kg/m²，达到肥胖症的诊断标准。

（4）**妊娠合并甲状腺功能减退症**：既往已诊断。

2. 处理

总原则：寻找病因并进行危险分层管理，制订恰当的治疗方案。

国内外都有关于静脉血栓栓塞和肺栓塞的指南或专家共识。我国先后在 2015 年发布了《急性肺栓塞诊断与治疗中国专家共识》,2018 年发布了《肺血栓栓塞症诊治与预防指南》,2021 年发布了《妊娠期及产褥期静脉血栓栓塞症预防与诊治专家共识》。该患者的处理方法可参照上述指南,给出几点建议。

(1)积极寻找肺栓塞的原因,去除病因: 寻找病因对于确定肺栓塞的治疗策略和疗程至关重要,任何可以导致静脉血流淤滞、血管内皮损伤和血液高凝状态的因素都可能引起急性肺栓塞。

产褥期和肥胖症均会导致血液处于高凝状态。剖宫产术又可能诱发血管内皮损伤。这些是该患者发生肺栓塞的病因,但暂时无法改变,只能给予间歇充气加压治疗和低分子量肝素抗凝治疗,目前需要保证患者的液体摄入量,减少血液浓缩,同时产后控制体重、调整饮食结构。

(2)对患者的病情进行危险分层: 不同危险程度的患者,选用的治疗方式和疾病观察的侧重点不同。根据血流动力学是否稳定将危险程度分为高危和非高危,非高危者根据是否存在右心室功能不全和 / 或心脏生物学标志物升高分为中危和低危。

该患者心率、血压正常,心脏各项生物学标志物无升高,故属于低危。

1)一般治疗,需要监测呼吸、心率、血压、心电图和血气变化,予以鼻导管吸氧纠正低氧血症;鼓励产妇尽早下床活动;同时保持大便通畅,避免用力,以防止血栓脱落。

2)若患者合并发热、咳嗽等症状时,应予以对症治疗以尽量降低耗氧量。该患者术后第 2 天出现少许咳痰,无咳嗽,予以乙酰半胱氨酸雾化治疗。

3)若治疗过程中出现血流动力学改变,则需要按照高危患者处理,进行血流动力学监测,同时予以血管活性药物行支持治疗;出现呼吸衰竭时可能需行无创或气管插管机械通气,同时应采用低潮气量(6~8ml/kg),尽量避免做气管切开。

4)若患者出现焦虑和惊恐症状等,应予以安慰,可适当应用镇静剂。

(3)抗凝治疗:抗凝治疗是肺栓塞的基础治疗手段,可以有效防止血栓再形成和复发,同时促进机体自身纤溶机制溶解已形成的血栓。一旦明确急性肺栓塞,宜尽早启动抗凝治疗。抗凝治疗的标准疗程至少 3 个月,对于血栓危险因素持续存在者,需要进行延展期抗凝治疗。

该患者系剖宫产术后第 1 天,仍存在较大出血风险,目前已经予以依诺肝素(低分子量肝素类)40mg q.d.,同时在进行初始抗凝治疗(前 5~14 天)时,依诺肝素相比于普通肝素,发生大出血的风险较小,故暂不更换药物种类。

1)依诺肝素的治疗量一般为 1mg/kg q.12h.,但该患者体重达到 122kg,用药剂量建议根据血浆抗 Xa 因子活性进行调整,一般将血浆抗 Xa 因子活性控制在 0.6~1.0U/ml。患者又系产褥期,需要兼顾出血风险,故先予以 80mg q.12h. 抗凝治疗。治疗 2 天后查抗 Xa 活性 0.3U/ml,血性恶露少、无皮下出血、消化道出血等出血倾向,调整依诺肝素用量为 100mg q.12h.。进一步复查抗 Xa 活性在目标范围内,监测肝肾功能、呼吸、心率、血压、心电图和血气等无特殊,慢慢脱氧后血氧浓度维持在正常范围。

2)经过初始抗凝治疗后,应根据临床情况及时转换为口服抗凝药物,其中华法林不进入乳汁可以哺乳,而直接口服抗凝药物则需要停止哺乳。该患者在初始抗凝治疗 13 天左右病情已平稳,换用华法林 3mg q.d. 继续抗凝治疗。换用药物的时间点应该是在使用依诺肝素这类胃肠外抗凝药物 24 小时内,调节 INR 至 2.0~3.0后停用依诺肝素。

3)该患者使用华法林后,连续 2 周每周复查 INR 为 2.5,后每4~12 周复查 1 次 INR 至产后 3 个月停药。产后 3 个月时产褥期这一病因已经解除,患者只剩下肥胖症一项危险因素,可以考虑停药,但需要警惕复发,可以适当增加运动量、穿弹力袜等降低复发风险。

4)需要注意的是,在使用华法林过程中,若 INR 在 4.5~10.0,但无出血征象时,应逐步将药物减量;超过 10.0 时应停药并口服维生素 K;用药过程中,一旦发生出血事件,应立即停药,同时予以维生素 K 治疗。

5)由于患者属于低危,病情相对稳定,且术后出血风险高,故不需要溶栓治疗、介入治疗或手术取栓治疗。

(4)控制血糖和体重:患者系孕前糖尿病,产后需要继续糖尿病饮食,同时联合运动治疗,另外需要继续胰岛素治疗,根据血糖水平调整胰岛素用量,内分泌科随诊。

(5)稳定甲状腺功能:继续服用左甲状腺素,内分泌科随诊。

【专家点评】

该患者的成功救治,概括起来有以下几点值得学习和借鉴。

1. 患者有肥胖和妊娠等相关高危因素,应高度警惕静脉栓塞类疾病。孕期予以阿司匹林,产后予以低分子量肝素、气压治疗等预防措施。虽然仍然发生了肺栓塞,但病情相对轻,系低危型。

2. 对于具有高危因素的孕产妇,应关注剖宫产术后的血氧饱和度,若有不能解释的血氧饱和度下降,应该及时排查肺栓塞。当怀疑肺栓塞时,需监测血流动力学状态,同时完善心肌标志物、D-二聚体、右心室功能等指标的检测,从而进行危险分层,决定处理方式。

3. 肺栓塞的基础治疗手段是抗凝,一般建议尽早启动。但是需同时评估患者的出血风险。手段分为胃肠外药物和口服抗凝药。由于产褥期的特殊情况,需综合产妇情况及哺乳意愿选择合适的药物。同时根据病因、病情等因素,决定抗凝时长,病情稳定后可出院,在家完成抗凝治疗疗程。

4. 本例患者系低危型,故不涉及溶栓及介入治疗。

(陈　鹏　吴　琳　刘兴会)

病例 18-6　产后脓毒症引起产后发热

【病史】

患者魏某,29 岁,因"阴道分娩后 11 天,发热 2 天"入院。

患者孕期规律产前检查。11 天前阴道顺娩一活婴,分娩顺利,检查胎盘、胎膜完整,产后第 1 天出院。2 天前患者出现发热,时伴寒战,夜间明显,最高体温 39℃,偶有腰部胀痛,无腹痛、阴道分泌物异味,无尿频、尿痛,无咳嗽、流涕,乳房无明显红肿胀痛,泌乳通畅。患者神志清楚,急诊测体温 40.3℃,心率 98 次/min,呼吸 20 次/min,血压 112/76mmHg。

入院查体:腹部稍膨隆,腹软,无压痛、反跳痛,双侧肾区轻度叩痛,子宫无压痛,宫底于耻骨联合上一横指。

辅助检查:血常规提示,WBC 15.9×10^9/L,N%94.3%,Hb 112g/L,PLT 95×10^9/L,降钙素原 8.81ng/ml,C 反应蛋白>320mg/L;肝功能示,ALT 115U/L,AST 24U/L;肾功能示,BU 9.62mmol/L,Cr 112μmol/L;尿常规示,白细胞 4+/HP,红细胞 5~10 个/HP,查见脓细胞、病理管型。阴道 B 超提示,产后子宫宫体前后径 8.2cm,宫腔内查见范围约 5.9cm×2.3cm×4.5cm 的稍强回声,内见范围约 3.9cm×0.9cm×3.1cm 的液性暗区,未探及明显血流信号,左侧壁肌壁间查见范围约 2.5cm×2.0cm×2.5cm 液性暗区,内见细弱点状回声,团块紧贴宫腔,团块周边及其内探及血流信号。双附件未见确切占位;考虑宫腔内占位(血凝块?),子宫肌壁间液性暗区(炎症?)。

入院后给予美洛西林钠抗感染。入院后血培养初步结果提示：革兰氏阴性杆菌阳性，患者最高体温39.5℃，感染科会诊后换用亚胺培南西司他丁钠抗感染，入院后第2天血培养、尿培养提示大肠埃希菌，宫颈分泌物培养阴性，患者体温逐渐正常并稳定，入院第11天清宫清出少许蜕膜样组织伴血凝块，继续亚胺培南西司他丁钠抗感染，共14天，复查血常规、肝肾功、尿常规、血培养、尿培养正常，B超无明显异常后出院。

 【诊治思路】

1. 诊断及诊断依据 产后尿路感染，脓毒症：患者产后11天反复发热，最高体温40.3℃，血象高，C反应蛋白、降钙素原高，PLT 95×10^9/L、肌酐112μmol/L；产科改良序贯器官衰竭评分（omSOFA）评分3分，符合孕产妇脓毒症诊断。血培养、尿培养大肠埃希菌阳性，患者双肾区叩痛，结合尿液分析结果，符合尿路感染。故综合判断为产后尿路感染导致的脓毒症。

2. 处理

总原则：对症支持治疗，根据药敏试验选用敏感抗生素（药敏结果出来前，经验性用药），足量足疗程用药。

我国先后发布了《中国脓毒症/脓毒血症休克诊治指南(2014)》《中国脓毒症/脓毒症急诊诊疗指南(2018)》，但暂无妊娠期及产后脓毒症相关共识或指南。2017年澳大利亚与新西兰产科医学会和2019年美国母胎医学会分别发布了妊娠期及产后脓毒症指南，因此结合国内外相关指南与共识进行处理。虽然如此，孕产妇生理特点较非孕期变化大，孕产妇脓毒症的诊治仍然较困难，熟练掌握脓毒症的定义、诊断、处理，早期识别、及时复苏是脓毒症治疗成功、降低其造成的死亡率的关键。

(1) 怀疑或确定感染：感染性疾病是脓毒症发生的前提，根据全身表现确定感染是早期识别及预防的关键。当存在以下表现可以怀疑或确定感染：①有急性（72 小时以内）发热或者低体温；②白细胞总数增高或者降低；③ C 反应蛋白、白介素 -6 升高；④降钙素原、血清淀粉样蛋白及肝结合蛋白升高；⑤有明确或可疑的感染部位。对于产褥期患者，感染来源主要分为产科相关感染和非产科相关感染。产科相关感染包括子宫内膜炎、剖宫产伤口、会阴伤口感染；非产科感染主要包括尿路感染、肺部感染、消化道感染。出现相关部位感染时可能存在相应的体征，帮助我们判断和识别。如发生子宫内膜炎时可能存在子宫压痛、阴道内查见脓性分泌物等；发生尿路感染时存在尿频、尿急、尿痛等症状。本例患者产后反复发热，最高体温 40.3℃，白细胞、C 反应蛋白、降钙素原显著增高，肾区叩痛，故考虑感染可能性大。

（2）产科改良序贯器官衰竭评分：从脓毒症的定义可以看出，其是一组在感染的基础上发生的器官功能障碍综合征，包括诊断感染及器官功能障碍两个方面。当怀疑或确定感染时，应尽快完善病原学检查血培养（双瓶）、相关部位体液或分泌物培养等，血常规、凝血功能、肝肾功能、血气分析、血乳酸等检查，以帮助确定感染源及评估器官功能。国际指南推荐采用序贯器官衰竭评分（SOFA）对是否发生器官功能障碍进行评估，其 ≥ 2 分可诊断脓毒症。因为妊娠期及产后生理状态发生了较大的变化，2017 年澳大利亚与新西兰产科医学会发布的妊娠期及产后脓毒症对其进行了产科相关改良，提出了产科改良快速 SOFA（omqSOFA）及omSOFA。omSOFA 不需要等待实验室检查结果，可根据患者临床表现快速判断，包括收缩压 ≤ 90mmHg、呼吸 > 25 次 /min 和精神状态改变。omSOFA 包括呼吸、凝血、肝脏、心血管、神经系统、肾脏六个方面内容（见表 18-1）。该患者相关检查满足凝血 2 分、肾脏 1 分，共 3 分，以全身感染表现为基础，快速识别诊断产后脓毒症。

表 18-1　产科改良序贯器官衰竭评分

	0 分	1 分	2 分
呼吸 : PaO$_2$/FIO$_2$/mmHg	≥ 400	300~400	< 300
凝血 : 血小板 / × 10^9/L	≥ 150	100~150	< 100
肝脏 : 胆红素 /μmol/L	≤ 20	20~32	> 32
心血管 : 平均动脉压 /mmHg	≥ 70	< 70	需要升压药维持血压
神经系统	神志清醒	对声音有反应	对疼痛有反应
肾脏 : 肌酐 /(μmol·L^{-1})	< 90	90~120	> 120

(3) 积极抗感染等治疗: 当怀疑脓毒症时,一旦诊断产后脓毒症,临床医生需要及时进行处理,必要时联系相关科室合作,及时给予抗生素及复苏治疗。抗感染药物尽量在诊断脓毒症 60 分钟内给药,在不耽误给药时间的前提下,需给药前完成相关病原学检查: 血培养(双瓶)、相关部位体液或分泌物培养等。在临床工作中我们已经做到积极寻找感染源,产后发热超过 38.5℃怀疑感染时,为排除和寻找感染源,条件允许时常规完善血、尿、宫颈分泌物培养。当存在产科相关的感染病灶,如妊娠物残留、剖宫产切口感染、会阴伤口感染等时,需要清除感染病灶如清宫、清创、引流等。如果病情迅速进展,发生脓毒症休克,液体复苏、升压、强心药物等的应用也是治疗的关键。

【专家点评】

本病例患者属于产后脓毒症,由产后常见的非产科因素尿路感染引起,总结起来有以下几点值得大家重视。

1. 产后反复发热,对于妇产科医生而言都能考虑感染,但对致病微生物及感染源的确定是临床工作的难点。据英国产科监测系统报道,仅 64% 的脓毒症孕产妇可发现致病微生物,只有 74% 的脓毒症孕产妇可确定感染源;16% 的脓毒症孕产妇既没有发现致病微生物,也没发现感染源。除了常规的病原学检查,临床医生要重视患者的症状及体征,如有无咳嗽、咳痰、腹痛、腹泻、腰痛、尿频、尿急、尿痛等,查体时注意子宫大小、复旧情况,有无压痛,恶露性状、有无异味,宫颈分泌物性状、有无异味,肾区叩痛、肺部听诊等。该患者通过血培养、尿培养找到了致病微生物大肠埃希菌。根据入院前偶有腰痛,入院时 B 超提示宫腔占位、炎症可能,感染源不明确,不排除子宫感染及尿路感染可能。查体发现子宫偏大、复旧差,但无明显压痛,阴道分泌物无异味,宫颈分泌物培养无细菌生长,不符合子宫感染征象;患者仅偶有腰痛,无尿急、尿频、尿痛,尿路感染症状不典型,不支持尿路感染。但查体肾区轻度叩痛,小便菌尿、查见脓细胞,尿培养阳性,故考虑尿路感染。

2. 因为目前国内对妊娠期及产后脓毒症的定义及诊断标准缺乏共识,孕产妇脓毒症的诊治对临床医生来说仍然是一大挑战。在怀疑或感染的基础上进行 omSOFA 评分、快速识别脓毒症是目前多数妇产科医生较缺乏的能力。本例患者虽然迅速完善了血、尿、宫颈分泌物培养及血常规、凝血功能、肝肾功能,但是并没有进行血气分析、血乳酸检查,仅根据患者呼吸频率及血氧饱和度评估患者呼吸情况,无法完成 omSOFA 评分中呼吸氧合指数评分,可能耽误病情,幸运的是该患者入院时一般情况可,神志清楚、呼吸频率正常,快速给予了抗感染治疗,感染得到控制。临床医生应该不断学习国内外指南、结合临床诊疗经验,加强对脓毒症定义及快速识别、处理的学习,制订个体化的诊疗方案。

(潘天颖 吴 琳 刘兴会)

病例 18-7 产后左下肢静脉血栓

【病史】

患者徐某某,35 岁,因"停经 39 周,见红伴不规律下腹痛 1⁺

天"急诊入院。

患者孕期我院建档。孕 12^{+6} 周开始口服阿司匹林,每日 100mg 至孕 37 周。孕期经过顺利。孕 37 周时停用阿司匹林后,换用依诺肝素每日 40mg 皮下注射,同时查 D- 二聚体 1.04mg/L,行双下肢静脉彩超检查未见血栓。孕期体重增加 12kg。

高中时因右脚踝韧带撕裂给予石膏外固定治疗。

入院查体: 生命体征均正常。身高 158cm,体重 90kg,BMI 36.1kg/m^2。心肺无异常。产科检查,宫高、腹围同孕周,内骨盆无异常。坐骨结节间径 9cm。

入院后自然临产,宫口开大 5cm 时因产程停滞接受急诊剖宫产,手术顺利。术后第 1 天,给予间歇充气加压治疗、依诺肝素每日 40mg 皮下注射预防血栓。患者因伤口疼痛不愿下床活动。术后第 3 天患者出现右下肢肿胀、疼痛。查体:右侧小腿围 36cm,左侧小腿围 34cm。辅助检查:双侧下肢静脉血管加压超声检查提示右侧小腿肌间静脉血栓。血常规示,PLT 234×10^9/L;血生化示,ALT 23U/L,AST 25U/L,BU 5.85mmol/L,Cr 70μmol/L;凝血常规示,PT 12.0 秒,APTT 36 秒,INR 1.0。

 【诊治思路】

1. 诊断及诊断依据

(1)**产褥期合并右下肢静脉血栓:**当孕产妇出现单侧肢体肿胀伴发或不伴发疼痛时,应该警惕下肢静脉血栓的发生。尤其是当两腿的小腿围测量值相差达到或超过 2cm 时,应高度怀疑发生了下肢静脉血栓。这时首先应考虑进行血管加压超声检查来帮助诊断。该患者术后出现右下肢肿胀、疼痛、右侧小腿增粗;下肢静脉血管加压超声检查提示右侧小腿肌间静脉血栓,因此确诊。

(2)**妊娠合并肥胖症:**孕前 BMI 31.2kg/m^2,达到肥胖症的诊断标准。

2. 处理

总原则：综合治疗右下肢静脉血栓，预防肺栓塞的发生。

我国 2021 年颁布了《妊娠期及产褥期静脉血栓栓塞症预防与诊治专家共识》。处理的思路主要是采取抗凝治疗，辅助物理治疗及对症治疗。

(1) 抗凝治疗：如何选择抗凝药物？如何选择抗凝药物的剂量？这需要由产科联合血管外科共同决定。可以使用的抗凝剂包含了低分子量肝素、普通肝素和口服抗凝药物等。依诺肝素、达肝素、亭扎肝素和那屈肝素等是常用的低分子量肝素类药物。除此之外，还有口服的华法林、直接 Xa 因子抑制剂等抗凝药物。静脉血栓的治疗剂量比预防剂量高，并且抗凝治疗需持续至少 3 个月，同时需要经过评估以后方可停止抗凝治疗。

1) 该患者选用依诺肝素治疗。对于不同的体重，依诺肝素的使用量不同。该患者孕前体重 78kg，故用法可选择 80mg 每天 2 次或 120mg 每天 1 次抗凝治疗。

2) 用药期间可能出现药物相关的副作用，例如出血、转氨酶升高、血小板减少等，应定期监测，必要时监测抗 Xa 活性（一般在注射后 3 小时左右检测，维持在 0.5~1.2U/ml）。

3) 在经过 10 天左右的治疗后可考虑换用华法林治疗，具体用法详见病例 18-5。

(2) 其他治疗：患者右侧下肢疼痛时，应适当制动、卧床休息，不对患肢进行按摩和挤压，但应注意抬高患侧下肢，促进静脉回流。当疼痛缓解后，可以适当下床活动，穿戴梯度加压弹力袜，同时口服地奥司明改善下肢静脉回流、保护血管。

(3) 控制体重：提倡健康的生活方式，采取科学的饮食联合运动治疗，控制体重。低分子量肝素和华法林不进入乳汁，因此产妇可以坚持哺乳，这样也更有利于产后体重的减少。

【专家点评】

对于本案例,概括起来有以下几点应引起大家重视。

1. 对产褥期的静脉血栓来说,预防重于治疗。该患者孕前 BMI 31.2kg/m^2,高龄,都是在妊娠期及产褥期诱发静脉血栓的危险因素。故产科保健医生自孕妇妊娠中期起即予以阿司匹林,后换用低分子量肝素预防血栓。需要注意的是,D- 二聚体在妊娠期是逐渐升高的,到目前为止都还没有关于妊娠期 D- 二聚体正常值的参考范围,所以不建议监测 D- 二聚体的浓度来筛查或诊断妊娠期或产褥期静脉血栓,它也不是预防和治疗静脉血栓的实验室参考指标。

2. 预防静脉血栓的方法有:健康宣教——内容包括告知产妇健康的饮食习惯、多饮水,防止脱水、长时间卧床或久坐,鼓励其术后尽早下床活动等;物理方法——双足多做背侧屈曲运动,每天定时穿梯度加压弹力袜、术后使用间歇充气加压装置或足底静脉泵;抗凝药物的使用。低分子量肝素发生出血等不良反应的危险较小,安全性更高,故较为推荐。但由于产后 24 小时仍属于产后出血高峰期,出血风险大,使用抗凝药物需谨慎,不能一概而论。

3. 该患者术后第一天起即使用气压治疗及依诺肝素预防下肢血栓,但是该患者由于术后怕痛,并未及时在床上主动运动,也未及时下床活动,加之肥胖和高龄,均升高了其发生血栓的风险,结果仍发生了下肢静脉血栓。故这类患者应该早期做好宣教,嘱多饮水以降低血液黏滞度,同时给予适当镇痛以减少因为疼痛等原因导致的活动受限;除了使用气压治疗,还应该考虑使用梯度加压弹力袜等方式以涵盖休息时的促下肢静脉回流;同时加强监管,以便能更早发现疾病,从而早期治疗,避免严重后果的发生。而血栓的治疗主要还是抗凝治疗,治疗时长需视具体病情而定,且需要及时换用口服药物,专科随访。

(陈 鹏 吴 琳 刘兴会)

病例 18-8 产后抑郁

【病史】

患者李某,38 岁,因"剖宫产术后 3 周,情绪低落伴入睡困难 2 周"于精神科就诊。

3 周前患者因"胚胎移植术后 37 周,规律腹痛 3 小时"急诊入院。待产过程中因血小板低($77×10^9$/L)未行分娩镇痛。因"胎头下降停滞"行急诊剖宫产,母女平安。剖宫产术后第 2 天,取出尿管后患者自解小便困难,重置尿管 3 天后再次取出尿管,顺利出院。2 周前出现情绪低落,表现为无法高兴起来;不与家人交流,问话少答(家属描述);夜间入睡困难,眠浅易醒,晨起感疲乏、精力差,偶尔抗拒哺乳。食欲、体重无明显变化。

患者原发不孕多年,本次妊娠系行体外受精胚胎移植术,且妊娠早期先兆流产,给予保胎治疗;丈夫职业特殊,平时陪伴少;患者平素时有猜忌;新生儿性别与孕期患者及家属的预期不同。

既往史无特殊,否认产褥期药物服用史。

入院查体:生命体征均正常,面容憔悴,表情忧虑,注意力下降。接触被动,回答缓慢切题;双侧乳头皲裂,左侧乳房外上象限触及 4cm×3cm 肿块,伴压痛,表面皮肤无红肿,皮温稍升高,右侧乳房内下象限触及 3cm×3cm 肿块,伴压痛,表面皮肤无红肿,皮温稍升高。余神经系统查体无特殊,无记忆障碍、智力障碍等。

辅助检查:爱丁堡孕产期抑郁量表(Edinburgh postnatal depressions scale,EPDS)评分 14 分。血常规、尿常规无特殊,肝肾功能正常,肝胆超声无特殊。

【诊治思路】

1. 诊断及诊断依据

(1) **产后抑郁(轻度):** 按照国际疾病分类 -10(international Classification of diseases-10,ICD-10)的诊断标准,该患者满足,病程大于 2 周,且有睡眠障碍;劳累感增加的精力降低;注意力下降和情绪低落。

(2) **哺乳期乳腺炎(乳汁淤积型):** 双侧乳房扪及肿块,伴压痛,皮温稍高,不伴发热,血常规正常。

2. 处理

总原则:分别针对产后抑郁和乳腺炎进行综合治疗。产后抑郁的综合治疗包括心理治疗、药物治疗和物理治疗;乳腺炎的综合治疗包括乳房按摩,有效排空乳汁,必要时加用抗生素或止痛药等。

产后抑郁的治疗包括:综合治疗、全病程治疗、分级治疗,同时坚持以产妇安全为前提。乳腺炎的治疗:保证产褥期妇女充足的休息,努力坚持母乳喂养,通过多种方式排出乳汁,需要抗感染时运用抗生素,合理使用止痛药物,必要时适当补液。

该患者的处理参照我国《产后抑郁障碍防治指南的专家共识》(2020)和《中国哺乳期乳腺炎诊治指南》(2020)。

(1) **产后抑郁的风险评估:** 该患者发生产后抑郁的风险如下。

1)原发不孕,本次妊娠多次保胎,胎儿珍贵。

2)伴侣陪伴少,社会支持差,患者时有猜忌。

3)新生儿性别与家庭及自身期望不符。

4)因血小板低未能行分娩镇痛,同时阴道试产中转剖宫产。

5)产后取尿管不顺利。

6)产后出现乳腺炎等,同时还有疼痛刺激。

7)产后激素水平改变。

(2)产后抑郁的预防措施

1)孕期积极参加正规的关于孕期知识、分娩常识的科普讲座，参加孕妇学校，分娩咨询门诊、母乳喂养门诊咨询等。通过上述方式获取妊娠及分娩相关知识，减轻对于妊娠、分娩的恐惧，改变错误认知等。

2)怀孕期间，家庭、伴侣应当给予孕妇足够的支持与陪伴，尤其是伴侣，尽量和孕妇一起去医院产前检查，同时学习待产相关知识等。

3)夫妻关系存在问题的家庭，应该积极寻求心理咨询等相关帮助。

4)医护人员应该给予高危产妇足够的耐心与爱心，帮助孕妇建立自信和对疾病、分娩过程等的正确认识。

5)及时干预妊娠期、产褥期疾病。

6)家族中有罹患精神疾病者或本人既往曾罹患精神疾病者，应加强随诊，避免刺激，及早发现问题，尽早干预等。

(3)产后抑郁的综合治疗：当前治疗产后抑郁的三种主要方法是心理治疗、药物治疗和物理治疗。已有的循证医学证据显示，综合治疗的效果优于单一的任何一种治疗。

(4)产后抑郁的全病程治疗

1)急性期：6~8 周。

2)巩固期：至少 4~6 个月。

3)维持期：①首次发作，持续 6~8 个月；②发作 2 次，至少治疗 2~3 年，③发作达到或超过 3 次，予以长期维持治疗。

该患者目前系首次出现产后抑郁，本次治疗疗程应持续至少 10^+ 个月，之后根据具体的治疗效果调整巩固期和维持期的长度。

(5)产后抑郁的分级治疗

轻度：首先选择心理治疗，同时严密监测和反复评估患者状况，如果患者症状没有改善，需考虑给予药物治疗。

中度：需将心理治疗替换为药物治疗或者在药物治疗的同时配合心理治疗。

重度同时伴有精神病性症状、生活不能自理或出现自杀及伤害婴儿的想法及行为者，转诊至专科医院或设有精神相关疾病专科的综合性医院。

该患者为轻度产后抑郁，可以先进行心理治疗，治疗方式可选择人际心理治疗、系统家庭治疗等，同时可以加用运动疗法、音乐疗法、饮食疗法等。

如果单一心理治疗效果不好，则需要加用药物治疗。药物的选择主要依据既往用药史和耐受性。该患者既往无相关病史及服药史，药物选择推荐舍曲林。起始剂量为50mg，每日1次，根据疗效调整药物剂量，调整间隔不少于1周，最大剂量为每天200mg。如果药物剂量提升，则需考虑停止母乳喂养。药物治疗的持续时间和剂量取决于患者的疗效，需要定期评估并同时行健康教育。

如果药物治疗配合心理治疗后病情仍在加重，则需要精神专科医院或设有精神相关疾病专科的综合性医院就诊，加用改良电痉挛治疗等。

(6)**坚持以患者安全为前提**：对产后抑郁患者，首先应该考虑的是产妇的安全。如果症状严重或非药物治疗无效，应立即进行药物治疗。

(7)**乳腺炎的处理**

1)有效按摩乳房，排出堆积在乳房里的乳汁，保持乳管通畅；按摩前注意手卫生、注意产妇保暖，同时按摩时的力度要适度，避免强力按压。

2)患者非急性炎症型乳腺炎且无乳腺脓肿，可以暂不使用抗生素，暂不行手术治疗。

3)乳头皲裂需要注意喂养时婴儿含接是否正确，同时可以在哺乳后涂抹产妇的乳汁或者羊脂膏等，若哺乳困难可选用吸奶器排乳，使用时需注意选用大小合适的吸乳护罩，护罩要放在正确的位置,选择合适的吸力,单次使用时间不能太长。

4)若需要停止母乳喂养,则需要指导其回奶。

【专家点评】

该患者之所以发生产后抑郁,概括起来有以下几点值得学习。

1. 产后抑郁的症状多样、病情复杂,治疗需要个体化,同时专业性强,产科医生或社区医生只需要识别典型的临床症状,在怀疑该疾病时,需要请精神科医生会诊,必要时转至专科进行系统治疗。

2. 应该紧紧围绕患者抑郁障碍的严重程度和治疗效果制订具体的治疗方案和治疗期限。选择治疗方案需要兼顾患者自身的安全和婴儿的情况。同时需做好患者及家属的健康教育工作,早期识别病情的变化,同时帮助患者恢复。

3. 该疾病临床症状复杂多样,个体差异大,预防和早期识别较为重要,需要在产后不同时间段进行随访,需要给产妇提供心理咨询,进行健康教育,同时对饮食结构等进行指导,帮助其掌握母乳喂养的技巧等,从而避免产妇因产后知识及技能的缺乏而导致的焦虑与抑郁。

4. 该疾病的危险因素中相关性比较强的包括阳性家族史、既往精神疾病史、社会支持、生活事件、个体自身心理因素、婚姻关系等,故对于产妇需要在这些方面加以重视,尤其是对高危者要做好本人及家属的宣教工作,重视其产后随访及心理干预等,降低发病风险。该患者分娩过程的不顺利、术后重置尿管,伴侣陪伴少、患者时有猜忌,新生儿性别与家庭及自身期望不符、怀孕困难、孕早期不顺,产褥期乳腺炎等多个事件可能是其患病的危险因素。

(陈　鹏　吴　琳　刘兴会)

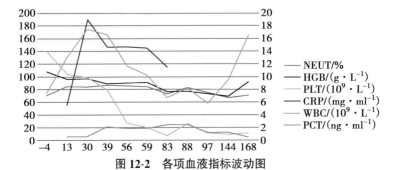

图 12-2　各项血液指标波动图

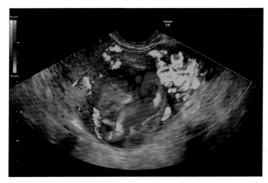

图 18-2　彩色多普勒超声

妇科危急重症病例解析

策划编辑　曲春晓
责任编辑　陈蕊
书籍设计　东方信邦
　　　　　李翼
　　　　　惠亦凡

人卫智网
www.ipmph.com
医学教育，学术，考试，健康，
购书智慧智能综合服务平台

人卫官网
www.pmph.com
人卫官方资讯发布平台

销售分类 / 妇产科

ISBN 978-7-117-33701-

定　价：88.00 元